医学影像实训与考核

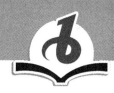

医学影像设备实训与考核

YIXUE YINGXIANG SHEBEI SHIXUN YU KAOHE

（第 2 版）

主编　石继飞　郑来煜　常淑香

郑州大学出版社

图书在版编目(CIP)数据

医学影像设备实训与考核/石继飞,郑来煜,常淑香主编. —2 版. —郑州:郑州大学出版社,2019.2(2021.8 重印)

(医学影像实训与考核)

ISBN 978-7-5645-5762-1

Ⅰ.①医… Ⅱ.①石… ②郑… ③常… Ⅲ.①影象诊断-医疗器械学-高等职业教育-教学参考资料 Ⅳ.①R445

中国版本图书馆 CIP 数据核字(2018)第 191001 号

郑州大学出版社出版发行　　　　　　　　　　
郑州市大学路 40 号　　　　　　　　　邮政编码:450052
出版人:孙保营　　　　　　　　　　　发行部电话:0371-66966070
全国新华书店经销
新乡市豫北印务有限公司印制
开本:787 mm×1 092 mm　1/16
印张:17.5
字数:425 千字
版次:2019 年 2 月第 2 版　　　　　　　印次:2021 年 8 月第 6 次印刷

书号:ISBN 978-7-5645-5762-1　　　　　　定价:69.00 元

编审委员会

顾　　问
　　　　李　萌

主 任 委 员
　　　　范　真

副主任委员　（按姓氏笔画排列）
　　　　刘林祥　李相中　武跃明　易慧智
　　　　郑艳芬　陶　春

委　　员　（按姓氏笔画排列）
　　　　王　帅　王毅迪　石继飞　刘林祥
　　　　刘宝治　李　拓　李少民　李相中
　　　　武跃明　范　真　易慧智　郑艳芬
　　　　陶　春　曹允希　崔军胜　梁新武
　　　　蒋　蕾

编委名单

主　编

石继飞　郑来煜　常淑香

副主编

樊　冰　曹艳娟　刘明芳　李　刚　刘燕茹
岳若蒙　于新设　张　涛　徐淑芳　史晓霞

编　委（以姓氏笔画为序）

于新设　辽宁卫生职业技术学院

马静芳　安阳职业技术学院

石继飞　包头医学院

史晓霞　包头医学院

白志鹏　内蒙古医科大学鄂尔多斯临床医学院

刘明芳　包头医学院

刘燕茹　包头医学院

杜娜娜　信阳职业技术学院

李　刚　包头医学院第二附属医院

张　涛　南阳医学高等专科学校

岳若蒙　南阳医学高等专科学校

郑来煜　包头医学院第二附属医院

徐淑芳　内蒙古锡林郭勒职业技术学院

曹艳娟　包头医学院

常淑香　南阳医学高等专科学校

樊　冰　南阳医学高等专科学校

编写说明

《医学影像实训与考核》第 2 版是在第 1 版实训教材的基础上，根据高职高专的教学特点认真调研、论证进行的修订。第 2 版实训教材紧密结合医学影像技术专业人才培养目标及课程标准，紧紧围绕提高学生实践操作能力的教学目标，在实训项目的设计上以现行的"十二五"职业教育国家规划教材为参考，突出了实用性，并尝试进行立体化建设，力求体现高职高专教育特色，同时结合医学影像技术专业的临床发展方向，体现先进教学理念、教学方法、教学设备，并与职业资格考试对接，旨在提高学生的职业技能素养和实际工作能力。

第 2 版实训教材通过在书中加入二维码的形式，与医学影像技术专业教学资源库进行了链接，学生可通过扫描二维码登录资源库网站，浏览视频、音频、动画、仿真等资源，以线上线下的互动学习方式，系统学习各专业课实训操作项目，以达到理论知识与实践能力的共同提高。

本套实训教材的编写工作得到郑州大学出版社编辑的指导和帮助，并得到全国各参编院校、医院、专家的大力支持，在此一并表示感谢！

鉴于编者水平有限,书中不足之处,恳请读者多提宝贵意见,以便改正。

编者

2018 年 5 月

根据医学影像技术专业学生培养目标和培养计划,在对学生培养过程中,应以培养实践应用能力为中心,建立与专业培养目标相适应的实践教学体系,加大实践教学的比重,以提高学生的动手能力,实现培养应用型人才的目标。2017年,《医学影像设备实训与考核》的编委召开会议,对第1版内容进行了充分讨论。在统一认识的基础上,对第1版的CT、超声、数字X射线摄影、磁共振成像部分进行部分修改校正。

一、目标与要求

根据高职高专影像设备学教学大纲的要求,结合影像设备特点,使学生通过实训,能够掌握医用X射线设备等仪器的操作与使用、简单故障的排查及医用影像设备的维护方法,强化实践操作技能,使学生在进入临床实习时,能够比较熟练地进行常规医用影像设备的操作使用。

二、学习方法

1. 实训开始,由带教老师说明本次实训目的与要求,讲解主要的学习内容和操作方法,指出实习重点。

2. 学生分组进行实践操作,每组有相应仪器。严格按理论要求操作,使学生养成严格、标准、规范的操作习惯。

3. 严格控制电源,注意用电安全和射线防护。

4. 辅导教师注意巡回指导,鼓励学生积极操作,培养学生独立操作能力和自我解决问题的能力。

　　5.实习结束后,辅导教师应布置作业,以提高学生的学习效果。

　　撰写完本教材后,编委会请有关专家对教材内容进行了详细审查和认真修改。在此,特向大力支持编审工作的单位和参加编审的同志致以衷心的感谢!

编者

2018 年 5 月

　　教材《医学影像设备实训与考核》，由郑州大学出版社组织编写，供高职高专医学影像技术专业使用。根据培养目标，结合教学实际和临床实践，突出和强化学生的职业技能训练，以进一步突出医学影像技术专业的教育特色，使之更加符合培养实用型人才的要求。

　　本书共由四部分组成，在内容上力求把握实践教学主体，选用的实训项目适当，同时注重实训课程与理论课程的紧密联系。使学生具备较强的设备操作和使用技能，为学习相关课程和从事临床实践奠定基础。

　　本教材采用了模块化实训结构，具有很强的可塑性，可满足不同层次专业的教学需要，也可作为在职实训培训教材。本教材是集体智慧的结晶，在编写过程中，南阳医学高等专科学校的领导和老师们给予了多方面的关心、支持和帮助，在此表示衷心的感谢！医学影像学发展日新月异，加之编委的编写经验和水平有限，书中不足之处敬请读者批评指正，以便再版时改进，不断提高质量。

编者

2014 年 3 月

目录

第一部分　实训基本知识

第二部分　实训基本项目

1

第三部分　实训基本内容考核

第四部分　实训习题

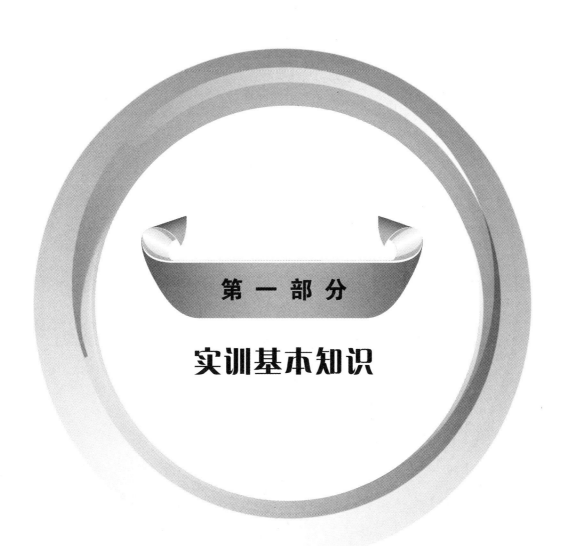

第 一 部 分

实训基本知识

第一节　X射线机机房

机房是X射线设备开展诊疗工作和被储存的场所,在X射线机工作时有大量X射线,所以机房的设计与建造都不同于一般的建筑,而有其自己的特殊要求。应当具备以下条件:①消防安全合格;②射线防护合格;③良好的通风、采光、防尘及保暖;④温、湿度符合设备设计要求;⑤防鼠患、抗震、防洪及排涝能力;⑥远离电磁辐射设备;⑦患者进入无障碍。

一、机房一般要求

(1)室内净高度≥3.2 m,目的是有足够的高度安装悬吊装置及无影灯。

(2)室内长度×宽度≥5 m×4.5 m。

(3)机房地面水平,承重量≥1 t/m²;地面混凝土层的厚度≥0.15 m。

(4)墙体在射线主要辐射方向上的防护能力≥2 mm铅当量。

(5)供患者及设备搬运的通行门宽度×高度≥1.5 m×2.1 m。

(6)机房内预留电缆沟和穿线孔;机房门旁有工作警示灯及电离辐射警示标记。

(7)机房位置的选择要考虑防尘防震。

(8)有利于工作及方便患者就诊。

(9)机房的防护与通风严格按要求做。

二、常用建筑材料的铅当量

X射线机机房常用建筑材料的铅当量见表1-1。

表1-1　常用建筑材料的铅当量

管电压(kV$_p$)	铅当量(mm)	混凝土(2.4 g/cm³)厚度(mm)	含钡混凝土(2.78 g/cm³)厚度(mm)	砖(1.68 g/cm³)厚度(mm)
75	1.0	80	13	175
100	1.5	120	28	200
150	2.5	210	58	300
200	4.0	220	100	340
300	9.0	240	140	425

三、机房门、窗防护要求

机房防护门、窗与墙体连接处,采用厚度为2 mm的铅板进行遮挡,以提高防护能力,如图 1-1 所示。

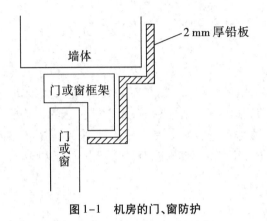

图 1-1　机房的门、窗防护

第二节　X 射线机的供电电源

X 射线机对电源的要求主要包括电源电压、电源频率、电源容量、电源内阻 4 个参量。不同型号的 X 射线机对电源有不同的要求。X 射线机要求采用符合国家规范的供电制式供电。

一、供电制式

我国采用 TN 供电制式。TN 供电制式分为 TN-S、TN-C-S 和 TN-C 3 种不同的系统。

（1）TN-S 系统　3 根相线，1 根中性线，1 根保护零线，中性线与保护零线分开，如图 1-2 所示。

（2）TN-C-S 系统　3 根相线，中性线与保护零线合用 1 根线，局部专设保护线，如图 1-3 所示。

（3）TN-C 系统　3 根相线，中性线与保护零线合用 1 根线，如图 1-4 所示。

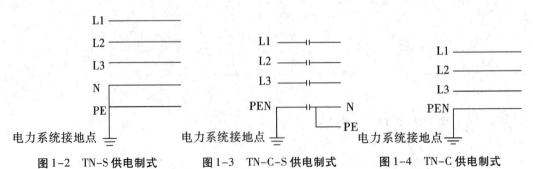

图 1-2　TN-S 供电制式　　　图 1-3　TN-C-S 供电制式　　　图 1-4　TN-C 供电制式

二、电源电压和频率

电源电压:线电压 380 V×(1±10%),相电压 220 V×(1±10%);频率:(50±1) Hz。

进口设备中,有些厂商提供的设备需用三相 220 V 交流电,应配备 1 台输入三相 380 V、输出 200 V 的变压器。

三、电源相序

X 射线设备采用三相交流电源供电时,对电源的相序有严格要求。

X 射线发生时,三相六波整流或三相十二波整流的高压变压器采用同步触发,目的是防止突波电压的产生;X 射线终止时,对最后工作的半周相位进行记忆,下一次 X 射线产生时,以相反的相位开始工作,目的是防止高压变压器铁芯偏磁化。

X 射线机的机械驱动装置多采用交流电动机作为动力源。尤其是大功率驱动场合,一般用三相交流电动机提供动力,电动机的转动方向与电源的相序有关;现代 X 射线机中,采用变频器控制电动机,变频器在工作时,对电源的相序也有严格的要求。

四、电源内阻

电源内阻是指从设备配电箱到供电电源变压器之间所有元件的阻抗之和。由于这一阻抗的存在,设备工作瞬间有高达 120 A 以上的电流流过,造成设备端电压降低。严重时,会引起电源继电器因工作电压过低而停止工作,造成停机事故。

(一)设备功率与电源内阻的关系

电源内阻与设备获得的最大电功率的关系如图 1-5 所示。

从电工学知识可知:回路电流$(I)=E/R_0+R_L$

负载获得的功率$(P)=E^2/(R_0+R_L)^2+R_L$

调试设备时,根据实际的供电情况,适当地调节 X 射线设备电源电路中的电源补偿电阻,使电源内阻符合设备工作要求。

(二)电源内阻的测量

器材:容量 40 A 的双刀单掷闸刀开关 1 只;量程 0～50 A 交流电表 1 只;量程 0～400 V 交流电压表 2 只;1 000 W 电炉 1 只;线径 8～10 mm² 多股铜芯线数米。

按图 1-6 连接测量电路并进行测量。

测试方法如下。

(1)测量电源空载电压 V_1。

(2)在 K 闭合数秒内,准确读取电压表的读数 V_2 和电流表的读数 I。

内阻(R_0)的计算方法:$R_0=\dfrac{V_1-V_2}{I}$。

(3)读取电压表、电流表读数时,注意安全,迅速准确。

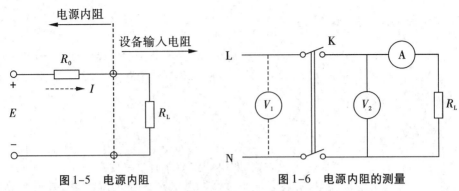

图 1-5　电源内阻　　　　　　　　　　图 1-6　电源内阻的测量

(三)部分国产诊断 X 射线机允许电源电阻和电源容量

部分国产诊断 X 射线机允许电源电阻及电源容量见表 1-2。

表 1-2　部分国产诊断 X 射线机允许电源电阻和电源容量

X 射线机型号	允许电源内阻(Ω)		电源容量(kV·A)
	380 V	220 V	
F$_{30}$-ⅡB、ⅡC、ⅡD 200 mA	1	0.35	>10
F$_{78}$-Ⅰ、Ⅱ 300 mA	0.9	0.3	>20
F$_{99}$-Ⅰ、Ⅱ 500 mA	0.3	–	>30
FS803Y-Ⅰ型 80 kW/150 kV	<0.24	–	>100

注:-为无

(四)电源线规格选择

电源线规格选择参见表 1-3。

表 1-3　供电变压器到设备配电盘输入端子间距离(m)

铝线截面积 (mm^2)	单相 220 V			三相 380 V		
	10 kV·A	15 kV·A	20 kV·A	10 kV·A	15 kV·A	20 kV·A
16	30	50	60	90	10	180
25	50	85	100	150	250	300
48	85	145	170	250	425	500

五、电源变压器容量的计算

电源变压器的容量是指满足 X 射线设备正常工作所需的最小功率。具体计算方法如下。

（1）静止阳极 X 射线管是指摄影时间为 1 s 时的最大输出功率。

（2）旋转阳极 X 射线管是指摄影时间为 0.1 s 时的最大输出功率。

（3）X 射线管等的输出功率与高压整流电路方式有关，即

$$P_0 = U_{am} I_{aav} K$$

式中，P_0 为 X 射线发生器的输出功率（单位：kW）；U_{am} 为 U_a 最大值，即 X 射线管的工作电压（单位：kV_p）；I_{aav} 为 I_a 平均值，即 X 射线管管电流（单位：A）；K 为纹波系数。各种高压整流方式的 K 值：单相全波 0.74，三相六波 0.95，三相十二波 1，高频全波 1。

【例】某型号 X 射线机，X 射线管最高管电压是 100 kV，最大管电流是 800 mA，采用三相十二波整流。

X 射线管工作时的输出功率：

$P_0 = U_{am} I_{aav} K = 100 \times 800 \times 1 = 80$ kW

设电源变压器的效率（η）= 85%，电源变压器的输入功率：

$P_\lambda = P_0 / \eta = 80 / 85\% = 94.12$ kW

若功率因数（$\cos \varphi$）= 0.8，则变压器的视在功率：

$S_{视} = P_\lambda / \cos \varphi = 94.12 / 0.8 = 117.65$ kV · A

若电源变压器的效率是 0.8，则电源变压器的容量：

$S = S_{视} / 0.8 = 117.65 / 0.8 = 150$

第三节　X 射线机的接地装置

X 射线设备的金属外壳或不带电的部件，通过导线与埋入大地的接地电极相连，防止因漏电、静电、电磁干扰、雷电等，造成机壳带电，使工作人员或患者遭受电击。

连接设备和接地电极之间的导线称为接地线，接地线和接地电极总称为接地装置。

一、接地分类

接地按用途区分，有工作接地和安全接地。

（1）工作接地　它是保证电气设备正常工作而设置的接地。

（2）安全接地　它是将设备不带电的金属外壳或不带电部件与接地装置相连，目的：①防止由于某种原因而造成的电击伤事故的发生；②X 射线设备现已逐步采用高频逆变电源的变频技术，用于 X 射线发生过程。变频设备在工作中会产生电磁辐射，干扰周围的电子设备；同时，来自外界的电磁辐射也会干扰其正常工作。所以，采用变频技术的设

备,金属外壳的作用更加重要,良好的接地使其具有优良的抗电磁辐射的效果,即屏蔽作用。

二、接地装置与供电制式

TN 系统供电的 3 种类型即 TN-S、TN-C-S、TN-C 系统,无论用户采用何种供电制式,安装 X 射线设备时,应在设备供电配电盘上增加安全接地装置,如图 1-7、图 1-8、图 1-9所示。

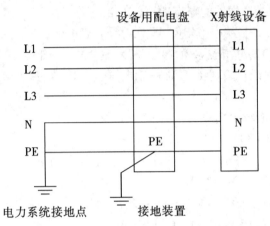

图 1-7 TN-S 系统中设备配电盘的接地装置

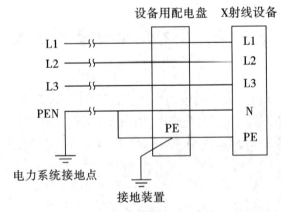

图 1-8 TN-C-S 系统中设备配电盘的接地装置

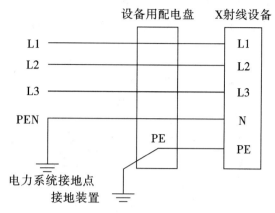

图 1-9 TN-C 系统中设备配电盘的接地装置

三、接地电阻

接地电阻一般要求小于 4 Ω。采用变频技术的设备,接地电阻越小越好。

四、接地电阻的测置

接地电阻用接地电阻测试仪测量,测量方法如图 1-10 所示。

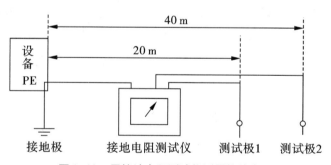

图 1-10 用接地电阻测试仪测量接地电阻

五、接地装置的要求

接地装置包括接地线和接地电极。接地线一般要求用横截面积不小于 6 mm² 的多芯铜软线或横截面积不小于 10 mm² 的铝线。变频设备对接地线的要求更高。无论是哪种设备,接地线的横截面积越大越好。

接地线与设备和接地电极之间的连接,应用螺栓固定,防止接触不良。

接地极:使用长度 2.5 m 以上、体积为 60 mm×60 mm×60 mm 的镀锌角钢或直径 50 mm 以上的镀锌钢管 1 根,一端削尖;或采用厚度 3 mm 以上、面积不小于 0.5 m² 的紫铜板 1 块。

在埋放接地极的地方,挖 1 个深度 1.5 m 以上的坑,将角钢或钢管电极砸入地下;铜板接地极应挖 1 个深度 2.5 m 以上的深坑,铜板周围放置木炭、盐等混合物。安装要求如图 1-11 所示。

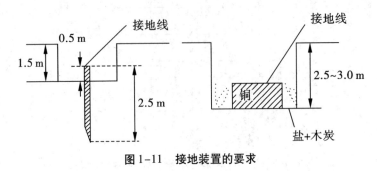

图 1-11　接地装置的要求

第四节　机件安装注意事项

在机器安装调整过程中,必须严格按原厂家提供的接线图、电路图及其他相关要求进行电路接线;所有组件的金属外壳(如控制台、高压变压器组件、X 射线管组件、摄影床、视床等)都必须接地,且保证接地电阻不大于 4 Ω;高压电缆盒高压硅堆安装前必须用乙醚或四氯化碳清洁干净;高压电缆插头连接时应涂敷无酸、无水凡士林或硅脂,阴极或阳极电压电缆不能接错。

第五节　通电调试

完成 X 射线设备机件安装的连线工作以后,即可进行通电调试。具体的工作分为以下几个步骤:①调试准备工作;②控制电路的调试;③诊视床的调试;④冷高压试验;⑤X 射线管负荷试验及调整。

一、调试准备工作

1. 控制台

(1)"摄影 kV""透视 kV"旋钮逆时针方向旋至最低位。

(2)"摄影 mA"旋钮顺时针方向旋至大焦点 50 mA 处。

(3)"摄影 sec"旋钮逆时针方向旋至 0.05 s。

(4)"透视 mA"旋钮逆时针方向旋至最低位;技术选择开关拨至"点片/台控"位。

控制台接线端子板 DZ1-1-7、DZ1-1-8 两线拆下,短接并做好绝缘处理。用 2 只

220 V/40 W 的白炽灯串联,接至 DZ1-1-7、DZ1-1-8 端子板上。

2. 诊视床

(1)将点片架用力向右侧推至极限位。

(2)确认点片架上各开关处于"断"状态。

(3)关闭锁光器。

3. 高压变压器

(1)拔出阴极高压电缆,用电阻表确认高压电缆与 X 射线管灯丝电路连接正常,如图 1-12 所示。

(2)拔下阳极电缆,用万用表确认各引脚之间的电阻是 0 Ω。

(3)电缆插头表面均匀涂抹脱水凡士林后,插回到相应插座内,锁紧。X 射线管组件一侧的两高压电缆插头同样处理。

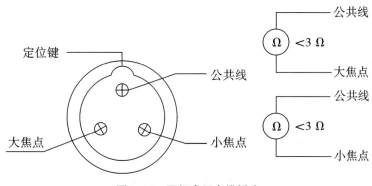

图 1-12　阴极高压电缆插头

二、控制电路的调试

(一)电源电压的确认

闭合墙闸:用万用电表交流电压挡测量。

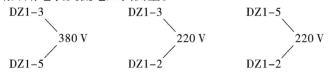

(二)设备通电

1. 闭合墙闸。

2. 按下开机按钮。

3. 按下关机按钮。

步骤 1、步骤 2、步骤 3 系检查确认开机/关机开关及电源继电器 JC_0 性能是否正常。

4. 再次按下开机按钮。调节电源电压调节旋钮,使电源电压表指针指示在表盘红线或红色倒三角尖端处。注意:调节电源电压调节钮时,电源电压表指针的摆动方向与调节钮的旋转方向一致。

5. 谐振式磁饱和式稳压器输出电压的确认。用万用表交流电压挡测量,变压器 B11 接线端子板。

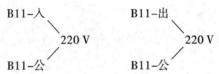

(三)透视高压初级控制电路

1. 开机。

2. 闭合透视按钮开关、脚闸、诊视床荧光屏旁的透视按钮开关。

3. 串联在 DZ1-1-7、DZ1-1-8 之间的 2 只白炽灯亮。

4. X 射线管小焦点灯丝亮度受"透视 mA"调节钮的控制。

5. 释放透视开关,串联灯泡熄灭。

(四)普通摄影控制电路

1. 技术选择开关置于"点片/台控"位。

2. 摄影管电流选择开关置于大焦点 50 mA。

3. 摄影管时间选择开关置于大焦点 0.05 s 位。

4. 开机。

5. 按下摄影手开关 I 挡;1.2 s 后准备指示灯亮。

6. 透过 X 射线管组件窗口,可见小焦点灯丝熄火,大焦点灯丝亮,旋转阳极靶盘旋转。

7. 按下手闸 II 挡,听到 JC_3 吸合声,串联白炽灯瞬间点亮。

8. 曝光结束后 X 射线管阳极旋转 6 s 后停止转动。

9. 上述操作完成说明:①大小焦点灯丝切换、预热、增温电路工作正常;②旋转阳极启动,延时 1.2 s,制动电路正常;③限时器工作正常;④高压初级回路正常。

(五)滤线器摄影

1. 技术选择开关置于"滤线器"位。

2. 摄影条件 kV、mA、s 各挡同第(四)项"普通摄影控制电路"2、3。

3. 开机。

4. 按下摄影手开关 I 挡,听到滤线器吸合线圈工作时发出的噪声,1.2 s 后准备指示灯亮。

5. 同第(四)项"普通摄影控制电路"5、6。

6. 按下摄影手开关 II 挡,则看到串联白炽灯瞬间点亮;X 射线(X-ray)灯亮。

7. 曝光结束后,X-ray 灯灭,旋转阳极制动 6 s。

8. 释放摄影手闸。

9. 上述工作完成,说明滤线器工作正常。

三、诊视床的调试

诊视床通电调试需要完成以下工作内容。

1. 床身起卧、水平、负角度限位及保护。

2. 荧光屏点电架刹车电路的控制。

3. 锁光器纵横遮光板运动。

4. 照明电路。

5. 点电分格试验。

6. 由于本机组所配备的诊断床运动控制电路较简单,可靠性高,几乎不需要做调整即可使用。

四、冷高压试验

冷高压试验是检验 X 射线管真空度好坏的一项工作。无论是对新安装设备还是已经停止使用很久的设备,这一项试验工作都是必须做的。

(一)准备工作

1. 控制台接线端子板上 DZ1-1-7、DZ1-1-8 串联灯泡拆除,恢复原连线。

2. 控制台接线端子板 DZ2-3(FO)上的接线拆除,并用绝缘胶布进行绝缘处理。

3. 控制台技术选择开关置于"台控/点片"位。

(二)冷高压试验的方法

1. 从透视最低管电压 40 kV 开始,每次升高 10 kV,直到透视最高管电压的 70%。

2. 每次透视开关闭合 1 min。

3. 工作期间密切注意毫安表指针的摆动情况;正常情况下,毫安表指针摆动幅度较小,且靠近 0 mA 处。

注意:①若电容电流抵偿电阻阻值调节不当,易造成毫安表指针指示值过大。此时,停机,适当地调节毫安表电路中的电容电流抵偿电阻,直至在冷高压试验中,毫安表指针指示为 0 mA。②上述工作完毕后,停机,断电,断开墙闸。恢复 DZ1-1-7、DZ1-1-8、DZ2-3 处的接线。执行 X 射线管负荷试验。

五、X 射线管负荷试验

(一)准备工作

1. 控制台技术选择开关置于"点片/台控"位。

2. 开机,调节电源电压调节钮,使电源电压表指示在标记处。

(二)负荷试验的方法

1. 设备工作于透视状态。

2. 管电压从 40 kV 开始,每次升高 10 kV,直至最高透视 kV,透视曝光时间 1 min,管电流设置在 1 mA。

3. 两次曝光期间,休息 5 min;为防止靶面过热,应使旋转阳极处于旋转状态。

4. 透视曝光时,注意毫安表指针指示在 1 mA 处(调节透视管电流调节钮)。毫安表指针稳定,无大幅度摆动。

5. 完成上述工作后,将透视管电压设定在 70 kV 处,执行透视工作,缓慢地顺时针旋转透视管电流调节钮,使最大透视管电流即毫安表指针升高至 5 mA 处。

6. 执行第(5)项工作时,若毫安表指针超过/不足 5 mA,应调节灯丝变压器初级回路电阻 R_6,使毫安表指针指示在 5 mA 处。

(三)空载调试

1. 拆除高压初级的 V_1 端子的连接线,并防止该引线与其他机件接触。

2. 将微机板(8#)的拨码开关 SW_1 的 S_6 开关撤至"ON"位。

3. 检查无误后,供电电源电压正常后,可开机进行空载调试。

4. 检查面板显示和各功能键是否正常。

5. 一切正常后,选择普通摄影方式,按手闸进行模拟曝光。

6. 选择其他摄影方式,进行模拟曝光。

7. 在上述操作过程中,如机器无故障显示,说明空载调试正常。之后,将 S_6 拨回"OFF"位。

8. 如有故障显示,对照障碍代码表分析故障发生在何处,并加以修理和更换。

9. 配有 X-TV 时,微机板上 SW_2 开关上的 S_1 拨至"ON"位,S_2 拨至"OFF"位。

(四)负载调试

当 X 射线管停止使用超过 1 个月时,应对 X 射线管组件进行训练,否则将造成主电路或 X 射线管的损坏。

1. Ⅰ台 X 射线管训练 ①接好 V_1 端子接线,开机;②将工作参数选择为最低值;③按下透视镜,使管电流在 1 mA;之后,管电压从 50 kV 开始,以 5 kV 为一步,每步持续透视 2 min,直至最高透视管电压 110 kV;④当发现管电流不稳定时,应立即降低管电压,直至稳定为止。在这个电压下停留数分钟,再重新按第③步增加管电压,直至最高值;⑤关机。

2. Ⅱ台 X 射线管训练 ①将控制台至油箱线中的 01、02 端子接线对调;②按Ⅰ台 X 射线管训练方法训练Ⅱ台 X 射线管;③训练完毕,应恢复相应端了接线,否则将造成 X 射线管、高压组件及主电路的损坏。

3. 训练完毕 X 射线管训练完毕后,将危机板上的拨码开关 SW_1 的 S_4 拨至"ON"位,进行 mA 调整。

4. 管电流调整 将管电压、曝光时间分别固定在 70 kV、0.1 s。

(1)摄影 mA 调整 ①Ⅰ台 300 mA,调灯丝板电位器 R_{55},mA 窗口显示 47;②Ⅱ台 100 mA,调灯丝板电位器 R_{50},mA 窗口显示 76;③Ⅱ台 300 mA,调灯丝板电位器 R_{51},mA 窗口显示 47;④Ⅱ台 400 mA,调灯丝板电位器 R_{52},mA 窗口显示 63;⑤Ⅱ台 500 mA,调灯丝板电位器 R_{53},mA 窗口显示 78。

(2)透视 mA 调整 调灯丝板电位器 R_{54}。

5. 调整完毕 管电流调整完毕后,将微机板上的 $SW_{1-1}-S_4$ 拨至"OFF"位,以后曝光将不显示实际 mA 值。

6. X-TV 调整 在诊断床上放置 10 cm 水膜,开机,用 1 mA 手动透视,调整透视 kV,

使显示器显示的影像亮度最佳;再调节微机板上电位器 VR_2,使 VR_2 与 R_{13} 串联点上电压为 2 V;切换到自动亮度透视,将水膜厚度变换到 20 cm,此时,显示器显示的影像亮度应保持不变。

7. 相关判断 上述操作过程中,如机器无任何故障显示,则认为机器负载工作正常;如有故障,应对照故障代码表分析故障发生原因及部位,并及时排除障碍。部分障碍代码见表1-4。

表1-4 机器一般故障代码表

故障代码	故障	故障代码	故障
Err 1	电源波动超过规定范围(±10%)	Err 11	曝光过程中电流过低
Err 2	电源检测回路异常	Err 12	曝光结束后12 s内手闸未释放
Err 3	同步信号异常(非50 Hz或60 Hz)	Err 13	高压初级异常(H. T. RET)
Err 4	阳极启动异常	Err 14	没有手闸Ⅱ挡信号,但出现X射线(高压初级异常)
Err 5	灯丝增温异常	Err 15	第一套限时失灵(8253同步计数异常)
Err 6	在规定的时间(12 s)内未检测到手闸Ⅱ挡信号	Err 17	透视时电压超过最大值
Err 7	体层返回口无信号	Err 18	没有透视初级电压
Err 8	滤线器返回口无信号	Err 21	透视电压滑轮调整异常
Err 9	曝光时手闸提前释放	Err 22	电源滑轮调整异常
Err 10	曝光过程中电流过高	Err 23	摄影电压滑轮调整异常

第六节 X射线机主要参量的检测与调整

X射线机的主要参量是指管电压、管电流和曝光时间这3个基本参数。

一、X射线管管电压测量方法

X射线管管电压测量一般用分压器方法。这种方法是将测量仪器的分压器部分接于X射线高压发生器次级和X射线管之间。利用分压方法,在负载条件下直接测量管电压。这种方法精确,且可以观察管电压波形和测量曝光时间,测量原理如图1-13所示。

分压比约为1:200 000。

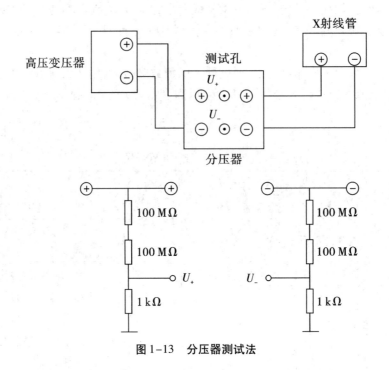

图1-13　分压器测试法

信号电压 $|U_+| = |U_-| = 1/200 \times 10^{-3} \times U$。

$U = 1/2 U_a$。

使用这种方法,必须在分压器上设置与被测 X 射线设备相同的高压电缆插座和连接分压器与高压变压器的高压电缆。这种方法通用性差,不灵活,适用范围小(组合机头不可以测试)。

将示波器的探头连接在两侧的试孔上,即可在测量管电压的波形和管电压的同时,还可以测量曝光时间,如图1-14所示。

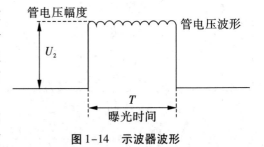

图1-14　示波器波形

除用分压器方法外,还可以用直读式数字千伏表、高压测试盒及剂量计等方法进行管电压的测量。

二、曝光时间的测量

X 射线机的曝光时间是指摄影曝光控制系统的作用时间,也就是 X 射线管管电流持续工作的时间。

由于 X 射线设备的曝光控制系统的结构差异很大,应根据被测 X 射线机的结构和所具备的测试条件,选择适当的方法进行测试。

曝光时间的测量方法如下。

(一)电秒表法

器材:国产401型电秒表,适用于以接触器为高压控制开关的设备。测试原理如图1-15所示。

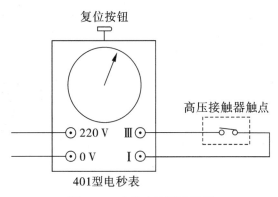

图1-15 电秒表法测试原理

在曝光时间范围内,分别选取最短、中等、长时间范围的6个曝光时间,每个曝光时间测量5次,取平均值为该挡曝光时间的实际值,例如,0.4 s,5次测量值分别为0.38、0.41、0.42、0.40、0.43 s。

平均值=(0.38+0.41+0.42+0.40+0.43)/5=0.408 s。

实测值为0.4 s≈0.408 s≈0.41 s。

(二)数字式毫安秒表法

数字式毫安秒表(一种时间电流表)除可以测量曝光时的mAs值外,还可以测量曝光时间。方法如下。

将被测试的X射线机所提供的准确的管电流值作为测量曝光时间的基准。

例如,100 mA电流挡已校准,选取100 mA、0.2 s曝光。

理论值:100×0.2=20 mAs。

实测值:21、22、19、20、20.5 mAs。

平均值:(21+22+19+20+20.5)/5=20.5 mAs。

$t_{平均}$=20.5/100 s=0.21 s。

(三)用长余辉示波器或具有脉冲记忆功能的示波器

对于采用电子计时器作为曝光时间控制器的X射线机来讲,使用示波器测试曝光时间准确性高。

1. 直接测试计时脉冲,用示波器测量曝光计时脉冲信号的宽度,如图1-16所示。

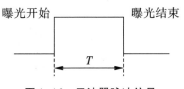

图1-16 示波器脉冲信号

2. 测量晶闸管触发极触发信号,如图 1–17、图 1–18 所示。

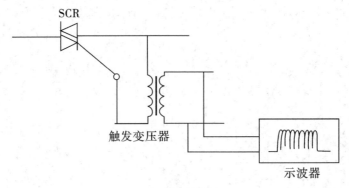

图 1–17　晶闸管触发信号(1)

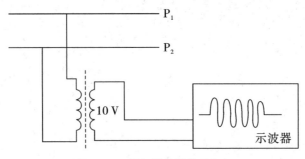

图 1–18　晶闸管触发信号(2)

3. 采用逆变技术的高压发生器,采用闭环控制技术,以保证管电压的稳定及快速调整。X 射线高压发生器的次级有正/负高压反馈信号,可用示波器直接观察高压变压器次级管电压持续的时间,即曝光时间,如图 1–19 所示。

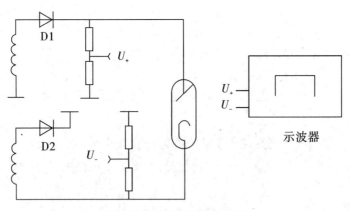

图 1–19　逆变高压发生电路

三、管电流的测量

X 射线管管电流的大小,直接影响摄影时胶片的感光量。

1. 常用的测量仪表　高精度毫安表、毫安秒表、数字式万用表、电流表。

2. 测量电路　毫安表或毫安秒表串联在 X 射线管管电流测量电路中，或设备提供的测试点。

3. 测量时曝光时间的选择　磁电式/电磁式机械指针表或毫安表适合长时间曝光使用；数字式毫安秒表适合短时间曝光使用。

为了保证 X 射线管安全，防止过载及热量积累过多，使用短时间曝光，两次曝光间隔 5 min。

四、容量保护的调整

各种 X 射线管的容量是有限的，因此必须设保护条件。F_{30}-ⅡF 型 X 射线管的容量保护条件见表 1-5。

表 1-5　F_{30}-ⅡF 型 X 射线管的容量保护条件

焦点尺寸(mm×mm)	管电流(mA)	最高管电压(kVp)	曝光时间(s)	调节电位器
2.0×2.0	200	90	0.05~1.0	R_{30}
	200	80	0.05~1.5	R_{31}
	150	95	0.05~2.5	R_{32}
	150	90	0.05~3.0	R_{33}
	100	100	0.05~3.0	R_{34}
	50	100	0.05~6.0	R_{26}
1.0×1.0	30	100	0.05~6.0	不调整

在具体应用 F_{30}-ⅡF 型 X 射线管时，应按上述表所提供的摄影条件使用。

例如，大焦点 150 mA，时间选取 3.0 s，管电压只能选取 90 kVp 以下，当管电压在 92 kVp 以上时，过载指示灯亮；或者管电压 90 kVp，摄影时间选取 3.5 s，过载指示灯亮。若过载指示灯不亮，则应调整电位器 R_{33}，使过载指示灯亮。

五、透视高压初级供电检查

在高压变压器初级接线柱处，并联 1 个交流电压表，可用来检查高压初级的供电情况，透视技术工作条件：①透视电压为 50 kVp 时，电压表读数应为(155±2)V；②透视电压为 90 kVp 时，电压表读数应为(275±2)V。

六、管电流调整

以 F_{30}-ⅡF 机型为例，参阅灯丝加热初级电路图(图 1-20)，调整方法如下。

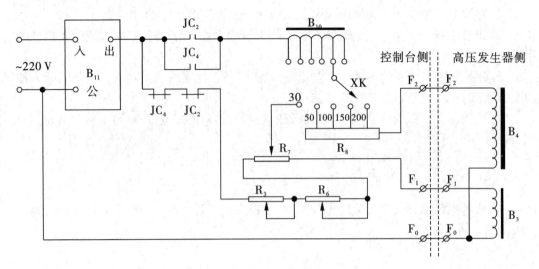

图1-20　灯丝加热初级电路

（1）技术选择置于"点片/台控"位。

（2）摄影管电压为70 kV$_p$；摄影时间为1.0 s。

（3）毫安秒表串联在毫安表电路中。

（4）管电流分别选取小焦点30 mA，大焦点50 mA、100 mA时，读取控制台上毫安表读数，分别是30 mA、50 mA、100 mA。若不是，则分别调整灯丝加热电阻：R_{6-7}、R_{6-2}、R_{6-3}调节环的位置，使毫安表读数为30 mA、50 mA、100 mA。

注意：调节电阻调节时，应切断设备电源，两次曝光之间应间隔5 min以上。每次曝光之前设备通电时间不少于5 min，大焦点150 mA、200 mA以上各挡调整时，应使用毫安秒表校准，调整电阻R_{6-4}、R_{6-5}调节环。实际管电流应选为预置值的90%为宜，即150 mA调整到135 mA，200 mA调整到180 mA。

管电流值定期校准或更换新的X射管后校准。

第七节　X 射线机的使用与维护

随着科学技术的不断发展，X射线机已从单一的机电产品发展成为集计算机、电子、机械、光学、材料学等技术于一身的结构复杂、功能广泛、价格较高的大型贵重精密医疗设备。因此，加强对X射线机的保养，做好日常维护工作，是非常必要的。实践证明，正确地使用、合理地保养是保证X射线机使用性能的主要手段，也是X射线机少出故障、充分发挥其效能的重要保证。

X射线机在使用过程中，随着机件的磨损和元器件的老化，不可避免地会出现大大小小的障碍，这是正常现象。但需要避免的是，由于保养不好使设备的使用寿命缩短，或

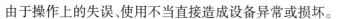

由于操作上的失误、使用不当直接造成设备异常或损坏。

为了更好地保证 X 射线机的正常运转,延长它的使用寿命,提高其使用效率,应该做到正确使用、保养得当、定期检查。本节主要以工频 X 射线机为例,讨论 X 射线机的使用、保养与维护知识。

一、正确使用

任何设备,要想保养得好,必须做到正确地使用,对 X 射线机而言,更是如此。因为一个操作错误,轻者达不到使用目的,造成器械的浪费和对患者的不良影响,重者则会造成设备的损坏。

(一)使用原则

1. X 射线机的操作人员必须是经过培训,具有一定专业知识,并熟悉机器结构性能的专业技术人员。

2. X 射线机种类很多,根据所使用的 X 射线机结构特性,操作者必须严格遵守使用说明中所规定的操作规程,谨慎、熟练、正确地操作机器,切不可随心所欲、草率从事。

3. 每日开机后,应根据机房的温度和机器的结构特点,给予适当的预热时间,以防在室温较低且机器预热不充分的情况下,突然进行大容量的曝光,以免损坏 X 射线管。

4. 曝光时应注意观察控制台上各指示参数的变化,密切注意各电器部件的工作情况,便于及时发现故障。

5. 摄影过程中,不得调节或切换任何旋钮、按键和开关。应注意曝光间歇,禁止超容量使用,并应尽量避免不必要的曝光。

(二)操作规程

操作规程是为保证 X 射线机的正常工作,根据 X 射线机的结构特点而编排的一整套操作程序。由于 X 射线机结构的差异,操作规程也不尽相同,每台 X 射线机都有其自身的结构特点及使用范围,也有其相应的操作规程。只有严格遵守操作规程,才能保证 X 射线机的正常使用,对于"三钮"制 X 射线机来说,其基本操作规程如下。

1. 开机前,先首先检查控制台面板上各指示、仪表、调节器、开关等是否正常。

2. 合上墙闸并接通机器电源,调节电源电压使之指示标准位置,而后进行机器预热。

3. 根据诊断需要,进行技术选择,如台次选择、摄影方式选择、透视或摄影条件的选择、自动曝光选择、参数摄影选择等。在选择摄影条件时,应先确定管电流,再选择管电压。

4. 在进行透视或摄影曝光时,操纵脚闸或手闸时动作要迅速,用力要均衡适当。

5. 机器使用完毕后,应先关闭机器电源,再将各调节器置于最低位置,最后拉下墙闸。

二、日常保养

(一)保持机房干燥

X 射线机中有机电、电子、光学等多种器件,当其受潮后,轻者造成电路参数改变或机械部件活动不灵,重者则会使电气元件发生霉变而烧坏机器,甚至由于绝缘强度降低造成电击等事故。所以,保持机房的干燥,不仅是为了保证机器的正常运转,也是安全措施之一,必须高度重视。

要保持机房干燥,首先要有良好的通风条件,每天要定时开窗通风或用换气扇通风;此外还应注意,在清扫机房时,应尽量不用水或少用水,不用湿布擦拭机器,阴雨天关闭窗户等。如发现机器受潮,应对其做干燥处理后才可开机。

(二)做好清洁卫生

保持机器清洁,防止尘土侵入机器内部,是保证机器正常运转的重要措施。尘土会使某些电气元件接触不良,还可造成电路短路,影响机器的正常工作,甚至损坏机器。清洁外部尘土时,最好用吸尘器;而机器内部的尘土,最好用吸尘器和细毛刷清理,绝不能用湿布擦抹。有些部件可以用布罩套盖,以达到更好的防尘效果。

(三)谨慎操作

操作机器不能动作粗暴,要避免强烈震动,特别是对于影像增强器、阴极射线显像管(cathode ray tube,CRT)显示器、数码显示屏、管头支持装置和荧光屏架等,需要移动时应谨慎小心。

(四)注意安全检查

X射线机在使用过程中,由于器件的使用寿命和某些客观原因,总会产生一些不安全因素,只要随时注意检查,就可防患于未然,避免重大事故的发生。

日常检查的重点:操作键、设备仪表及指示灯的指示情况,图像有无抖动,显示参数是否正常,接地是否良好,X射线管管套有无漏油,管头温升是否过快,机器运转是否正常,钢丝绳有无断股,控制台各旋钮是否错位,是否有异常的声音或异味等。一旦发现异常,应立即切断机器电源,进行修复或更换。

(五)防范计算机病毒

计算机正越来越多地应用于X射线机中,计算机病毒的蔓延对其正常使用造成了很大影响,要禁止外来软件的进入,平时做好重要软件、文件的备份,给计算机安装杀毒软件并注意及时升级等。

(六)观察电源情况

大多数X射线机对供电电源的电压波动范围及频率都有严格、明确的要求,当电源不能满足条件时,有些X射线机甚至不能开机。因此务必严格按要求供电,必要时可以添加交流稳压电源。当电源条件不能满足时,应当切断电源,待电源稳定后再开机,强行开机会损坏电气元件,缩短机器的使用寿命。

三、主要部件的保养

(一)机械部件的保养

1.应经常检查诊视床、立柱、天轨及滤线器等活动部分轴承的灵活度,观察其有无摩擦过大的现象,并经常在轴承轨道上涂以润滑油,以减少摩擦和磨损。

2.为防止部件的电镀部分生锈,应经常用油布擦拭,避免火烤、碰撞喷漆或烤漆部分,以免漆皮脱落。

3.应经常检查吊挂用的钢丝,看是否有因磨损出现的"断股"现象,若有,应立即更换以确保安全。

4.应经常检查电动诊视床的各限位开关,特别要注意垂直及负角的限位,以免床运行时发生意外。

5.应经常检查各部件间的紧固件,如螺丝、螺母、销钉等是否有松动或脱落现象,以及时加以紧固。

(二)控制台的保养

1.控制台应置于空气流通、整洁干燥且无高温及日光曝晒之处。

2.工作中应注意电源电压、kV、mA(或 mAs)的指示数值是否正常,有无偏高、偏低、抖动、急冲等现象,如有,应立即停机检查,排除故障。

3.应定期打开控制台,对内部进行检查除尘。检查的主要内容如下。

(1)继电器接点有无氧化、烧熔、弯曲变形及接触不良等现象。

(2)连接导线有无松动、断开、移位。

(3)接插件接触是否紧密。

(4)电气元件有无异常或老化现象。

(5)调节电阻的活动卡子或触头有无松脱等。

(6)自耦变压器碳轮滑动轨迹上有无碳粉。

如有上述情况,应立即进行处理。对于自耦变压器碳轮滑动轨迹上的碳粉,也应及时用橡皮擦擦净,因为碳粉一方面会增加碳轮与导线间的接触电阻,影响摄影质量,另一方面还可能造成自耦变压器由于匝间短路而烧毁。

4.应经常检查控制台的接地是否良好,如果地线电阻增大,应立即进行处理。

5.爱惜控制台面板,特别是对液晶显示屏幕或数码显示屏,触摸式按键要轻轻按下。

(三)高压发生器及 X 射线管头的保养

1.不要随意打开高压发生器及 X 射线管头,以防绝缘油吸潮或落入灰尘后降低其绝缘强度。

2.曝光时应经常注意高压发生器或球管内是否有不正常的声音,如有异样的声音,应立即停止使用,进行检修。

3.高压插座内,要定期更换凡士林或硅脂,一般情况下,凡士林半年更换一次,硅脂一年更换一次,以防凡士林或硅脂固化使高压插座内出现气隙而造成放电。更换时,需将原填充物清除干净,并用乙醚或四氯化碳擦拭高压插头和插座,再涂抹脱水凡士林或硅脂。

4.定期检查高压发生器和 X 射线管头外壳的接地情况,应始终保证其接地良好。

5.如不是木板地面,最好将高压发生器置于木制底座上,以便防潮防锈。

6.X 射线管头应避免剧烈振动,以免损坏里面的 X 射线管。

7.X 射线管头内要保持足量的绝缘油,定期观察 X 射线出射窗口,发现气泡立即排出,发现渗油、漏油立即处理。

8.要经常通过窗口观察 X 射线管灯丝焦点是否在窗口的中心,否则会影响摄影、透视或治疗的效果,必要时可将 X 射线管头打开,把球管焦点的位置修正过来。

9.X 射线机在连续工作中要有必要的休息和冷却时间,管套表面温度不宜超过 60 ℃。

10.高压发生时若有放电声音,应立即停止使用,经处理后再用。

(四)高压电缆的保养

1.高压电缆应保持清洁,切忌受潮、受热、受压和过度弯曲。受潮会使水分渗入内部而降低绝缘强度,可能造成击穿;受热易使其吸收水分而膨胀变形;受压和过度弯曲则可能导致电缆受损。一般而言,电缆的弯曲半径应大于 30 cm,否则,一方面易使芯线折断,另一方面由于弯曲处芯线与金属网间形成的电荷相对集中而容易被击穿。

2.要避免变压器油侵蚀电缆,因为变压器油对橡胶有较强的腐蚀作用。

3.因 X 射线管管套是通过高压电缆的金属屏蔽网接地,所以应经常检查电缆两端的插头固定环是否拧紧,若有吱吱的静电放电声,应首先检查此处。

四、定期检查

X 射线机在使用过程中,除了一般的日常保养外,应进行定期的全面检查,以便及时排除故障隐患,防止重大事故的发生,延长设备的使用寿命。

定期全面检查,通常 1~2 年检查一次,其检修内容主要包括机械部件的检修和电气部分的检修两个方面。

(一)机械部件的检修

X 射线机的机械部件较多,如各种床的机械部分、X 射线管头的支撑装置和悬吊装置、荧光屏吊架、天地轨等。在这些部件中,有些长期工作在承重状态,如钢丝绳、滑轮等;有些长期工作在频繁活动中,如轴承。它们的故障往往是逐渐形成的,从局部的损伤渐变为整件的损坏。因此对机械部件的定期检查,不仅要检查有明显损伤的部件,更重要的是把那些已有潜在故障的部件检查出来。检查的重点如下。

1.活动及传动部件的检查   检查并清洗所有的滑轮、轴承、齿轮变速装置、传动装置和各种导轨。发现损坏或将要损坏的部件时,应予以更换,并重新加注润滑剂,使之传动平滑,活动自如,机械噪声小。

2.钢丝绳的检查   检查各种平衡用及传动用的钢丝绳,发现有断股或严重折痕的都应更换,并清除锈斑,用机油润滑。更换钢丝绳要注意安全,要使新更换的钢丝绳松紧适度。

3.紧固螺钉的检查   检查各紧固螺钉,尤其是那些影响设备稳定安全的螺钉,如立柱调节紧固螺钉、各限位开关的固定螺钉、立柱限位块固定螺钉、平衡铊固定螺钉等,若有松动的应重新拧紧固定。

(二)电气部分的检查

1.电源线的检查   主要检查电源线绝缘层有无老化、碎裂现象,有无过负荷痕迹。

若绝缘层老化变脆,必须更换。

2.接地装置的检查　接地装置是否完好,关系到人员安全和设备能否正常运转,因此应重点检查。一是检查接地线是否完好无损,各接触点是否良好。二是测量接地电阻有无变化。若发现接地线有局部断折,应更换或焊接好;若接地电阻明显增大超过规定值,应进一步检查各连接点,必要时应对接地电极进行检查。

3.限位的检查　应检查电动诊视床限位开关的限位是否准确,立柱式和悬吊式装置的电磁锁定是否良好。

4.控制台内电路的检查　随着科学技术的发展,X射线机的电路也越来越复杂,尤其是计算机控制的X射线机,其以微处理器为核心,配以大量的计算机集成电路和数字、模拟电路。

检查时重点是除尘,特别是接触器接点、继电器、自耦变压器等,检查连接线有无松动,绝缘层有无老化,元件有无过热,电解电容有无漏液等。检查时要仔细认真,绝对不能由于检查而引起新的电路故障。

五、性能测试与调整

X射线机经过一定时间的运行,其性能有可能发生变化,主要性能参数可能出现不准确或不稳定,因此应对反映X射线机性能的一些主要参数进行测试与调整。

(一)管电压的检测

X射线机出厂之前,其管电压都进行了严格的调整,但这种调整是在特定的电源条件下,根据该型X射线机内部阻抗所产生的电压降进行的。使用单位的电源条件有所改变,电源电阻不可能与厂家调整时完全一致,因此外部电路阻抗所产生的电压降也各不相同,这就必然造成管电压的预示值与实际管电压值不符。调整的目的是在用户电源条件下,把管电压的预示值调到实际值的允许误差范围内。

1.分压器测试法　分压器测试法是将测量仪器接在高压次级,与X射线管并联,利用分压的方法,在负荷条件下直接测量曝光时的管电压。图1-21为高压测试方框图。

由于X射线管两端电压很高,故用分压器对管电压取样,由仪表指示管电压峰值,并用示波器监测管电压波形。这种方法适用于各类医用X射线机管电压的测试,所得数值也比较准确,操作时应注意安全。

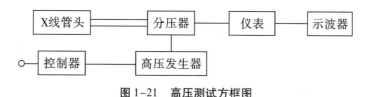

图1-21　高压测试方框图

常用的直接测量X射线机负荷下X射线管管电压的国产仪器是YXGD型医用X射线机高低压测试仪。这种测试仪由峰值电压表、分压棒、分接头及有关连接线组成,其最高量程高压(峰值)为150 kV,低压(有效值)为0～300 V或450 V。误差为额定温度在

(20±2)℃时 3%;最小曝光时间为 0.05 s;电源电压为 220 V,并备有波形插头,可接示波器观测 X 射线管阳极对地的电压波形。

图 1-22 是高压测试仪电路连接和面板图。其中 K_1 为放电开关,高压测量时应置测量位;千伏表光标指示读数后,应置放电位,光标自动退回零位。K_2 为高低压切换开关,测高压时置高压位,测低压时置低压位。K_3 为量程开关,专为低压测量而设,根据被测电压的大小,置 300 V 或 450 V。K_4 为自校开关,专为检查峰值表而设。自校时,峰值表必须接地,C_3 插口不接低压输入线,K_2 置低压位,K_1 置测量位,K_3 置 300 V 量程。若电源电压为稳定的 220 V,峰值表读数约为 110 V,这说明峰值表是良好的。若自校无读数,可将电源插头反插试一下,一般应有读数。若仍无读数,说明峰值表有故障。

高压测量的电路连接如图 1-22(a)所示。测量前先将分接头与分压棒等部件装配妥当,然后把插在 X 射线机高压发生器阳极插座内的高压电缆插头拔出,把分接头的插头插入高压发生器的阳极插座内。再将拔下来的高压电缆插头插在分接头的大插座内,使插头与分接头的电极相接触,并用压圈和内压环(可视电缆插头尺寸选择),把高压电缆插头旋紧。将各连接线接好,但低压输入插口不应有低压输入线,并将峰值表接地,选择好 $K_1 \sim K_4$ 各开关的位置,调准峰值表零点,即可进行高压测量。

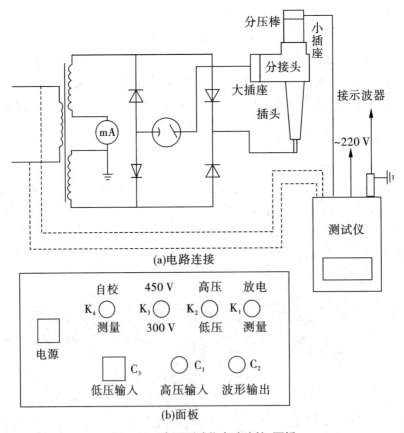

图 1-22　高压测试仪电路连接、面板

该测试仪虽为单端(阳极端对地)测试,但由于高压变压器两输出端对地是对称相等的,千伏表在高压测试的读数上已按这一原理进行了处理,所以其读数为 X 射线管两端的实际电压,而不必再乘以倍率 2,但其数值应是千伏峰值。

低压测试时,如测量高压变压器初级电压,应按图 1-22(a)中虚线所示接线,将被测电压送入低压输入插口 C_3,若初级电压双端均不接地时,则千伏表不应接地;若初级电压有一端接地,则专用输入线有标记的一根应接地线端。选择好各开关位置即可测量。若量程为 300 V,则表盘读数乘以 2,量程为 450 V 时,表盘读数乘以 3。

2. 初级预示电压测试法　即根据 X 射线机说明书中给出的调试数据,测试高压初级的电压值来调整和校对管电压。

一般中型以上 X 射线机,说明书中常给出两组数据。一是高压变压器空载时,初、次级电压的对应数值。如 KE-200 型 X 射线机为 1.9 V/1 kV,XG-200 型 X 射线机为 3.1 V/1 kV,XG-500 型 X 射线机为 2.8 V/1 kV。二是高压变压器在不同负荷(管电流)下,初、次级电压的对应关系,如表 1-6 所示。

表 1-6　XG-200 型 X 射线机负荷下初级电压和次级电压的对应关系

最大摄影容量	50 mA/100 kV（大焦点）	100 mA/90 kV（小焦点）	150 mA/100 kV（大焦点）	200 mA/90 kV（小焦点）	100 mA/90 kV（胃肠）	100 mA/100 kV（大焦点）
高压变压器初级电压	323 V	300 V	343 V	314 V	300 V	331 V

由表可见,当负荷为 50 mA、100 kV 时,高压变压器初级电压为 323 V。但该机高压变压器空载时,初、次级电压比为 3.1 V/1 kV,那么空载 100 kV 时,初级电压应为 3.1 V×100 = 310 V。

由此可计算出 50 mA、100 kV 负荷下,初级电压的补偿数值为 323 V-310 V = 13 V。

同理可计算出不同负荷下初级电压的补偿数值。该值也是不同负荷下曝光时,千伏表的下降数值。根据上述说明即可进行调整。现以 XG-200 型 X 射线机为例加以说明。

XG-200 型 X 射线机的千伏补偿电路(图 1-23)中,$R_1 \sim R_6$ 为各摄影 mA 对应的千伏补偿电阻,R_7 为电源电压降补偿电阻。调整管电压时,由于 mA 值是固定的,所以一般不必调整 $R_1 \sim R_6$。而 R_7 是为适应不同电源条件而专设的调整电阻,当电源条件与厂方规定条件有差异时,就必须调整 R_7,以补偿电源电压降对千伏值的影响。

调整时,在 023 和 028 号接线柱上并联 1 只 0.5 或 1.0 级交流电压表,然后接通机器电源,调节电源电压于标准处,技术选择置于普通摄影位,根据表 1-6 提供的数据逐一校对。如管电流选择在 50 mA,调节管电压,使千伏表指针指到 100 kV,此时电压表应指示 323 V,余者以相同的方法校对。若电压表指示数普遍偏高,应调节 R_7 使阻值降低,此时千伏表指示数将上升。重调管电压,使千伏表指示数为 100 kV 时,电压表指示数下降到 323 V。若电压表指示数普遍偏低,应调节 R_7 使阻值增加,此时千伏表指示数将下降。重调管电压,使千伏表指示数为 100 kV,电压表指示数将上升为 323 V。若其中某一挡指示数偏高或偏低,则应调节该挡对应的 $R_1 \sim R_6$ 补偿电阻。

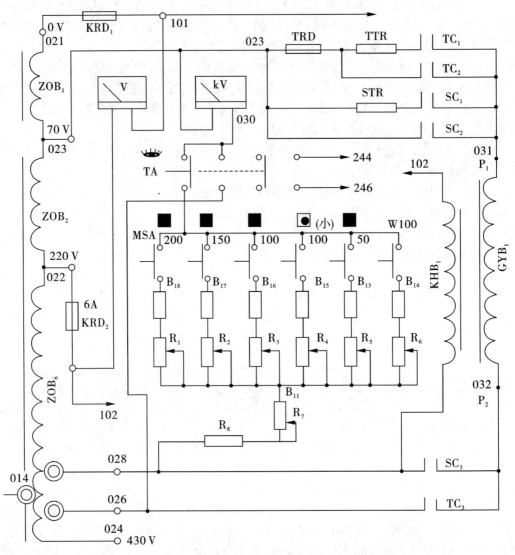

图 1-23　XG-200 型 X 射线机的千伏补偿电路

上述空载调试后,即可进行负荷调整,如取 50 mA、70 kV、1.2 s 进行一次曝光。曝光前电压表的指示数应为 230 V,即

$$\left(\frac{70\ kV}{1\ kV}\times 3.1\ V\right)+13\ V=230\ V$$

式中第一项为 50 mA、70 kV 空载时初级电压值,第二项为 50 mA 负荷时的补偿电压值。曝光时,若电压表指针下降 13 V,指示在 217 V 或接近此值,即为准确。

以此类推,逐挡试验。若各挡在曝光时,电压表指针下降的数值等于或接近补偿数值,则为准确。若普遍偏高或偏低,则应调节 R_7。从某一挡偏高或偏低,则应调节 R_1 ~ R_6 中的对应电阻。

在测试调整中,由于仪表精度不够,存在一定的误差是不可避免的,但不得超过

±10%的范围。

调试中若出现补偿电压太高,曝光时电压表指针下降数值很大时,说明电源电阻太大,已超出允许补偿限度。只有改善电源条件,使之符合规定后再进行调整。否则,只能降低机器输出容量。

3.检测结果的评价

(1)由设定的管电压值和测定的管电压值可以计算出管电压设定值的偏差。

$$偏差(\%) = \frac{测定管电压值-设定管电压值}{设定管电压值} \times 100\%$$

(2)相同设定管电压的多次重复测量,可以计算出该管电压的相对标准误差,即管电压的重复性。

$$重复性(\%) = \frac{sd}{\overline{x}} \times 100\%$$

其中 sd 为相同设定值多次测量的标准差,$\overline{x}$ 为相同设定值多次测量的平均值。

(3)和基准值比较,偏差和重复性均不能超过基准值的±10%。

(二)管电流的检测

1.透视管电流的调整　透视管电流的大小是由串联在小焦点灯丝变压器初级电路中的半可调电阻与电位器控制的。调节两电阻中任何一个的阻值,均可改变灯丝加热电压,即能改变管电流的大小。

调整时,接通机器电源,调节电源电压于标准位,技术选择置于透视位,透视千伏选在 60~70 kV。将透视毫安调节旋钮逆时针旋至尽头,踩下脚闸或按压透视按钮,再调节透视毫安旋钮,使毫安逐渐增大。注意观察毫安表指示数,一般 X 射线机透视管电流最大值调至 5 mA。若过高或过低,应切断机器电源,断开电源闸后,移动半可调电阻上的调节环。不足 5 mA 应减小阻值,大于 5 mA 应增加阻值。移动调节环应注意调节环移动方向与阻值增减的关系,移动范围不要过大,位置固定后将螺丝旋紧,保持接触良好。反复数次直至调整在 5 mA 为止。此时旋动毫安调节旋钮,毫安值应在 5 mA 内变化。

全波整流的 X 射线机,因有电容电流通过毫安表,影响透视管电流的正确指示,因此在电路结构上设有电容电流抵偿电路,以减小对透视管电流指示的影响,凡有该电路的 X 射线机,在调整透视管电流之前,应先调电容电流抵偿器,再进行透视管电流的调整。

电容电流抵偿器的调整方法是将灯丝变压器初级公用线拆下,使灯丝不加热,然后接通机器电源,技术选择置于透视位,透视千伏调至 70 kV。踩下脚闸,观察毫安表所指数值,该值为电容电流。然后断开电源,调抵偿电路中的半可调电阻或电位器,反复几次,使毫安表指针校准在接近零值。

2.摄影管电流的调整　小型 X 射线机多用单焦点 X 射线管,调整比较简单,中型以上的 X 射线机多用双焦点 X 射线管,大、小焦点灯丝加热设有两个灯丝变压器,其摄影管电流的控制电阻分别串联于两个灯丝变压器初级电路内。故在调整时,大、小焦点的摄影管电流控制电阻应分别进行调整。

不论哪种形式,其调整方法基本相同,即通常采用固定千伏值于 70 kV,逐一调整各毫安值,使之与预示值相符。具体步骤:接通机器电源,调节电源电压于标准处,技术选择置于摄影位,限时器拨至1 s,摄影毫安由最低一挡开始,逐挡进行曝光,注意观察毫安表指示数是否与各挡毫安选择器预示值相符。若高于或低于预示值,应切断机器电源,调节摄影各挡毫安在控制电阻上的对应活动卡子或滑动触头,使毫安表指示数与预示值相符。调整注意事项和透视毫安调整相同,且必须注意曝光间歇时间,以免损坏X射线管。

在大毫安值测试时,因受X射线管容量的限制,只能短时间曝光。由于毫安表指针的惯性作用,短时间内毫安表指针不能指示真实的毫安值。曝光时间一般在0.5 s以上时,毫安表才能较稳定地指示读数,对0.5 s以下短的曝光时间需用毫安秒表。其方法是将毫安秒表串联在毫安表电路,按前述方法操作。

3.空间电荷补偿器的调整 在X射线管灯丝加热初级电路中,为消除空间电荷对摄影管电流的影响,设有空间电荷补偿变压器,以补偿管电流随千伏值增加而增大的弊端。因此,在校准管电流时,应同时对空间电荷补偿进行调整。其调整方法是对摄影毫安各挡进行两次曝光。第一次用最低千伏值,一般为50 kV,第二次用各毫安挡所允许使用的最高千伏值的90%曝光。比较两次曝光时毫安表的指示数,若接近,则说明补偿恰当。若千伏增加后毫安有较大增加,则说明补偿不够,应改变空间电荷补偿变压器上对应的接线位置,使之接到补偿变压器次级圈匝数增多的接线柱上。反之,则补偿过多,应改变对应接线位置,使之接到补偿变压器次级圈匝数减少的接线柱上。多次调整后,达到在高千伏和低千伏的条件下,毫安指示数相同或接近的目的。

4.检测结果的评价

(1)由管电流的设定值和测定值可以计算出管电流设定值的偏差。

$$偏差(\%) = \frac{测定管电流值 - 设定管电流值}{设定管电流值} \times 100\%$$

(2)管电流的允许偏差一般为-20%～+10%,当测定管电流比设定管电流值偏低(小于20%)时,只要管电流的线性好,一般不需要调整;但如果偏离(大于10%),则十分危险,容易损坏X射线管和伤害患者,需要进行调整。

(三)曝光时间的检测

曝光时间是指曝光控制系统的作用时间。一般来说,对于三相发生器,峰值的75%或50%作为曝光时间的起始和结束(图1-24);对于单相发生器,以超过45°电气角(正弦波1/2象限)的脉冲数计算曝光时间。曝光时间与管电流的乘积,决定了胶片的密度和受检者的剂量,是X射线机很重要的参数。

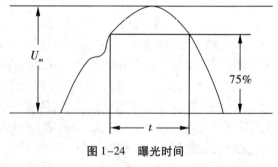

图1-24 曝光时间

由于X射线机的类别不同,其曝光控制系统结构差异很大,因此,应根据被测X射线机的类别和所具备的测量条件,选用恰当的方法进行测量。

1.电秒表测量曝光时间 电秒表又称为同步瞬时计时器,由电源、同步电动机、继电器合器组成。该法适用于曝光时间大于0.2 s、由主接触器控制曝光时间的X射线机空载测量(图 1-25)。

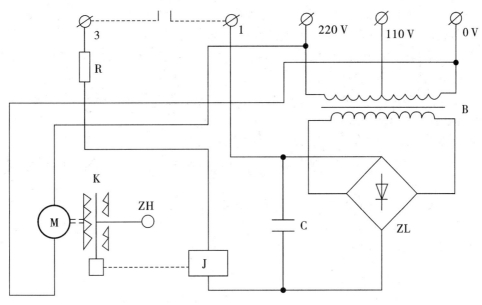

图 1-25　电秒表内部电路原理

　　测量时,将高压初级呈开路状态,即取下高压初级连接线。电秒表的输入端与主接触器的一对常开触点相连接,将电秒表的 0 V、220 V 接线柱接入电源。接通 X 射线机电源,选择某一摄影曝光时间,并用合适的管电压和管电流曝光,曝光结束后,从刻度盘上读数,长针移动一格为 0.01 s,短针移动一格为 1 s。每测完一次,都要按动退针按钮,长针和短针同时退回零位,以备下次曝光再用。

　　在测量中,应注意监测仪表供电频率,并用下式计算曝光时间。

$$t = A\frac{f_0}{f}$$

　　其中,t 为曝光时间,A 为电秒表读数,f_0 为标准频率(我国为 50 Hz),f 为仪表供电电源频率。

　　2. 数字式计时仪测量曝光时间　数字式计时仪是一种广泛用于测量各种时间的电子仪器,其测量范围较广,测量曝光时间时,适用于由主接触器控制曝光时间的 X 射线机的空载测量

　　将数字式计时仪的空接触点接点到主接触器的常开触点,曝光开始,X 射线机主接触器得电,常开触点吸合,计时开始;曝光结束,主接触器常开触点断开,计数停止,数字显示曝光时间。

　　3. 检测结果的评价　由曝光时间的设定值和实测值计算出设定值的偏差,对相同设定值,需要多次重复测量结果并计算它们的相对标准偏差(重复性)。一般要求曝光时间的偏差在 ±10% 以内。

$$偏差(\%) = \frac{测定时间值 - 设定时间值}{设定时间值} \times 100\%$$

（四）容量保护电路的检测

当管电流、管电压和曝光时间调整后,应重新试验容量保护电路。其检测方法如下。

1. 将管电流、管电压和曝光时间调至最小位置。

2. 逐步升高管电压至最大值或过载指示灯亮,若过载指示灯已亮,则应适当降低千伏值,使过载指示灯刚好熄灭。

3. 逐步增大曝光时间至最大值或过载指示灯亮,若过载指示灯已亮,则应缩短曝光时间,使过载指示灯刚好熄灭。

4. 记录当前所使用的管电流、管电压和曝光时间数据。

5. 将管电流增大一个挡位,管电压和曝光时间调至最小位置,重复上述 2 ~ 4 项操作,直到最高毫安挡。

若出现过载指示与最大负荷表不符时,应调节容量保护电路中的分压电阻,如 XG-200 型 X 射线机中的 R_{11} ~ R_{24}。

（五）电源电阻的测置

要测量电源电阻的大小,需用专用电源电阻测试仪。

第八节　X 射线机维修实例总结

一、X 射线机灯丝电路维修注意事项

灯丝电路故障往往导致毫安表没有指数,或指数非常微弱。首先介绍完全没有指数的故障。当机器透视时没有电流,一般开机均应先做摄影检测。若摄影正常,再返回去观察透视高压接触器是否能工作,如果不能工作,该故障与灯丝电路无关。若能够正常工作,而没有电流出现,判断透视保险丝,确认无故障后,卸去高压初级,短接对地,并连接上 1 只 220 V、40 W 灯泡以作假负载。然后卸去透视床下管的阴极电缆,对地放电后,在该阴极电缆的小焦点之间连接 1 只汽车灯泡或者直接用万用表测量,从而判断故障是在高压发生器或电缆,还是在球管。该维修思路较为简单明了,至于电缆和高压发生器内灯丝加热变压器的故障判断,则应是维修人员必备的最简单的常识,在此略去不谈。

若摄影也没有 X 射线产生,则一般先去判断高压是否能够正常送至球管,直接在刚接灯泡处测量电压即可。以北京万东为例,一般高压变压器初次级电压比为 3∶1 000,当然注意机器事先预留下的空间。该空间主要是因为由于电源、自耦变压器等存在着内阻,曝光时损耗加大从而导致的输入电压等下降的现象,该损耗与电流选择有关,电流越大,损耗越大,则空载检测电压也应该越高,所以当维修人员测量出的电压超出 3∶1 000 以外的一定范围内数值也属于正常,该超出数值与电流选择有关,电流越大,此数值也越大。由此即可判断高压初级电路是否有问题。至于次级电压,不可以测量,若一定要检测,也只能做高压输出试验,以空气电离而导致的电流使得棉花飘动来进行一个简单的

验证。此时一般不考虑电缆,因为两根阴极电缆同时损坏的可能性很小。

问题的关键出在毫安表微弱指数和根本没有指数上面。因为操作人员并非维修人员,他们根本无法注意这两者之间的区别,但是实际上这对维修人员极为关键,仅以下列数据来说明。

如一小焦点预热式 X 光机,开机后不要曝光,控制台版面上无论选择什么样的条件,此时小焦点灯丝加热变压器初级(F_0,F_1)之间应有大约 50 V 的预热电压,而大焦点灯丝加热变压器初级(F_0,F_2)之间应没有电压。若现在测量数据变为大、小焦点灯丝加热变压器初级均有 100 V 以上电压,此时则需怀疑电缆的公共线。其实此时,报修的故障本就应为毫安表微弱上冲。那么为什么大、小焦点灯丝初级会同时出现电压呢? 根据电路原理,不论大焦点灯丝加热变压器初级,还是小焦点灯丝加热变压器的初级,若灯丝变压器次级与公共端断开,电流会通过 X 射线管的大、小焦点形成回路,从而将次级电压送给另外一个本不应该供电的灯丝加热变压器,从而出现两者并存的现象。但由于该电压原本仅应送一灯丝加热变压器,现同时送给大、小焦点灯丝加热变压器,其输出的电压、电流将均不够正常工作。众所周知,灯丝发射电子特性曲线表明,灯丝电压与电子发射之间不是线性关系,且电压稍微下降一点,将会导致灯丝发射电子严重不足,从而无 X 射线产生,但此时毫安表仍然有一微弱的指数。

电缆芯线断头后,一般均要设法找出断点位置,此时要区分该电缆属于同轴还是非同轴,两者的判别方法是不一样的。

非同轴电缆,用万用表测量后确认电缆断路,可以用一 1 000 V 交流摇表,输出的一端接在芯线完好的一个插座上,输出的另一端串接一小量程的交流电流表,然后接已经确认断开的一头插座。摇动摇表,如果电流表没有指数或者指数非常微弱,说明没有电容电流,则基本确认故障就在连接电流表的这一侧。反之,若电流表有一个较大的偏转,则说明故障在另外一端。

对于同轴电缆,以上方法是不可以的,但是只需要将刚才接在未断芯线处的那个插座改接在金属屏蔽层上,仍用以上方法判断。要说明的是:一般电缆的损坏均在两头,如果说损坏在中部,第一这样的电缆基本不能使用了,第二该电缆原来的质量也值得怀疑。

维修人员在接到报修以后,要仔细认真地去核实故障,不要一味地听从工作人员所说,以防给自己的维修带来不便。

二、F_{78}-Ⅱ型 X 射线机球管充气检修

故障现象:F_{78}-Ⅱ型 X 射线机在技术选择正确的情况下,曝光时,毫安表指针满刻度,电源电压表和千伏表指针指示下降大。

故障分析与修检:根据以上现象,判断有高压电路击穿或 X 射线球管严重充气故障。首先,从 X 射线管端拔下阳极高压电缆插头,曝光几次,毫安表指针不动,电源电压表和千伏表指示稳定,排除了 X 射线球管外的高压电路击穿故障。接着将拔下的电缆头对地放电后,再插到高压座内,从控制台侧拆下灯丝变压器初级 F_1、F_2 接线。并在控制台 F_0、F_2 接线处连接 1 只 100 W、220 V 普通白炽灯,以替代大焦点灯丝变压器。选择大焦点、低千伏条件进行冷高压试验,从 X 射线管窗口可以看到球管内有蓝色光,证明球管已充

气。更换球管时,发现旧 X 射线球管窗口位置的玻璃外壳有圆形爆裂斑,且周围面积发黑,阳极靶面有距离不等的条状熔蚀痕迹和一个很深的圆形熔洞。可以断定,X 射线球管的损坏不只是长期使用所致,可能还有阳极转速慢和有时不启动的故障。

将 X 射线管安装好后,拿掉灯泡连线,接上 F_1、F_2 接线,拆下高压初级 P_1、P_2。在曝光时,发现旋转阳极转速确实很慢。观察继电器 JC_5、JC_6 在正常工作。选择低千伏、低毫安、长时间进行曝光,在曝光过程中测量启动绕组与运转绕组电压。发现启动绕组电压基本正常,而运转绕组电压大大低于正常值。考虑运转绕组线路有故障,断电后测量运转绕组线圈电阻与旋转阳极启动电流互感器 B_6 的初级绕组线圈电阻,阻值均在正常范围内。由于电气元件没有损坏,就只好考虑故障在继电器触点与导线电路。通电后,在曝光过程中,测 JC_6(11、12)常开触点两端电压时,发现有较高的电压值。在正常情况下,此处的电压值应为 0 V。

不难看出,运转绕组电压低,就是由于 JC_6(11、12)触点在闭合时有压降所致。卸下 JC_6,发现 JC_6(11、12)触点接触面有严重的熔蚀痕迹并积有一层灰尘。更换 JC_6 后,旋转阳极转速正常。接上 P_1、P_2,能够正常摄片。但到此为止,还不能认为故障彻底排除。因为本机型设有旋转阳极启动保护电路,当旋转阳极转速慢或不启动时,曝光不能正常进行,而本机器没有达到这样的目的,因此可能启动保护电路还存在故障。经过检查,发现此电路中的二极管 BG212 有一端严重虚焊,测其正反向电阻值均正常。将脱焊处焊好后,再曝光则能顺利完成。此时确定机器恢复到最佳工作状态。

三、X 射线机自耦变压器故障检修

故障现象:选 200 mA、70 kV、0.5 s 曝光,曝光时发现千伏表指针回摆幅度较大,远超过正常范围。毫安表指示在 170 左右,也远低于正常值。曝光时控制台内发出较大的"嗡嗡"声。以上现象随曝光条件的增大而加重,随曝光条件的减小而减轻。

故障分析与检修:根据设备的工作原理及维修经验,初步判断该现象是以下几部分故障所致。①高压击穿或线路短路等原因使负载加大所致。②供电线路内阻增大等原因使供电能力下降所致。③电气元件异常所致。

按故障发生的多少、难易及线路走向,进行逐项检查。

1. 检查高压系统。高压系统的击穿或线路短路等故障在 X 射线机维修中较为常见,多为高压电缆击穿、管球内放电、高压变压器线圈匝间短路或对地击穿等故障。因该机为双床双管机器,故用诊断床来鉴别是否是摄影床电缆或管球出现故障。选诊断床工作,用 200 mA、70 kV、0.5 s 点片,故障现象依旧,故可排除摄影床电缆或管球出现的故障。因为两者同时出现同一高压击穿等故障的概率很低。可以判断高压电缆及 X 射线管球均无故障,故障应在机器公共部分。

2. 排除高压发生器故障。将高压电缆从高压变压器端拔出,将高压插座加满变压器油,用 200 mA、70 kV、0.5 s 曝光,对高压发生器进行高压试验,这时故障现象消失,由此可以判断高压发生器无故障。现象之所以消失,是未加负载的原因。至此可以排除高压部分故障,故障应在公共低压系统。

3. 供电电源故障易出现类似现象,该部分故障主要是供电变压器、线路连接点或开

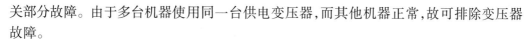

关部分故障。由于多台机器使用同一台供电变压器,而其他机器正常,故可排除变压器故障。

4.检查了供电线路的连接部分等均未发现异常,则应考虑故障在机器本身。

5.对机器控制系统进行细致的检查。按主电路走向逐件检查,在查自耦变压器时发现外层线圈微有动度,曝光时震动明显。故用木楔加固,然后开机曝光观察。结果现象消失,故证实该故障为自耦变压器外层线圈松动所致。

总结:此故障较为少见,其原因可能是原木楔固定不紧或其他原因使木楔松动所致。从原理分析,变压器依靠电、磁能量转换进行工作,工作时线圈始终受到变换的磁力推动。某种原因使固定线圈的木楔松动时,变化的磁场会使外层线圈震动且幅度逐渐增大。这时磁路将受损,变压器自耗增大。电磁能量转换能力下降。曝光时变压器无法正常供电,使机器工作异常,产生以上现象。

四、万东 X 射线机控制台故障检修

故障现象:系统开机后,执行Ⅰ台透视、点片及Ⅱ台摄影操作均不正常,控制台面板显示故障代码 Err 5,提示灯丝加热电路增温异常。

故障分析:根据故障现象可初步判断该机灯丝板故障,进一步检查,开机置Ⅰ台或置Ⅱ台手闸Ⅰ挡时,灯丝板上发光管 V_{15}、V_{16} 不亮,这说明 X 射线管灯丝初级没有得到加热电压。该机灯丝加热的原理是采用调节占空比的方式来控制灯丝电压,当选择不同的千伏和毫安组合时,由计算机程序确定相应的灯丝触发频率,驱动±80 VDC 的逆变器,使 X 射线管灯丝加热。据此,先用电压表检查测试点 TP_3、TP_4 与 TP_5 之间有±80 VDC,证明直流电源正常,故障应在逆变电路。其次再用示波表依次观察测试点 TP_6、TP_8、TP_9 的触发脉冲波形,结果均不正常,由此可判断 TP_6 测试点之前的器件可能有损坏。

故障检修:经检测,二级反相器 D3B、D3C 输入与输出波形不连续,证实集成电路40106 损坏,更换新品后故障消除。如检修现场没有示波表,可用万用表的频率挡测量频率值作为辅助判断。

五、GE TH600 X 射线机故障检修

故障现象:不能透视,只能点片,且球管不能升降。

故障分析与检修:在出现此故障现象之前,控制台面板所有指示灯都亮,按任何键无反应,于是更换了 CPU 板。结果控制台面板指示正常,点片可正常进行,但透视无法正常进行,并且球管不能上下移动。从点片正常、透视不正常来看,表明高压发生器、球管等工作正常,故障的原因可能是点片、透视不能正常转换。于是打开床面侧面板,可以发现点片架始终于点片位置,关机后,点片架也不能复位到可透视的位置,于是将驱动点片架的电机电源线拆掉,人为使点片架复位,再开机可透视。透视故障至此先放一边,再检查球管不能动作故障。首先找到图纸,逐步检查,发现 51DR、52DR 的常开触点不能正常工作,再找 51DR、52DR 的线圈工作电路,发现 51DR、52DR 线圈经过板 M-DRIVE 控制,到此,故障原因一清二楚,由于 M-DRIVE 板损坏,造成点片架驱动电机不能使片架复位,电

路始终处于点片位置,只能点片不能透视。同时由于电路始终处于点片状态,造成51DR、52DR 线圈不能得电工作。找到故障原因后,更换 M-DRIVE 板,故障消除。

六、东芝 DGA-100A X 射线机故障检修

故障现象:点片正常,透视时无图像。

故障分析与检修:发生该故障时点片正常,因此可排除高压故障。透视无图像很可能是监视器或影像增强器的问题。检测时发现监视器有光栅,因此基本可以确定为影像增强器的故障。影像增强器由真空管、高压电路、中压电路、控制电路、聚焦电路及光学系统组成。小心拆下影像增强器进行检查发现:真空管无漏气,光学及聚焦系统正常,因此故障主要集中在真空管的高、中压电路上。取下高压包,使高压输出端开路,开机发现高压输出端无打火现象,因此可判断为影像增强器高压故障。用万用表检测高压包输入端,发现无输入,检测增强器控制板,发现开关管 2SA211 击穿,更换该管,按原结构装回真空管、电路板、镜头等部件,通电后透视有图像。仔细调节聚焦电路使图像分辨率达到16 个线对。

七、万东 F_{52}-8C 程控 500 mA X 射线机故障检修

万东 F_{52}-8C 程控 500 mA X 射线机是国内应用最多的一款中型 X 射线设备,该设备性能稳定,故障发生率低,使用成本低。下面介绍几例日常故障的分析排除方法,供参考。

(一)故障一

故障现象:开机选择普通摄影方式,预置好拍片条件,按手闸 I 挡,控制台面扳摄影准备显示正常,再按手闸 II 挡,控制台显示窗口出现故障代码 11。

故障分析:查找说明书对照故障代码表,代码 11 是曝光过程中管电流过低。造成管电流过低大概有以下几种原因:①没有加上高压;②球管灯丝损坏;③没有加上灯丝电压。针对以上情况做一次实际手动透视,发现管电流最大只能调到 0.07 mA,要想看清病灶,只能调大管电压,而做点片试验则与普通照片相同,出现故障代码 11,打开拍片球管窗口的过滤片,观测灯丝加热情况,在拍片按下手闸 I 挡时,灯丝能亮。通过以上试验,根据其出现的现象分析,高压已加上、灯丝没有损坏且有加热电压,这样一来,造成管电流过低只有一个原因,那就是灯丝加热电压不足,也就是说灯丝加热控制电路出现故障。通过对本机提供的图纸分析得知,灯丝加热电路的原理是采用调节占空比的方式来控制,当选择不同的管电压和管电流组合时,程序原理确定相应的灯丝触发频率并通过可编程计数器 8253 输出。该脉冲序列经过灯丝板的倍频电路,精密单稳态触发电路,触发变压器 T_1、T_2 输出调宽触发脉冲,驱动场效应管 V_{39}、V_{40} 工作,实现对 ±68 V 电源的逆变加热灯丝。根据其原理,利用万用表进行逐级测试发现:+15 V 电源正常,双向 -63 V 输入正常,选择普通摄影方式按下手闸 I 挡对 -68 V 进行测试发现 +68 V 输出只有 +30 V 左右,而 -68 V 输出正常,由此可判断故障就是发生在产生 +68 V 这部分的线路中,其电路原理为 -63 V 经 V_1 桥堆整流即 V_5、N_1 和 V_{13}、V_{14} 组成的调整稳压输出 +68 V,经检测,

V_1 整流后有 80 V 输出,V_5(NPN)C 极为 80 V 左右,B 极电压很低,按道理来说,正常应有 70 V 以上的电压才对。检查到此,怀疑 V_3 二极管或 R_3 开路。关机做进一步检测,发现 C_3 仍有 80 V 左右的电压。将 C_3 电容放电后用烙铁焊下 R_3 检测果然开路,V_3 是好的。

故障处理:用相同型号的电阻(2.7 K、4 W)替换 R_3。通电试机,一切恢复正常。

(二)故障二

故障现象:开机时马上死机,控制面板上显示故障代码3。

故障分析:查找说明书,对照故障代码表,代码 3 是电源部分或主控 CPU 板的故障,进一步检查电源板上的三极管 V_3 及集成电路 D_2、D_7、D_{26}、D_{32},发现 V_6 二极管正常,三极管 V_3 有 +15 V 的电压,D_{26}、D_{32} 之间有异常。

故障处理:用相同型号的集成电路更换 D_{26}(74LS04),故障消除,设备恢复正常。

(三)故障三

故障现象:透视时管电压调节不受控制。

故障分析:打开控制台前盖板,关闭自动亮度调节,手动调节管电压,面板上管电压值有变化,但管电压调节的碳刷不动,管电压调节的电机不启动,进一步检查,发现在调节管电压时,KFV⁺、KFV⁻ 两个继电器有动作,可以认为这部分没有问题。故障应该出现在碳刷的调节电机部分,先更换电容,电机依然不工作,问题出在电机上。拆开电机,用万用表检查启动线圈和运转线圈,发现启动线圈断开。

故障处理:将电机拿到专门的电机维修点。更换启动线圈,电机修复安装复位后,设备恢复正常。

(四)故障四

故障现象:图像时有时无。

故障分析:图像时有时无应该是设备射线出线不正常,X 射线时有时无,高压部分应该没有什么问题,故障应该是出在透视控制部分。进一步检查,发现继电器 KF_1、KF_2 无 +15 V电压输入,+15 V 是由继电器 KP 提供的,继电器 KP 有输入无输出,继电器 KP 故障。

故障处理:用相同型号的继电器更换继电器 KP,故障消除,设备恢复正常。

八、如何更换 X 射线机球管

1. 准备工作

(1)先准备一个同型号的球管,在安装之前先记下球管的出厂编号。

(2)准备好 25# 变压器油。

(3)把变压器油加热到 100 ℃。

2. 安装步骤

(1)打开阳极,这样可以看到有 1 根从电缆套部分过去的线,先把这根线拆掉。

(2)先把球管阴极的盖打开。

(3)把 3 根线拆除,即大焦点、小焦点、公用线。

(4)把固定 X 射线球的 3 个螺丝及固定在球管的 3 个螺丝打开。

（5）把圆形环拿出来,用一只手伸进去握稳 X 射线管,一手稳好球管,里面的手要用力向阳极,向逆时针方向转下,拿下 X 射线管。

（6）安装时要小心,按照这个相反的顺序来,还要注意 X 射线管的中心点要对在窗口的中心位置。

（7）等所有的东西固定后,即可把烧好的变压器油加入球管（要低于 60 ℃）。

（8）要静置一段时间,或反复排净空气后再使用。

九、意大利 COMPACT 移动 X 射线机故障检修

移动 X 射线机是用于到病房对患者进行床边 X 射线摄影的设备。由于其可流动性和对电源要求不高,极大地方便了一些行动不便或重症患者的 X 射线摄影,所以基本上每个医院都配备了 1 台。

（一）逆变器故障

1. 故障现象　开机后报逆变器故障。在处理故障之前,先了解该 X 射线机逆变电路的工作原理。逆变器是组合球管的控制装置,通过闭环回路对组合球管高压初级进行控制。开机后,220 VAC 交流市电源输入,经整流桥堆 RE_1 整流,两组高压电容 C_1（3 300 μF,400 V）和 C_2（3 300 μF,400 V）起滤波稳压为 IGBT 提供功率电源,保险 F_1 起保护作用。IGBT（Q_1、Q_2、Q_3、Q_4）由恒定的 40 kHz 高频方波脉冲信号驱动,当 Q_1 和 Q_4 导通工作,Q_2 和 Q_3 保持截止;反之,当 Q_2 和 Q_3 导通工作,Q_1 和 Q_4 保持截止,形成推挽电路,将高压加至组合球管初级,同时,IGBT 分别由相应滤波器保护,防止过压损坏,例如 Q_1 由 R_3 和 C_3 保护,以此类推。电感 L_1 和电容 C_7 为输出元件形成方波,用于驱动组合球管的高压电路。C_8 的作用是消除由于电缆可能造成的有害振荡。

2. 故障分析

（1）例一　开机自检完成后曝光,出现"No X-Ray"的错误提示。打开机柜后发现控制板错误提示的红色指示灯亮了,根据一般经验,引起这个故障,逆变器损坏的可能性是最大的。检查主逆变供电保险 63A 损坏,说明后级有短路现象,此时不能随便换上保险作曝光尝试,否则很可能重烧保险或引起更大的损坏。由前面我们对逆变器原理的了解可知,IGBT 损坏的可能性较大,需认真小心检查,拆下逆变器,检查 IGBT,过程中要注意做好记录和相应的标记。用万用表测量发现 Q_1 和 Q_4 这一组击穿,对地短路,需更换。更换时应选用同型号的 IGBT,装配时要在 IGBT 的散热面涂导热胶并保证与散热装置充分接触。一般来讲,更换后不能急于通电,要找出 IGBT 损坏的原因,以免再次出现损坏。例如,外围元件,同时有条件时应做如下检测:由于 IGBT 驱动电路一般是对称的线路,可以测量相关保护电路、二极管、驱动管和电源等,基本可以判断 IGBT 驱动正常,如果发现异常,不能急于将功率加入,否则又会引起 IGBT 的损坏。在装配 IGBT 的过程中要谨慎,不要将线接错,保证接触良好。然后开机、曝光,仪器正常工作。

（2）例二　开机自检正常,曝光时也出现"No X-Ray"的错误提示。检查逆变器控制板错误指示的发光管,发现控制板 kV 不平衡,指示灯 LD_1 黄灯亮,说明 CPU 预设 kV 值和反馈值相差较多,认真检查线路并无异常,测试预设波形正常,而反馈波形与预设相差

太大。例如,面板设置 40 kV,由 CPU 预设的 SET kV(1 V＝20 kV)从 CP1—10 脚输出,输出的电压大约为 2 V,按照图纸如果设备工作正常,这时候可以从 kV OUT(球管反馈的真实 kV 值)CP2—9 脚,测量出 2 V 的电压,但我们实测时发现 CP2—9 脚的输出电压为零。经与 SET kV 值比较不平衡,导致指示灯 LD_1 红灯亮,出现报警。经检查,线路基本正常,后来,在检查外围元件时留意到逆变器输出电容 4 只 6.8 μF 两并联再串联,其中一组电容底部有异样残留物,并且接线柱有腐蚀痕迹,由电路可知,该组电容为球管高压初级输出电容,可能会影响 kV 值的准确性,拆下后经电容表测试,果然这组电容的电容值下降较多,只有 2.5 μF,估计其中一两个电容有击穿或漏液导致容值下降现象。由于此种电容是特制的高压电容,找不到相同的,试用 2 个耐高压的聚丙烯电容代替,居然故障消除,正常使用至今。

(二)灯丝故障

在处理故障之前,先了解该机灯丝电路的工作原理。灯丝电路和管电压电路类似,也采用高频逆变的方式,它是一个电流调节器,通过脉宽调制器(PWM)调节灯丝电流。

例三　开机自检时出现灯丝故障提示"technic filament failure"。根据故障提示首先检查灯丝板,发现中间有"鼠迹",再拆下束光器,发现球管灯丝未亮,说明灯丝板或球管灯丝有异常;拆下灯丝板,清理"鼠迹",发现线路板电子元件有腐蚀现象,更换相关电子元件,安装后通电,指示灯 LD_2(green)正常,说明灯丝板有 OK 信号输出,球管灯丝亮,说明灯丝板和球管灯丝正常,但开机后仍出现灯丝故障提示"technic filament failure",说明还有问题存在。

由于错误是 CPU 板检测不正常造成,因此跟踪灯丝板 OK 信号,发现灯丝 OK 信号输往 CPU 板 X5-6,24 V 高电平有效,属正常。而拆下 CPU 板检查,发现 CPU 插脚也有"鼠迹"腐蚀,生铜绿和铁锈,用除锈剂把铜绿和铁锈清理干净后再开机,故障依旧。仔细跟踪 CPU 板上 OK 信号的去向,测量电路板上的电子元件,发现 CPU 板也有检测 OK 信号的指示灯 DL_{14},但未亮,经过检查,原来串联在 OK 信号的指示灯上的电阻 R_{95} 有问题。R_{95}(4 700 Ω)的阻值为无穷大,而与 R_{95}(4 700 Ω)串联的贴片发光指示灯 DL_{14} 也不亮。更换 R_{95}(4 700 Ω)和贴片发光指示灯 DL_{14},设备恢复正常。

(三)小结

维修之前尽量先找出仪器的电路图资料,要彻底了解某些特殊电路图的原理,例如本例中的逆变电路图。维修时通过查看电路板上的指示灯显示情况和测量测试点,常能尽快分析出故障所在的部位,缩小查找的范围,跟踪信号的输出,逐步进行分析、测量,从而找到故障点,尽快排除故障。另外,在维修时要注意观察,移动式往往会因为震动、鼠害或外接电源造成设备不能正常运行,特别在使用时要注意这些情况。维修后除了要跟踪仪器的使用情况外,还要善于总结一些维修规律和分析过程,积累维修经验。

十、双能 X 射线骨密度仪测量原理和维修校准的技术分析

放射学方法测定体内骨矿物质含量(bone mineral content,BMC)和骨密度(bone mineral density,BMD)是目前评估骨质疏松的重要手段。作为骨密度测量的仪器,从最早的普通 X

射线检查装置到光子吸收法的核医学设备,发展到广泛使用的双能 X 射线吸收测定、超声检测和 CT 测定装置已经有 50 多年历史。本文在简述相关不同仪器原理特点的基础上,重点分析了 XR-46 双能 X 射线骨密度仪的系统原理及常见故障的分析和维修。

(一)常用骨密度仪的技术特点

目前骨密度测定仪主要有光子吸收法、定量超声法、X 射线吸收法和定量 CT 测定法等类型,其原理和技术特点如下。

光子吸收法测定骨密度装置是利用核素产生的单光子或双光子能量 γ 射线作为放射源,其对软组织和骨质有不同的穿透力,经过放射源和探测器平行移动,探测晶体进行检测计数,计算机分析处理得到骨矿物质含量和骨密度。

超声骨密度仪是利用超声波穿过身体组织时发生衰减,衰减量与组织特性有关,骨内传播速度取决于骨的弹性模型和骨密度的特性。超声换能器从跟骨的一侧向另一侧发射超声波,通过传导速度和振幅衰减定量检测骨矿含量和骨结构及强度,特点是无创、无辐射和便携方便,用声速 SOS 和宽频超声衰减(broadband ultrasound attenuation,BUA)综合出定量超声指数(quantitative ultrasound index,QUI)并评估骨密度。

使用 X 射线吸收法的有单能 X 射线和双能 X 射线骨密度仪,以及定量 CT 装置,其原理基于 X 射线穿透人体骨组织时,对于不同骨矿物质含量组织 X 射线吸收量不同,通过计算机将穿透骨组织的 X 射线强度转换为骨矿物质含量。其中双能 X 射线吸收测定方法 DEXA 是 X 射线球管经过吸收过滤产生高/低两种能量的光子峰(一般为 40 keV 和 80 keV),采用笔束式或扇形 X 射线束,通过全身扫描系统将信号送至计算机处理,可以精确得到骨矿物质含量、肌肉量和脂肪量。定量 CT 测定法是利用常规 CT 机扫描,选择特定部位测量骨密度,放射剂量相对较大,价格高,临床上不常用。

(二)XR-46 双能 X 射线骨密度仪的系统原理和构成

该系统是采用笔束式快速扫描方式,由 X 射线装置、探测器、数据采集(包括放大和采集电路)、动态扫描过滤器、激光定位、质控测定及分析控制系统组成。

其中 X 光机部分相对简单,球管为固定阳极,阳极电流很小(1.3 mA),管电压恒定 100 kV,通过 8 个水平滤线器产生低能为 46.8 keV 和高能为 100 keV 的两种能量的光子峰。球管 X 射线一直恒定产生,剂量非常小。在不进行人体扫描时,由铜控制片遮挡 X 射线进行激光定位扫描等其他操作。

探测器设计为两套独立工作的碘化钠闪烁晶体,采用脉冲计数方式,在同一时间分别进行高低能的计数,是一般一套探测器计数的 2 倍,从而实现双能 X 射线检测。

动态扫描过滤器含有 4 个过滤片,可组合调节出 8 种水平的滤线器,保证不同体厚(0~56 cm)的自动补偿功能,可根据不同厚度自动选择恰当的 X 射线剂量,为保证最佳的剂量精准度,扫描速度恒定不变。

双能 X 射线骨密度仪目前有单检测器和双检测器两种设计模式,前者采取单检测器交替接收高/低 X 射线量并进行计数,后者采用双检测器以计数方式同时检测高/低能 X 射线量。Norland XR-46 型骨密度仪的检测器是采用两个独立一厚一薄碘化钠晶体设计的,用以提高晶体的计数率。

激光定位系统通过定点扫描以获得全身感兴趣区域(ROI)的数据,也可以自动进行患者的 ROI 局部扫描。

控制主机及测试系统用于整机的控制,其中测试系统用于实现质控和校准功能,通过计算机控制自动完成,包括校准程序(QA)和质控测试程序(QC)。利用由铝合金和丙烯塑料组成的 77 阶校准 QA 模块,替代骨骼和软组织。通过对 77 阶楔形校准进行高/低能的检测,得出骨矿物质含量和软组织含量,并进一步计算出软组织中的肌肉含量和脂肪含量。为保证达到最好的精确度,每天在扫描患者之前先进行校准。

(三)常见故障的校准维护及处理方法

由于骨密度仪主要由 X 射线机、检测校准扫描和计算机处理系统构成,其中 X 射线系统部分设计相对简单,放射剂量、功率及电流都很小,故障也较少。而定量分析校准要求更高,检测校准扫描是每天都必须进行的,其机械结构要求精密稳定,也是常见故障的主要部位。另外,探测器和计算机系统也对环境有一定要求,这些都是日常保养维护的重点,如每日进行 QA 和 QC 结果中骨密度、脂肪和肌肉的精确度和准确度超出范围,显示"out of range",根据多次的检修经验,以为与室内温湿度、机器轨道的保养和设备搬运有关系。以下是部分维修和校准案例分析。

1.案例一　骨密度多次超出范围。

故障现象:每日 QC(时间大概为 0.5 h)后,骨密度的两项参数(Last QC 和 Last QC)如果超出标准偏差值允许范围,precision 和 accuracy 的结果会提示超出范围(注:如果在做 QC 过程中没有出现报警提示,即使 QC 结果超出范围,也可通过下面的解决方法消除)。

故障分析:根据保养规范和工作环境进行检查后,排除客观原因可能性,分析与设备迁移搬运造成机械位置 X 射线光孔与接收器位置偏差有关,应着重考虑校准。

故障处理:进行初始化校准,即该设备的 6 h QA。

(1)在 Windows 桌面上,进入 MS-DOS 模式。

(2)在 C 盘目录输入 cd xr26。

(3)在 xr26 目录输入 Dir ∗.fil(查看校准文件)。

(4)Ren calib.fil calmd.fil(更改校准文件名,calmd 其实是可以任意的,只要不是已经存在的文件名即可,如未修改成功,做第 5 步时没有 6 h 的 QA,只是每日 QA 时间是 0.5 h左右)。

(5)进入 NORLAND 软件,在 NORLAND 主软件点击 Begin QA,在 77 级校准器上标记 A、B 两点。开始初始校准。

(6)6 h QA 完成后,屏幕会提示标记 C 点,进行 6 次体模扫描。

(7)完成后,退出 NORLAND 软件,进入 DOS 输入 FF_SET,然后按照操作手册规范分别进行 25 次和 16 次体模扫描。注意:25 次前进入 FF_SET 会出现"Present BMC. Fat. lead factor is 1.000,do you wish to have a new set of correction factors compted?｛Y/N｝",这时应选 N。做完 25 次后重新输入 FF_SET,屏幕会出现"Do you wish to have a new set of correction factors computed? ｛Y/N｝",这时应选 Y。"Present BMC, fat, lean is 1.000, proposed correction factor based on the last 25 QC phantom scans,BMC〈?〉,do you want to accept the proposed correction？｛Y/N｝"，这时应选 Y。

2. 案例二　AUTOSET 板故障。

故障现象：运行每日校准不能通过。做 QC 时需等待较长的时间才开始扫描，而且出来的体模图像断断续续不完整。在做 QC 过程中还出现故障提示"Process timed out before enough counts were collected. The x-ray source is not generating enough x-rays or the beam is blocked"。在做 QA 开始 3 min 左右出现故障提示"Routine/module：autoset_gain, ca_autoset. Error Messages：Active ADC range"。

故障分析：通过故障现象及提示信息，再对比正常的高低能曲线进行判断（发现此故障的高低能曲线图中没有低能曲线）。可能的原因是低能探测器或探测器自动调节 AUTOSET 板故障。为协助判断再做一次 6 h 初始化校准，0.5 h 左右 QA 中止失败。AUTOSET PMT GAIN 没有通过，显示同样的 AUTOSET 错误信息，故障目标基本明确。

故障处理：更换 AUTOSET 板确认球管与探测器位置准确后，进入维修模式的 XSST 菜单进行探测器的增益峰值 GainPeak 的测试，通过峰能图核实低能和高能的 DAC 工作点分别在 1 150±50 和 2 250±50 光谱范围。如果 DAC 超出范围则选择 PautoSet-R 重新进行校正测试增益，直到在合适范围内。然后进行初始化校准、体模扫描、调零，并进行每日校准，精确度和精密度都通过显示"OK"。

3. 案例三　滤线器故障。

故障现象：运行每日校准（QA）不能通过，参考光束（reference beam）失败，滤线器（dynamic filtration）测试失败。运行 QC 时，开始 3 min 左右屏幕就有错误信息出现"没有足够的 X 射线产生，或射线被阻挡"。

故障分析：根据 QA、QC 都未通过的现象，判断控制计算机正常，X 射线部分基本正常。所以从软件上应先进行初始化校准、体模扫描、X 射线比率测试。如未通过，硬件上可能的检查方向是 AUTOSET 板和滤线器组件，拆开控制电机后可以看到动态滤线片的外形构造。

故障处理：先 6 h 初始化校准，结果提示"reference beam, dynamic filtration FAIL"。然后进行体模扫描同样未通过。进入维修模式的 XSST 菜单，选择 Crcheck 并移动探测器臂将激光对准定标标准位置"A"，按 Mark 启动 X 光比率计数测试，结果显示 850 000（超出允许范围 550 000～750 000），所以进入硬件检测步骤，因高/低能可显示并且 AUTOSET 板更换时间不长，所以重点检查放在滤线器上。由于设备购置 5 年使用率也不高，由钐材料组成的滤线器老化可能性不大，滤线器组件结构上是由 4 个动态的滤线片和 1 个固定的滤线片组成，设计上构成 8 种滤线状态，其中 4 个动态滤线片的开合由 4 个电机带动，驱动板控制电机，最终可同时产生 46.8 keV 和 76.8 keV 的高/低两种能量。了解结构后拆卸检查发现固定滤线片脱落。采用自行黏合的方法重新固定，但需要精确定位，方法是通过校准激光点的位置为标准，使其与 X 射线出口孔对准。完成之后进行开机每日校准，并做球管与探测器为标准的测试（要求达到 9 万～12 万光子），再进行床的水平测试，必要时做 6 h QA，最终通过测试设备正常。

4. 小结　骨密度仪的测量技术日益成熟，掌握其原理结构和规范使用，以及日常工作中定期的质量控制是很关键的，特别是更换零部件后需进行的校准测试。维修人员熟悉测试结果的含义,这对故障分析和判断有很大帮助,同时做好设备的机械走轨等部件定期保养,可减少机械位置的漂移,从而保证仪器的精确度。

十一、X射线机开机控制电路故障与维修

(一)X射线机的故障现象

东芝 KXO-80N 型 800 mA X 射线胃肠机。故障最初,有时需反复 2 次按动电源开关,X 射线机才能开机。随后变为虽然开机,但机器不能正常工作,无 X 射线产生。

(二)X射线机的故障分析

当合上电源空气开关,将三相 380 V 交流电源送至位于高压发生器下部的电源盒,由三相自耦变压器进行转换,然后输出三相 440 V 与单相 200 V 交流电压,并送至位于控制柜中部的 Powerunit 4,其中 L1、L2 的 440 V 经 F1、1 A 保险丝送给 TR1 变压器初级,其次级分别输出 18 V、100 V 两组电压,其中 18 V 电源经整流滤波后为 24 V 直流,与控制台上的电源开关、继电器 RY8 组成一次开关机控制回路;100 V 交流经继电器 RY8 的 3-5 触点与继电器 RY1 线圈组成二次开关机控制回路。当按下控制台电源开关,断电器 RY8 动作,其 6-4 触点接通延时继电器 TDR1 线圈与整流电桥 D8 的输出回路(但此时延时继电器 TDR1 并不能动作,因整流电桥 D8 的交流输入来自主控变压器 TR2 的次级,而此时主控变压器 TR2 初级电源并未接通)。其 3-5 触点导通使继电器 RY1、RY10 同时动作。

1. 将 L1、L2、L3 三相 440V 交流电源通过 RY1 的 2-1、4-3、6-5 三组触点送至三相整流电桥 D1 整流后输出 640 V 直流,供 inverterunit 3 工作。

2. 将 200 V 交流经 RY1 的 13-14 触点与 RY13 的 13-14 触点送给主控变压器 TR2 的初级,H6 接插件从 TR2 初级取出 220V 交流电源送至 X 射线管旋转阳极 start 控制器。TR2 次级经 TB4 输出 19 V、20 V、100 V、115 V、200 V 等数组电源,分别送至控制柜各部分工作,其中 19 V 经 TB4、TB5、TB6 接点由 D8 电桥整流后,经 RY8 的 6-4 触点与延时继电器 TDR1 组成的回路;100 V 经 TB4 的 9、10 接至延时继电器 TDR1、5-9 触点与继电器 RY3 的线圈组成回路。当 TR2 通电后,延时继电器 TDR1 得电工作,经延时后其 5-9 触点闭合,继电器 RY3 线圈也相应得电动作,三相整流电桥 D1 输出的 640 V 直流电源通过 RY3 的 13-14 与 5-6 触点和 TB1 的 1、2 接点送至 inverterunit 3 供逆变器工作。次级其他几组电源也相应地送至控制柜各部分,整机相应开始工作。

(三)X射线机故障检修

当按下控制台电源开关,继电器 RY8 线圈得电工作,其 3-5 触点闭合,RY1 与 RY10 继电器也相应动作,但不见 RY1 动作,测量与 TR1 次级相连的 TB4 的 9、10 脚无 100 V 交流电源,但检测 TB3 的 1、3 脚 200 V 交流输入电压正常。此电压是由 RY1 的 13-14 与 RY10 的 13-14 这两组触点送给 TR2 变压器初级的,所以继续检测 TR2 变压器的初级电压,但当检测 TR2 初级 200 V 输入电压时,此电压时有时无,很不稳定,分别检查上述两组触点,发现继电器 RY1 的 13-14 这组小触点因严重打火而烧毁,从而导致主控变压器 TR2 与 X 射线管旋转阳极控制器均无工作电压。由于主机关机控制电压均取自主控变压器 TR2 的次级,所以自然也开不了机。即使这组触点有时有接触,使控制台部分显示

正常,但由于其触点接触不良,不可能提供机器工作时所需正常电流,所以虽然开了机也不可能正常工作,不能产生 X 射线。特别是由于这组触点故障早期接触不良,再加上 X 射线管在阳极旋转启动时所需电流较大,此时因接触不良所产生的火花更大,这也就加速了此触点的烧毁。X 射线管旋转阳极启动时发生故障的现象时有发生,从而也加速了旋转阳极轴与轴承的磨损,缩短了 X 射线管的使用寿命(某医院在 1.5 年内更换了 3 个 X 射线管),这样的事例已发生多起。问题的关键是在故障发生时,用万用表检测这 220 V 电源时,电压指示为正常值,所以很容易忽略这一故障的关键点,而造成不可弥补的损失。继电器 RY1 为 D5011 型法国产的交流接触器,继电器线圈电压为交流 100 V,触点电流电压为 70 A/600 V。因此种型号交流接触器市场上较少见,而 RY3 与 RY1 的型号相同,且 RY3 的这组小触点空着没有用,所以拆下 RY3 与 RY1 的位置进行交换,X 射线机恢复正常工作。

十二、X 射线模拟定位机过载故障与解析

(一)X 射线模拟定位机的电路组成

本科室使用的是 BL-2 型 X 射线模拟定位机,其高压电路由直流高压发生器、X 射线管、高压电缆等组成,高压发生器初级串联限流电阻 R_2(5.1 Ω)。

(二)X 射线模拟定位机的故障现象

X 射线模拟定位机在透视时,限流电阻 R_2 突然烧裂。

(三)X 射线模拟定位机的故障分析与检修

1. 限流电阻 R_2 烧裂,首先怀疑限流电阻 R_2 由于使用太久自然坏掉,用电炉丝绕制一个 5.1 Ω 电阻换上,X 射线模拟定位机透视工作能正常进行。

2. 使用不久,X 射线模拟定位机透视时限流电阻 R_2 又烧裂。换上绕制的 5.1 Ω 电阻,踩上脚踏透视开关,R_2 即刻烧裂。

分析高压电路,可能出现该故障现象的组件有高压发生器、X 射线管、高压电缆等,R_2 烧裂是过载的反映。造成过载的可能原因主要有以下 3 种情况。

(1)高压发生器内的高压线包匝间短路,其短路原因可能是初级或者次级被烧造成短路,也可能是绝缘油绝缘性能变劣。

(2)X 射线管漏气,造成阴阳极加高压后空气击穿从而形成短路,造成过载烧掉限流电阻 R_2。

(3)高压电缆击穿造成次级直接与地相接,造成过载。注意,高压电缆除了有内部芯线之外,其外边也有屏蔽接地线,正常工作时二者绝缘良好。当击穿时,高压芯线与屏蔽接地线短路,肯定造成过载,必定烧掉限流电阻 R_2。

如何锁定故障的确切位置?首先,换上一个 5.1 Ω 的限流电阻 R_2,并从高压发生器端拔出阴阳极两根电缆(注意用保护套套上电缆头子),踩上脚踏透视开关,密切注意 R_2,若 R_2 无明显变化,再仔细听听变压器有无异常的声音,若正常,则排除对高压发生器的怀疑。其次,在高压发生器端安装好阴阳极两根电缆,并在 X 射线管端拔出阴阳极两根电缆。踩上脚踏透视开关,密切注意 R_2,若 R_2 烧掉,则说明高压电缆被击穿。确定某

根电缆被击穿的方法:在高压发生器端摘下另一根电缆(X射线管端阴阳极电缆都摘下),踩上脚踏透视开关,若 R_2 烧掉,则说明此电缆已击穿。当然,判定另一根电缆好坏的方法同上。若判定准确,换上一根好的电缆。注意要用纱布蘸四氯化碳、乙醚或者无水乙醇将插头插座擦拭干净,待变干后在插头插座上涂抹无水凡士林(用锅把水熬干),然后将插头插入插座,旋紧插头帽,问题就解决了。最后,若按上述方法检验,变压器和电缆都是好的,这时就应怀疑球管漏气,更换X射线管。

(四)X射线模拟定位机的故障维修总结与体会

笔者所用 BL-2 型X射线模拟定位机两根电缆使用寿命 6 年,前段时间相继出现故障。这与电缆要跟随模拟机机架在 360° 内旋转、磨损有关。第一次换上绕制 5.1 Ω 电阻后能工作,可能是因为电阻本身或者电缆击穿不严重,机架角处于某些位置,电缆某种程度的扭曲,芯线与屏蔽线间的绝缘材料在一定高压范围能起到绝缘作用之故。

机器出故障后及时、快速维修,要求维修工程师平时多结合机器看图纸,熟读图纸、注意细节、分析细节,同时多读本专业的期刊和书籍,多交流经验。

第九节 医用计算机X射线摄影和数字X射线摄影介绍

一、如何区别计算机X射线摄影和数字X射线摄影

计算机X射线摄影(computed radiography,CR)的工作原理:X射线曝光使成像板(imaging plate,IP)产生图像潜影;将 IP 送入激光扫描器内进行扫描,在扫描器中 IP 的潜影被激化后转变成可见光,读取后转变成电子信号,传输至计算机将数字图像显示出来,也可打印出符合诊断要求的激光相片,或存入磁带、磁盘和光盘内保存。

数字X射线摄影(digital radiography,DR)系统由数字影像采集板专用滤线器 BUCKY 数字图像获取控制X射线摄影系统数字图像工作站构成。在非晶硅影像板中,X射线经荧光屏转变为可见光,再经 TFT 薄膜晶体电路按矩阵像素转换成电子信号,传输至计算机,通过监视器将图像显示出来,也可传输进入存档与传输系统(picture archiving and communicating system,PACS)。

CR 与 DR 系统相比,结构相对简单,易于安装;IP 可适用于现有的X射线机,直接实现普通放射设备的数字化,提高了工作效率,为医院带来很大的社会效益和经济效益。降低患者受照剂量,更安全。CR 对骨结构、关节软骨及软组织的显示明显优于传统的X射线成像;易于显示纵隔结构,如血管和气管;对肺结节性病变的检出率高于传统X射线成像;在观察肠管积气、气腹和结石等含钙病变方面优于传统X射线图像;用于胃肠双对比造影,在显示胃小区、微小病变和肠黏膜皱襞上,CR(数字胃肠)优于传统X射线成像。

(一)CR

CR 是X射线平片数字化的比较成熟的技术,目前已在国内外广泛应用。CR 系统是使

用可记录并由激光读出 X 射线成像信息的 IP 作为载体,以 X 射线曝光及信息读出处理,形成数字或平片影像。目前的 CR 系统可提供与屏片摄影同样的分辨率。CR 系统实现常规 X 射线摄影信息数字化,使常规 X 射线摄影的模拟信息直接转换为数字信息;能提高图像的分辨、显示能力,突破常规 X 射线摄影技术的固有局限性;可采用计算机技术,实施各种图像后处理功能,增加显示信息的层次;可降低 X 射线摄影的辐射剂量,减少辐射损伤;CR 系统获得的数字化信息可传输给较低 PACS,实现远程医学。

(二)DR

DR 是在 X 射线电视系统的基础上,利用计算机数字化处理,使模拟视频信号经过采样、模/数转换(analog to digit,A/D)后直接进入计算机中进行存储、分析和保存。X 射线数字图像的空间分辨率高、动态范围大,其影像可以观察对比度低于 1%、直径大于 2 mm 的物体,在患者身上测量到的表面 X 射线剂量只有常规摄影的 1/10。量子检出率(detective quantum efficiency,DQE)可达 60% 以上。X 射线信息数字化后可用计算机进行处理。通过改善影像的细节、降低图像噪声、调整灰阶、调整对比度、影像放大、数字减影等,显示未经处理的影像中所看不到的特征信息。借助人工智能等技术对影像进行定量分析和特征提取,可进行计算机辅助诊断。

DR 包括硒鼓方式、直接数字 X 射线摄影(direct digital radiography,DDR)、电荷耦合器件(charge coupled device,CCD)摄像机阵列方式等多种方式。数字图像具有分辨率较高、图像锐利度好、细节显示清楚、放射剂量小、曝光宽容度大,并可根据临床需要进行各种图像后处理等优点,还可实现放射科无胶片化,科室之间、医院之间网络化,便于教学与会诊。

DR 是 20 世纪 90 年代发展起来的 X 射线摄影新技术,具有更快的成像速度、更便捷的操作、更高的成像分辨率等显著优点,成为数字化 X 射线摄影技术的主导方向,并得到世界各国的临床机构和影像学专家认可。近年来随着技术及设备的日益成熟,DR 在世界范围内得以迅速推广和普及应用,逐渐成为医院的必备设备之一。临床界和工程界专家普遍认为,DR 设备将成为高水平数字化影像设备的终极产品。

DR 主要由 X 射线发生器(球管)、探测器(影像板/采样器)、采集工作站(采像处理计算机/后处理工作站)、机械装置 4 部分组成。DR 不用中间介质就能直接拍出数字 X 射线像;其工作过程是 X 射线穿过人体(备查部位)投射到探测器上,然后探测器将 X 射线影像信息直接转化为数字影像信息并同步传输到采集工作站上,最后利用工作站的医用专业软件进行图像的后处理。DR 系统能够有效降低临床医生的劳动强度,提高劳动效率,加快患者流通速度;相对于普通的屏/胶系统来说,采用数字技术的 DR 具有动态范围广、曝光宽容度宽的特点,因而允许摄影中的技术误差,即使在一些曝光条件难以掌握的部位,也能获得很好的图像。由于直接数字化的结果,拍摄的 X 射线片信息量大大丰富,可以根据临床需要进行各种图像后处理,如各种图像滤波、窗宽窗位调节、放大漫游、图像拼接及距离、面积、密度测量等丰富的功能,为影像诊断中的细节观察、前后对比、定量分析提供技术支持,改变了以往 X 射线平片固定影像的局限性,提供了大量临床诊断信息;由于其大尺寸、多像素 IP 的贡献,大大提高了 X 光胶片的清晰度及细节分辨率,成像综合水平远远超过普通 X 射线平片;同时有助于实现普通 X 射线摄影图像的数字化存

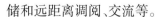

储和远距离调阅、交流等。

依据探测器的构成材料和工作原理,DR 主要分为三大技术:CCD、一线扫描、非晶体平板(非晶硒、非晶硅+碘化铯或非晶硅+硫氧化钆)。

1. CCD　由于物理局限性,专家们普遍认为大面积平板采像 CCD 技术不胜任,而且 CCD 设备在图像质量上较非晶硅/硒平板设备有一定差距,但是相对有价格优势;世界上还有几个厂家用此技术,如 Swissray。

2. 一线扫描　一线扫描又称为一维线扫描技术,由俄罗斯科学院核物理研究所发明,也就是国内中兴航天在生产的 DR;有受照剂量低、设备造价相对平板技术更低廉的优点,但也存在成像时间长(数秒)、空间分辨率低(刚推出时是 1 mm/lp)及 X 射线使用效率低的致命缺陷;成像质量较差,而且患者会接受大量不必要的辐射。

3. 非晶体平板　非晶硒/非晶硅,主要由非晶硒层(a-Se)/非晶硅层(a-Si)加薄膜半导体阵列(TFT)构成。

(1)非晶硅平板探测器　两步数字转换技术,X-光子先变成可见光,然后用光电管探测而转化为数字信号。主流厂商包括飞利浦、西门子、GE 等。因为涂层技术不同又分为非晶硅+碘化铯平板和非晶硅+硫氧化钆平板。

＊碘化铯+非晶硅(CsI+a-Si+TFT):X 射线入射到碘化铯闪烁发光晶体层时,X 射线光子能量转化为可见光子发射,可见光激发光电二极管产生电流,这电流就在光电二极管自身的电容上积分形成储存电荷;每个像素的储存电荷量和与之对应范围内的入射 X 射线光子能量与数量成正比;成像速度、影像质量、工作效率等综合水平较高。

＊硫氧化钆+非晶硅(Gd$_2$O$_2$S+a-Si+TFT):工作过程与上相似,只是碘化铯被硫氧化钆取代;由于技术原因,其原始图像为 12 bit/4 096 灰阶,A/D 转换为 14 bit;工艺成本较低,但综合技术水平比碘化铯板差。

(2)非晶硒平板探测器　一种直接探测技术,X-光子在硒涂料层变成电信号被探测而直接转化为数字信号。目前世界上只有美国 Hologic 公司拥有此技术的核心,柯达、国内友通等厂家的 DR 就使用这种探测器。

＊非晶硒(a-Se+TFT):入射的 X 射线光子在硒层中产生电子空穴对,在外加偏压电场作用下,电子和空穴对向相反的方向移动形成电流,电流在薄膜晶体管中积分成为储存电荷;每一个晶体管的储存电荷量对应于入射的 X 射线光子的能量与数量;工艺成本较低,但对入射 X 射线吸收不佳,成像速度及稳定性等综合技术水平较非晶硅平板差。

DR 的技术进步是紧紧与影像板技术的发展相联系的。平板的技术发展体现在两个方面:尺寸的大小及动态反应时间。碘化铯+非晶硅型平板在这两方面都具有其他技术不可比拟的优势,是目前最成熟、最主流的技术,目前世界上的主要领先厂家都用这种技术。

(三)各类探测器参数比较

各类探测器参数比较见表 1-7。

表1-7 各类探测器参数比较

探测器技术	生产厂商	代表厂家	技术特点	备注
碘化铯+非晶硅（CsI +a-Si+TFT）	法国 Trixell（飞利浦、西门子、汤姆逊合资）	飞利浦、西门子	特殊工艺的 CsI 柱状晶体结构闪烁体涂层；对X射线吸收极好，有效减少可见光的闪射，像素尺寸小，分辨率高，成像速度快，影像质量极佳；综合技术水平很高，是世界公认最成熟、最高端的 DR 平板技术	工艺复杂难以生成大面积平板，采用四块小板拼接成43 cm×43 cm（17 in×17 in）大块平板，拼接处图像由软件弥补
	美国 GE（收购 EG&G 的工业板技术转医疗用）	GE	非柱状晶体结构普通 CsI 涂层，可见光的闪射现象较为严重，能量损失较为严重；工艺成本较低；但有效尺寸较小，像素尺寸较大，刷新速度较慢，图像质量较差	其平板采用工业板技术；工作过程中发热量很大，需要专门的水冷装置
	Varian 公司	万东、上医、长青、泛太	Varian 平板视野太小，应用范围很窄	局限性很大而且影像质量不佳
硫氧化钆+非晶硅（Gd₂O₂S + a - Si + TFT）	日本佳能、美国瓦里安	佳能、东芝、岛津	利用增感屏硫氧化钆材料来完成X射线光子至可见光的转换过程。成像快，成本较低，但一般灰阶动态范围较低（12 bit 以下），与其他高阶14 bit产品图像诊断质量相比较为不足；能量损失较 Trixell 严重	俗称"佳能板"；影像质量较差，无法真正满足医学诊断要求
非晶硒（a-Se+TFT）	美国 Hologic（收购 D.R.C 公司 DirectRay 技术）新医科技	Hologic、柯达、珠海友通、沈阳东软、北京东健	非晶硒平板存在的缺陷包括温度适应性差及成像速度慢。Hologic 平板对温度等环境要求较为严格，容易被冻坏出现坏点(国内很多用户平板出现坏点)；成像时间长而且影像质量稳定性不够好。台湾新医科技在技术上取得一些进展，使其非晶硒探测板对温度环境敏感和成像速度慢的缺点有所改善，但其仍然无法保证稳定的影像质量，使用过程中平板损毁率仍然居高不下；其"床边型"平板能够满足小医院现有X射线设备改造为DR的要求	不成熟技术；成像质量不稳定；最主要技术拥有者 Hologic 由于其硒涂料层技术不过关致使其平板经常出现问题，已经退出国际 DR 系统市场；新医公司重点转向生产便携式、低要求 DR 平板

续表 1-7

探测器技术	生产厂商	代表厂家	技术特点	备注
一线扫描	俄罗斯科学院核物理研究所	中兴航天	采用狭缝式线扫描技术和高灵敏度的线阵探测器。球管发出的平面扇形 X 射线束穿过人体到达探测器,得到一行信号数据,在扫描机构的帮助下,球管和探测器平行自上而下匀速移动,逐行扫描,将一行行的数据经过计算机处理、重建后就得到一幅平面数字图像	全称多丝正比室一维线扫描技术,存在的缺点是曝光时间过长,像素矩阵、空间分辨率等指标都不高
	Fisher 公司		采用条状 CCD 结构的探测器技术,由将 X 光子转换为可见光的闪烁体和 4 片 CCD 构成,利用线扫描方式完成数据收集	
CCD（CsI/Gd$_2$O$_2$S + 透镜/光导纤维 + CCD/CMOS）	加拿大 IDC、德国 Imix、俄罗斯 Electron、瑞士 Swissway、荷兰 Nucletron、韩国 T. I. T. C.、韩国 Raysis、美国 Phoxxo、法国斯达福		X 射线先通过闪烁体或荧光体构成可见光转换屏,将 X 射线光子变为可见光图像,而后通过透镜或光导纤维将可见光图像送至光学系统,由 CCD 采集转换为图像电信号	技术落后,影像质量差;无法与 TFT 板技术竞争,面临淘汰
CMOS（CsI/Gd$_2$O$_2$S+CMOS）	CaresBuilt Tradix		受制于间接能量转换空间分辨率较差的缺点,虽利用大量低解像度 CMOS 探头组成大面积矩阵,尚无法有效与 TFT 平板优势竞争	技术非常落后,影像质量差;已经开始淘汰

注:目前,世界相关专家普遍认可成熟的碘化铯+非晶硅平板探测器技术;Trixell 公司生产的平板探测器,因其稳定优秀的成像特质和良好的环境适应性成为 DR 设备的首选;由于采用世界最佳的平板探测器技术,辅以高质量球管和出色的机械性能,加上功能强大的专业级后处理工作站,飞利浦、西门子成为世界公认的 DR 系统顶级品牌

　　1.探测器　对于直接数字化 X 射线摄影技术来讲,决定其图像质量的不仅仅是平板所采用的技术类型,同时还有平板的 DQE、采集矩阵、采集灰阶、空间分辨率、最小像素尺寸等重要因素,每个因素都很重要;图像尺寸相同时,采集矩阵越大,像素尺寸越小,图像分辨率越高,细小组织结构才能更好地显示。

（1）材料/技术类型　碘化铯/非晶硅为主流，其中以 Trixell 平板为最佳。

（2）有效尺寸　主流为 43 cm×43 cm（17 in×17 in）或 36 cm×36 cm（14 in×17 in）；43 cm×43 cm（17 in×17 in）可满足 99% 的患者，包括肥胖患者，可一次曝光成像；而 36 cm×36 cm（14 in×17 in）有 23% 的患者不能满足，需二次曝光，增加了患者射线损伤及技术人员工作强度。

（3）像素矩阵　主流为 2.5 k×3 k 或 3 k×3 k。

（4）像素尺寸　143 μm×200 μm；像素尺寸大小直接影响图像细腻度。

（5）空间分辨率　决定因素是探测器的尺寸和量子噪声，这从物理意义上来说是决定因素（当然从软件上可以内插算法得到更小的像素数，但这不是真实的像的信号，是推算的结果）；此外，射线的质量是一个不可忽视的因数。所有平板中 Trixell 平板尺寸最大，量子噪声最小。

（6）灰阶　主流是 14 bit/16 384 灰阶，只有佳能等少数公司的探测板原始图像为 12 bit/4 096 灰阶，A/D 转换为 14 bit。

（7）探测量子效率（DQE）　DQE 是输入信号转导成输出信号的效率，高 DQE 是潜在剂量降低的基础。数字平板探测板都具有的特性是相对于屏-片，X 射线摄影都有较高的 DQE。同等放射剂量下，非晶硒的 DQE 比非晶硅的低；非晶硅探测板在剂量降低上优于非晶硒探测板。

（8）外接装置　是否需要水冷装置或其他装置。

2. 球管　射线质量和寿命；以 OPTIMUS 65 SRO 33100 为最佳。注意以下参数：①焦点；②热容量；③高速旋转、阳极转速；④束光器。

3. 高压发生器　主要考虑以下参数：①功率、频率；②输出范围；③管电压；④最短曝光时间。

4. 控制台

（1）自动曝光控制、解剖部位摄影　一般都有。

（2）工作站屏幕　48 cm（19 in）为主流；43 cm（17 in）逐渐被淘汰。

（3）操作系统　个人电脑级 Windows 系统或专业服务器级 UNIX 系统；对电脑稍有了解的人都明白，后者比前者有不可比拟的稳定性、高处理能力。

（4）硬盘　一般 60 ~ 80 G；有普通 IDE 硬盘和高速 SCSI 硬盘之分；后者有最快的响应速度和最长的寿命，尤其是涉及图像处理时更能显示出多通道高速度的优势。

（5）曝光到诊断图像显示时间　一般要求 ≤ 10 s，少数能够达到 5 s 以内；是检验工作台计算机系统工作能力的一个很重要的指标。

（6）图像质量控制功能　或好或坏一般都有此功能。

（7）图像处理软件及升级　商家一般都提供在使用期限内免费升级服务；厂商针对医疗诊断实际需求而独家开发的图像处理软件尤显重要，也是判断 DR 设备档次高低重要依据之一。

（8）DICOM 3.0 及功能　一般都有。

（9）外储设备　光盘刻录 DVD 或 CD-RW。

（10）图像输出　以数字形式输出到相机及 PACS 系统。

(11)网络传输速度 100 m/ms 或 1 000 m/ms,后者有更快的传输速率。

5.球管支架及诊断床 要求人性化设计和符合临床需要。①球管支架;②球管旋转;③自动电磁锁定及角度和距离显示功能;④诊断床要求;⑤滤线栅。

6.售后服务

(1)免费维修 整机一般保修 1 年。

(2)探测器保修 一般保修 2 年。

(3)PACS 系统连接及连接所需相关软、硬件 一般免费提供。

(4)操作维修手册 要求详尽。

(5)现场应用和维修培训服务 一般免费提供。

(6)开机率 一般要求 95% 以上。

(7)售后服务响应时间和保修期后维修年限 一般要求接维修通知后 24 h 内到达故障现场;保修期后提供超过 8 年的维修服务。

(8)省内装机情况和省内维修站 一般要求省内有装机和专业维修部。

7.放射线安全防护 要求符合国际放射线安全防护标准,具有放射线安全防护检测证书或美国食品药品监督管理局或欧共体权威机构的认证;虽然市场上的设备都有相关认证,但不同的平板技术和球管在这一点上相差悬殊,其中飞利浦为最佳,是所有 DR 产品中曝光剂量最低的,能够给患者及工作人员最大限度的保护。

二、DR 系统设备的选购原则

(一)整体评价原则

DR 的真正使命是在保证影像质量的前提下,通过对平片工作流程的改变得到革命性的高效率;用户对设备的评价也应该基于此,考虑设备的可维护性、故障率、价格、总体成本及后期成本等实际因素。作为一台系统设备,需要综合整体评价,不被厂商标榜的某部件或某指标或某名词迷惑;要综合考虑影像质量、工作效率、使用成本、售后服务等方面。

1.成像质量 高质量、高稳定的成像质量是我们购置 DR 设备的初衷之一,也是提高诊疗水平的物理基础;涉及放射影像的失真度、信噪比、分辨率、清晰度、细节显示等方面;主要由平板技术、球管射线质量、计算机及图像软件处理能力决定;其中平板技术是核心因素(材料类型、有效尺寸、像素矩阵、像素大小、灰阶、DQE、空间分辨率、稳定性等)。

2.工作效率 降低劳动强度、改变普放工作流程以提高效率是 DR 的最主要功能之一,更是购置此类设备的重要参考依据;涉及动态范围、成像速度、数据传输、处理速度等很多方面;因为省略了许多不必要的工作程序,正常产出率应该是传统屏/胶系统的 2 ~ 3 倍。

3.使用成本 最大的成本就是平板的维护使用成本;非晶硒平板的技术不成熟导致其平板报废率太高,维护成本昂贵;成像时间也较长,期间有太多的信息损耗,时间成本也较高。

4.售后服务　要求及时、完备;购置前一定要考虑其技术及品牌差异带来的售后服务质量差异;要尽可能地选择世界公认的大厂商主流成熟产品;非晶硒设备由于其技术的不成熟导致高维修率是购置前必须考虑的因素。

(二)实际需求

不被厂商描绘或标榜的某部件的优异性能、某出色技术指标、某独有应用等迷惑,要以满足本院本科室实际需求为出发点,综合考虑设备的整体性能和图像质量及使用成本、售后服务等。

1.如果是当地规模较大的医院,患者量很大,购买设备一向看重著名品牌,技术上也倾向于领先或超前的产品,那么建议飞利浦双板、西门子双板二者选一(当然这两个牌子的单板 DR 也是首选)。飞利浦全系列、西门子大部分都是使用 Trixell 4600 平板[43 cm×43 cm(17 in×17 in)碘化铯+非晶硅平板],是公认的顶级产品。

2.如果医院对设备价格相对敏感,但对技术方面又有一定追求,不妨考虑 GE,还可以考虑除飞利浦、西门子之外其他使用碘化铯+非晶硅平板的厂家,如北京万东、上海中科、美国长青等。GE 的板子是碘化铯+非晶硅平板[36 cm×43 cm(14 in×17 in)],但不是 Trixell 的,而是 GE 购买某工业板技术而自产的;其主要缺点是板子发热量高,需水冷,故障率、量子噪声也会因此升高。

3.如果不是很在乎细节,只要平板 DR 即可,价廉最重要,那么佳能板(硫氧化轧+非晶硅板)、非晶硒板也是很好的选择。采用佳能板的有日本各品牌(东芝、岛津等)、西门子部分型号。佳能板的缺点是参数稍低(图像稍差),优点是轻,所以床边型 DR 机一般用它。采用非晶硒板的厂家也很多,如安科、柯达等;非晶硒板的缺点是返修率奇高,但成本比碘化铯+非晶硅板低些。

4.如果医院对性价比要求很高,那么强烈建议 CCD-DR。所有类型 DR 当中,毋庸置疑,CCD-DR 价格是最低的。CCD-DR 的缺点主要有两个:图像存在几何失真(因有光学系统存在)及摄片时 X 射线剂量较高。最大的优点就是便宜,在不愿花太多钱又希望买 DR 的情况下,CCD-DR 必作首选。生产 CCD-DR 的厂家有北京万东、Swissray、IMIX 等。

(三)追求最高性价比

低价格、高质量是用户的最高追求。

(四)尽量选购专业大厂商的产品和服务,并进行前期调研考察。

三、DR 档次划分及市场评价

第一档次:飞利浦全系列 DR、西门子高端 DR(采用 Trixell 平板的为高端产品,为了细分市场需要,西门子还有采用佳能平板的低端产品)。它们是世界公认的 DR 大厂极品,平板技术、球管质量、机械性能、工作站处理能力等综合水平最高,图像质量、工作效率、使用成本、售后服务俱佳。

第二档次:GE 全系列 DR。其碘化铯+非晶硅平板是收购某工业板技术改为医用,有效尺寸略小,为 36 cm×43 cm(14 in×17 in),像素、分辨率等技术指标也低,成像质量也差一些,平板发热量巨高,有损图像质量。

第三档次:其他使用碘化铯+非晶硅平板的 DR 产品有泛太、长青、万东等。作为 DR 设备最主要部件,他们所用的平板技术还是很好的,这也是列为第三档次的最主要原因;但由于其球管质量不高、机械性能不佳、操作及后处理工作站的水平低下等原因,他们的综合表现与前两档次无法同台较量。

第四档次:采用佳能板的西门子低端 DR、岛津/东芝等日系 DR。平板综合技术水平较差,成像质量不佳;多为诊断要求不高的所谓的床边机。

第五档次:采用 Hologic 非晶硒平板的柯达、安科、友通等 DR。其平板制造成本较低,但由于技术不过关而导致返修率特高;Hologic 公司不得已逐步退出 DR 系统设备销售,柯达等以降低诊断要求为代价主攻低端中小医院。

第六档次:CCD 平板的 DR。目前生产厂商多为小型公司,由于其技术上的先天不足,其应用范围日益萎缩,必将被淘汰;但在诊所类医疗机构中还有一定的市场空间。

四、DR 系统设备评价依据

1.影像质量
(1)平板技术　包括对入射 X 射线的吸收率、平板的有效尺寸、动态响应速度(对 X 射线的敏感度、转换为电信号的速度、成像速度等)、灰阶、像素矩阵、像素尺寸、量子检测率。

(2)球管射线质量　球管的质量水平尤其是射线质量水平。

(3)计算机处理能力　计算机系统水平(是否是专业级工作站)、影像软件处理能力(是否是专业级医用图像处理软件)。

2.工作效率　入射 X 射线平板成像速度及平板到工作台屏幕显像速度、机械自动化性能及操作的简易方便、系统设备的稳定和持续可用性。

3.放射剂量　在保证影像质量的前提下,尽可能地降低放射剂量以保护患者和工作人员,这是 DR 的重要功能,也符合世界环保潮流。

4.总体成本　包括购置成本、使用期间的维护成本及时间、效率成本。

5.售后服务　售后服务响应速度及质量。

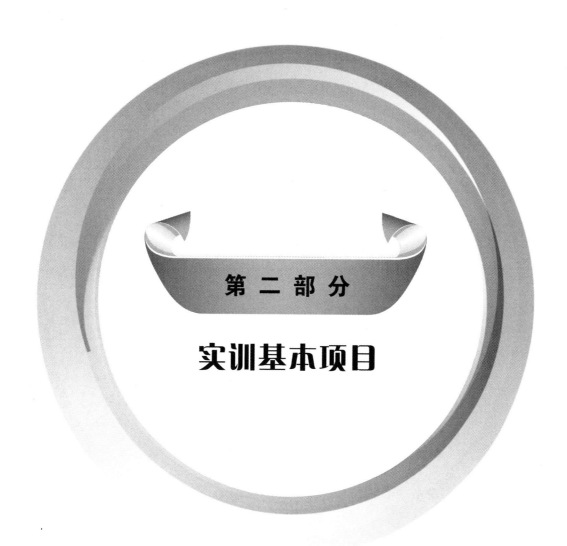

第 二 部 分

实训基本项目

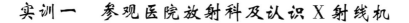

实训一　参观医院放射科及认识 X 射线机

【实训目标】

1. 了解放射科的组织形式及在医院中的地位,培养学习兴趣。

2. 了解 X 射线机的整体结构和 X 射线机的组成,增加感性认识,为理论学习打下基础。

3. 了解 X 射线机的基本功能及在临床中的应用。

4. 参观新设备,认识新设备,树立学习影像学的信心。

【知识目标】

理论与实践相结合,了解放射科的组织形式及在医院中的地位;掌握 X 射线机的整体结构和 X 射线机的组成。

【能力目标】

概述医院放射科的布局、X 射线机的基本结构及组成。

【素质目标】

培养学生良好的职业道德,树立全心全意为患者服务的医德医风。用理论联系实践的方法学习课程,在实践中培养学生良好的团队协作精神。

【实训原理】

自从德国物理学家伦琴于 1985 年发现 X 射线,并用于拍摄第一张 X 射线照片后,X 射线便广泛应用于多个领域,特别是在临床诊断上发挥了极其重要的作用,形成了放射诊断学。此后的一百多年,随着现代科学技术的进步,医学影像设备不断进步,已从单一的 X 射线常规诊断发展到 X 射线计算机体层成像、磁共振成像、超声成像、核医学成像、热成像、医用光学内镜等。

【实训方法及步骤】

根据医院实际情况和机器设备条件,将学生分为两大组,由教师及放射科医生、技师分组对下述内容进行介绍、演示或实践操作。

1. 介绍放射科的基本情况及整体布局。

2. 介绍 X 射线机一般情况,包括功率、功能、工作任务及使用情况,结合对患者的实际检查,演示 X 射线机的操作。

3. 介绍 X 射线发生装置,包括控制台、高压发生器、高压电缆、X 射线管头等。

4. 介绍 X 射线机辅助装置,包括摄影床、滤线器、诊视床、影像增强器、X 射线电视系统、点片装置、天轨和地轨(立柱式支持装置或悬吊式支持装置)、胸片架等。根据医院现有的设备具体安排。

5. 如果放射科有 CR、DR、数字减影血管造影、CT,可以安排学生参观,以激发学生的学习兴趣。

【注意事项】

1. 选择本地教学医院(或者学校 X 射线机机房)。

2. 聘请富有一定教学经验的放射科医生或技师带教。

3. 在带教过程中,可以演示对患者的检查及对机器的操作。

4. 教师根据参观内容,布置学生写出参观的主要内容及自己对影像专业的认识。

【结果与讨论】

1. 记录实训过程,书写实训报告。

2. 讨论　通过参观,谈谈对 X 射线机、CR、DR、数字减影血管造影、磁共振成像、CT 等影像设备的认识。

实训二　X 射线管的检验

【实训目标】

掌握 X 射线管外观、灯丝、真空度的检查方法。

【知识目标】

理论与实践相结合,掌握 X 射线管外观、灯丝、真空度的检查方法。

【能力目标】

独立完成对 X 射线管的检验。

【素质目标】

培养学生良好的职业道德、实事求是的科学态度、严谨认真的工作作风、良好的团队协作精神;提高分析和解决问题的能力、动手实践操作能力。

【实训器材】

高压试验台 1 台,有机玻璃油箱 1 个,X 射线管 2 只,万用表 1 只,防护用品(铅屏风、铅眼镜等),乙醚,纱布等。

【实训原理】

X 射线管是产生 X 射线的核心部件,其基本作用是将电能转换成 X 射线能。自 1895 年伦琴发现 X 射线以来,X 射线管逐步向大功率、小焦点和专用化方向发展,其结构不断改进,先后出现了固定阳极、旋转阳极及各种特殊 X 射线管。

(一)固定阳极 X 射线管

固定阳极 X 射线管主要由阳极、阴极和玻璃壳 3 部分组成,如图 2-1 所示。

阳极的主要作用是接受高速电子抨击而产生 X 射线,同时将阳极热量传导出管外;还可以吸收二次电子和散乱射线。阳极结构主要由阳极头、阳极柄、阳极罩 3 部分组成,如图 2-2 所示。

阴极的作用是发射电子并使电子束聚焦,使抨击在靶面上的电子束具有一定的形状和大小。其由灯丝、聚焦槽、阴极套和玻璃芯柱等组成。

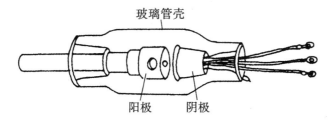

图 2-1　固定阳极 X 射线管

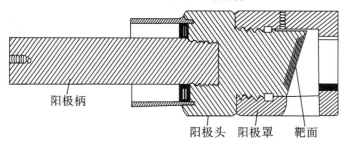

图 2-2　固定阳极 X 射线管阳极结构

玻璃壳又称为管壳,用来固定和支撑阴、阳两极,并保持管内真空度。

固定阳极 X 射线管的主要缺点:焦点尺寸大、瞬时负载功率小。目前,在诊断用 X 射线机中,固定阳极 X 射线管已多被旋转阳极 X 射线管取代。但固定阳极 X 射线管具有结构简单、价格低的优点,在小型 X 射线机、治疗 X 射线机等装置中仍被采用。

（二）旋转阳极 X 射线管

旋转阳极 X 射线管结构如图 2-3 所示,也由阳极、阴极和玻璃管壳组成,与固定阳极 X 射线管相比,除阳极结构有明显差别外,阴极和玻璃管壳相差不大。旋转阳极 X 射线管的阳极主要由靶面、转子、转轴和轴承组成。其靶面是一个可以高速旋转的圆盘,灯丝及集射槽偏离 X 射线管长轴中线而正对靶环轨迹中心。旋转阳极 X 射线管最大的特点是瞬时负载功率大、焦点小。

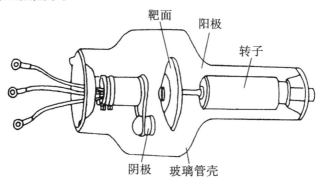

图 2-3　旋转阳极 X 射线管结构

（三）特殊 X 射线管

除了固定阳极和旋转阳极 X 射线管之外,还有许多特殊结构和特殊用途的 X 射线管,如金属陶瓷 X 射线管、三极 X 射线管、软 X 射线管等。

【实训方法及步骤】

(一)外观检查

1. 观察 X 射线管的玻璃壳是否有裂纹、划伤和疤痕。

2. 检查阴极螺管状灯丝形状是否均匀,是否有断路、短路和与集射罩相碰的现象。检查阳极靶面是否光洁,要求无粗糙、麻点、龟裂,而且与阳极头无明显空隙。

3. X 射线管内应无任何异物,金属部分应无氧化、锈蚀现象。

4. 转子运转良好、平稳,无异常响声。

(二)X 射线管灯丝检查

用万用表直流电阻挡,测量 X 射线管灯丝是否完全通路,其直流电阻一般不大于 3 Ω。

(三)冷高压试验

冷高压试验是在 X 射线管灯丝不加热情况下,于两极间施加高压,以检查 X 射线管真空度。方法:先将 X 射线管外壁用乙醚清洁后,放入高压试验台油箱内(油的耐压不低于 30 kV/2.5 mm),将高压导线分别接到 X 射线管灯丝引线和阳极引线上。

在高压试验台上调整高压,从低千伏开始,逐步升高。在使用全波整流高压试验台时,所给予 X 射线管的冷高压不应大于 X 射线管额定电压的 70%;如使用自整流高压试验台时,则不应大于额定管电压的 40%。在冷高压试验时,X 射线管内应无电离辉光,无极间放电、跳火现象;毫安表无指示,稳定在零值。如有辉光,且强度随管电压增加而增强,说明该 X 射线管的真空度不良。

【注意事项】

1. 特别注意不要将杂物和水分带入油箱。

2. 测试电压或分析工作电路时,不要用手触摸元部件。

3. 阴雨天气不宜进行此项实训。

【结果与讨论】

1. 记录实训过程,书写实验报告。

2. 讨论

(1)外观检查 X 射线管内容有哪些?

(2)X 射线管冷高压试验的目的和方法是什么?

实训三　高压发生器结构示教

【实训目标】

1. 熟悉各高压部件在高压发生器内的位置。

2. 对照实验图,熟悉各部件之间的电路连接关系。

【知识目标】

理论与实践相结合,掌握高压发生器的内部结构。

【能力目标】

简述各高压部件的结构特点及在高压发生器内的布局。

【素质目标】

培养学生良好的职业道德、实事求是的科学态度、严谨认真的工作作风、良好的团队协作精神,树立安全防护意识。

【实训器材】

无交换闸的高压发生器和有交换闸的高压发生器,纱布,万用表及常用工具等。

【实训原理】

高压发生器主要由高压变压器、X 射线管灯丝加热变压器、高压整流器、高压交换闸、高压插头和插座等组成,如图 2-4 所示。高压发生器的外壳是用钢板制成的长方形或圆形箱体,箱内充满变压器油,用于各部件之间及对地之间的绝缘和散热。箱体接地,以防高压电击。高压发生器与 X 射线管之间通过高压电缆连接。

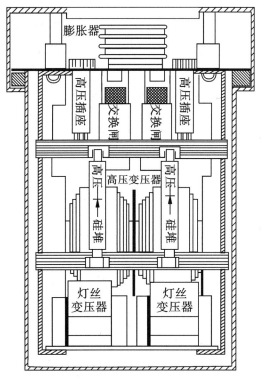

图 2-4 高压发生器的内部结构

高压发生器是 X 射线机的重要组成部分,其作用:①产生 X 射线管所需的直流高压;②为 X 射线管提供灯丝加热电压;③如配备两只以上 X 射线管,还要完成管电压和灯丝加热电压的切换。

(一)高压变压器

高压变压器由铁芯、初级绕组、次级绕组、绝缘材料和固定件等组成,如图2-5所示。

1. **铁芯** 高压变压器的铁芯与普通变压器相同,多采用闭合式的导磁体,以0.35 mm厚的热轧硅钢片(D41~D43)或冷轧硅钢片(D310~D340)剪成不同宽度的矩形条叠成阶梯形状,为减少涡流损耗,每片表面涂上一层很薄的绝缘漆。为了减少叠片接合处的磁阻,采取交叉叠片的方法,最后嵌成闭合"口"字形或"日"字形。为了使铁芯压紧以减少漏磁,多用扁铁或角铁夹持并用螺栓紧固。

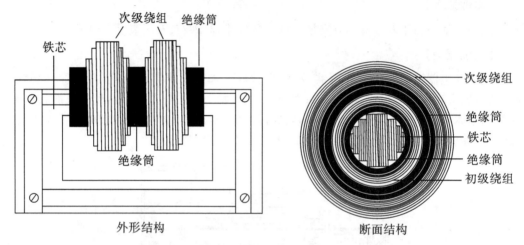

次级绕组 绝缘筒

铁芯

绝缘筒

次级绝组

绝缘筒

铁芯

绝缘筒

初级绕组

外形结构   断面结构

图2-5 高压变压器结构

现代诊断X射线机的高压变压器广泛采用"C"字形卷绕铁芯,它是用带状冷轧硅钢片经过卷绕、成形、退火、浸渍等多种工序加工而成。装配时将绕好的初级绕组、次级绕组套在铁芯上用夹板夹紧即可。这种"C"字形铁芯,由于卷绕紧密、间隙小、接缝少,因而减少了漏磁和磁化电流,提高了导磁率,与相同容量的其他形状铁芯相比,具有重量轻、体积小等特点。

2. **初级绕组** 匝数较少,一般为数百匝;所加的电压不高,一般在500 V以下,但瞬间通过的电流很大,对线圈层间绝缘强度的要求不十分严格,一般采用厚度为0.12 mm的电缆纸或多层0.02 mm的电容器纸作为绝缘介质。初级导线多用线径较粗的纱包或玻璃丝包扁铜线,将线圈分若干层绕在绝缘纸筒上。有的高压变压器将初级绕组绕成两个,同相串联或并联后使用。初级绕组的直流电阻很小,一般在1 Ω以下。

3. **次级绕组** 电流小,线径细,多采用油性或高强度漆包线绕制,总匝数在数万到数十万匝之间,输出电压很高,所以,次级一般分两组绕制,如图2-6所示,每个绕组呈阶梯状绕成数十层,层间用绝缘纸(常选用电容器纸)间隔,且每层边缘留有6~10 mm的宽度,以提高层间的绝缘强度。两个次级绕组串联,套在初级绕组外面。初级、次级绕组之间必须有良好的绝缘。

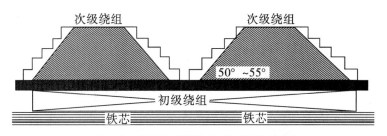

图 2-6　高压变压器初级、次级绕组断面

(二)灯丝变压器

灯丝变压器由铁芯、初级绕组和次级绕组构成,如图 2-7 所示。

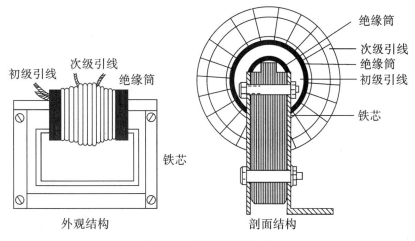

图 2-7　灯丝变压器结构

1. 铁芯　一般用 0.35 mm 涂漆硅钢片以交错叠片的方法制成"口"字形或"C"字形,有的铁芯还将有绕组的一臂叠成阶梯形。

2. 初级绕组　初级绕组电流小,线径细,一般用线径为 0.19 ~ 0.93 mm 的漆包线,分数层绕在用黄蜡绸或绝缘纸包好的阶梯形臂上,层间用绝缘纸绝缘,总匝数为 1 000 匝左右。初级绕组可直接绕在经绝缘后的铁芯上,或绕在绝缘筒上再套在铁芯外面。

3. 次级绕组　次级绕组电流大,线径粗,多用直径为 2 mm 左右的纱包或玻璃丝包圆铜线,分几层绕制,总匝数多为数十匝。初级、次级绕组之间用绝缘强度较高的绝缘筒作绝缘材料。

(三)高压整流器

1. 高压真空整流管　高压真空整流管属真空玻璃器件,易碎,体积大,寿命短,且需专用灯丝加热变压器提供灯丝加热电压,电路复杂,目前已被半导体整流器取代。但在基层医院,某些使用高压真空整流管的早期 X 射线机仍在服役。早期国产高压真空整流管 E1-0.025/140 型和 E2-2-0.25/125 型两种型号的外观结构如图 2-8 所示。

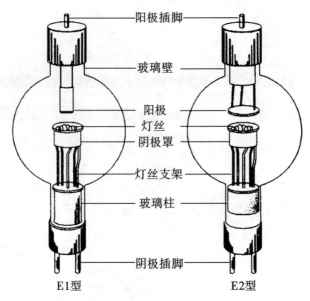

图 2-8　高压真空整流管结构

2. 整流器　导体整流器种类很多,有氧化铜整流器、硒整流器、硅整流器和锗整流器等。目前应用最广泛的是高压硅整流器,又称为高压硅堆。它具有体积小、机械强度高、绝缘性能好、寿命长、性能稳定、正向电压降小和使用时无须灯丝加热等优点,从而简化了电路结构,缩小了高压变压器的体积。

高压硅堆结构如图 2-9 所示,它是用单晶体硅做成的多个二极管(PN 结)用银丝逐个串联而成,接线从两端引出,外壳用环氧树脂封装,硅堆的两端设置有引出线的接线端口,端口的方式有多种,以便根据需要装配不同形式的插脚。

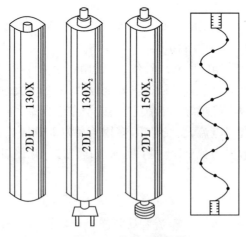

图 2-9　高压硅堆结构

【实训方法及步骤】

按高压发生器台数和学生人数进行分组,确保都能观察两种不同类型的高压发生器的内部结构。其步骤如下。

1. 将高压初级(V_1、V_2 或 P_1、P_2)连接线拆下。

2. 认识高压发生器箱顶盖上各种字母的含义,放电针、放电管的位置,高压电缆插座及其标志等。

3. 松开高压发生器四周的固定螺栓,将高压部件垂直抬出箱体,转动一角度,将固定架固定在箱体上。

4. 识别高压发生器内的各高压部件名称及布局位置。

5. 对照电路图,找出各高压元件的电路走向。

6. 根据实验图分析如下工作回路(将高压发生器装置的元件联系在一起)。

(1)透视或摄影时,高压次级与管电流测量工作回路。

(2)X 射线管灯丝变压器初级、次级工作回路。

7. 对照实验图在高压发生器内分析步骤6的工作回路。

8. 开机测量有关数据,记录并进行比较。

(1)高压变压器初级端电压。

(2)X 射线管灯丝变压器初级、次级端电压。

9. 将电路或元件恢复原状,封闭高压发生器。

【结果与讨论】

1. 记录实训过程,书写实训报告。

2. 讨论

(1)叙述高压部件各符号标记的意义。

(2)绘制高压发生器箱内各元件的布局图。

(3)若高压真空整流管(或高压硅堆)插脚断 1 只,摄影时会出现什么故障现象?

实训四　接触器与继电器的工作实训

【实训目标】

1. 掌握继电器与接触器的组成结构。

2. 掌握继电器与接触器的工作原理。

3. 掌握继电器与接触器的作用与用途。

4. 了解继电器与接触器的常见类型。

【知识目标】

理论与实践相结合,掌握继电器与接触器的组成结构、工作原理、作用与用途,了解继电器与接触器的常见类型。

【能力目标】

概述接触器与继电器的组成结构、工作原理,完成接触器与继电器的通电实验。

【素质目标】

培养学生良好的职业道德、科学思维能力、严谨认真的工作作风、良好的团队协作精神。

【实训器材】

交流接触器、交流继电器、直流继电器等不同形状和不同类型的接触器和继电器,交流电源、直流电源,导线,开关,万用表等。

【实训原理】

接触器和继电器是各种类型的 X 射线机常用控制元件,用于直接接通或切断电路。接触器和继电器的工作原理基本相同,都是利用线圈通电产生电磁吸力来带动触点闭合或断开,控制电路的工作状态。其主要区别:接触器一般工作在大功率电路中,触点通过的电流大,并设有灭弧装置;继电器工作在小功率电路中,触点数目多,流过触点的电流小,不需要灭弧装置。

(一)接触器

接触器有交流接触器和直流接触器两种,X 射线机多选用交流接触器。

交流接触器结构如图 2-10 所示,主要由电磁铁、触点和灭弧装置 3 部分组成。当线圈中通以交流电时,电磁感应使铁芯磁化产生磁场吸力,固定的下铁芯吸引上铁芯,动触点随着上铁芯的吸合,使触点闭合而接通电路。当线圈断电时,上铁芯在复位弹簧的作用下被释放,触点断开。

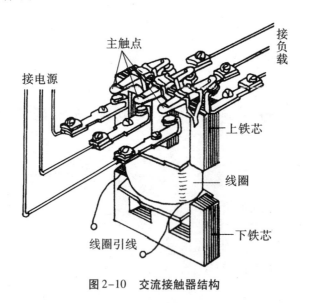

图 2-10　交流接触器结构

1.电磁铁　电磁铁由铁芯、线圈和衔铁 3 部分组成。电磁铁的外形主要取决于铁芯的形状,有山形式、螺管甲壳式、拍合式、旋转式等,如图2-11所示。X射线机上用的铁芯形状多为山形式。交流接触器的铁芯采用硅钢片叠制而成,以限制交变磁场在铁芯中产生涡流而发热。

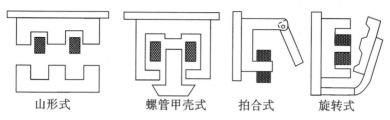

山形式　　　　螺管甲壳式　　拍合式　　旋转式

图2-11 接触器铁芯和衔铁形状

2.触点　按照结构不同触点可分为指式触点和桥式触点两种。在电压与通过触点的电流相同的条件下,桥式触点的断弧能力比指式触点要强。

按照触点动作特点可分为常开触点和常闭触点两种。当接触器线圈不得电时处于断开状态,当线圈得电、衔铁吸合时闭合的触点叫常开触点。反之,当线圈不得电时处于闭合状态,当线圈得电、衔铁吸合时断开的触点叫常闭触点。

3.灭弧装置　由于接触器是用于大电流、大功率电路,触点在接通或断开的瞬间,触点间的气体在电场作用下可出现放电现象,形成很大的电弧。电弧的温度很高,容易烧坏触点和使电路的断开时间延长。为此,主触点额定电流在20 A以上的交流接触器都设置有灭弧装置,一般常用灭弧栅式。

(二)继电器

继电器是在控制装置中用来传递、转换信号的主要控制元件。它根据电流、电压、温度、磁力等某一物理量的变化,自动接通或断开触点,进而接通或断开被控电路。根据不同的用途,继电器可分为电磁式继电器、中间继电器、时间继电器、热继电器和干簧管式继电器等,但其电磁工作原理基本相同。

(1)电磁式继电器　电磁式继电器的工作原理与接触器相同,但其触点电流较小,通常在5 A以下,因此不设置灭弧装置。

(2)中间继电器　中间继电器属于电磁式继电器的一种,其特点是结构尺寸小、触点多,以实现多路控制,即用一路输入信号去控制多路输出信号。

(3)时间继电器　时间继电器是当线圈通电或失电后,其触点延时一定时间后才动作的继电器,又称为延时继电器,分为通电延时和断电延时两种。在X射线机中主要用于控制电路、旋转阳极电路及电动诊视床电路等。

(4)高灵敏度继电器　高灵敏度继电器一般为直流继电器,其线圈导线细、匝数多、电阻大,一般用于电子管屏极电路或晶体管集电极电路中,在其线圈中通以数毫安到十数毫安的电流即工作,故称高灵敏继电器。

(5)极化继电器　极化继电器的结构与动作原理均不同于普通电磁式继电器。结构上具有两个以上的独立线圈绕在同一铁芯上,有一个动触点、两个静触点,区别于其他继电器的突出特点是附加有一块永久磁铁。

(6) 干簧继电器　干簧继电器简称干簧管,是一种动作速度快、工作稳定、寿命长、体积小的继电器。它广泛应用在自动控制与遥控技术等方面,如 XG-500 型 X 射线机中的冷压保护继电器,在西南厂产的 X 射线机中常作滤线器振动控制的行程开关使用。

【实训方法及步骤】

1. 观察不同类型继电器结构,尤其是交流接触器,掌握其结构组成及名称。

2. 进行通电试验。

3. 把不同继电器分别接入由开关控制的相应电源。

4. 观察接触器或继电器的工作情况及接点通断状况。

5. 了解继电器的工作原理及交流继电器分磁环的作用。

6. 用万用表电阻挡对接点的通断状况进行测量。

7. 测量不同型号的接触器、继电器的直流电阻值。

8. 判断不同型号的接触器、继电器好坏。

【结果与讨论】

1. 记录实训过程,书写实训报告。

2. 讨论

(1) 接触器与继电器构造、原理及用途。

(2) 接触器与继电器有何不同?

实训五　常用控制开关的结构

【实训目标】

1. 掌握不同类型开关的组成结构。

2. 掌握不同类型开关的通断情况。

3. 掌握不同类型开关的用途。

【知识目标】

理论与实践相结合,掌握各种不同类型开关的结构组成、通断情况及用途。

【能力目标】

识别 X 射线机常用控制开关。

【素质目标】

培养学生良好的职业道德、动手实践能力、科学思维能力、团队协作精神、观察问题并分析问题的能力。

【实训器材】

各种不同类型、不同用途、不同结构的开关,万用表等。

【实训原理】

X射线机电路需要有不同形式、类别、结构的开关来接通和切断电路,因此开关的种类较多,下面简单介绍几种常用的X射线机开关。

(一)按钮开关

按钮开关分为动合按钮、动断按钮和组合按钮,在X射线机中习惯称为通按钮、断按钮和通断按钮。按钮开关的结构如图2-12所示,外壳由压塑性材料制成,壳内装有一对或数对接点,可动组件由按钮帽、铜制接触桥及复位弹簧等组成。

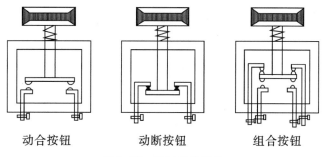

图 2-12 按钮开关结构

动合按钮的接点处于常开状态,当按下按钮时,固定于组件上的接触桥将两接点闭合,使被控电路接通。松手后,组件在复位弹簧的作用下复位,接点断开,电路被切断。动断按钮的接点处于常闭状态,按钮未按下前,接点闭合接通电路。当按下按钮时,接点断开,电路被切断。松手后,组件依靠复位弹簧的作用复位,将接点重新闭合,被控电路重新接通。组合按钮的接点同时具有常开接点和常闭接点,又称为复合按钮。其接点对数不等,有一对常开一对常闭的,也有两对常开两对常闭的,多者有六对常开和六对常闭的,或更多,如LA-66×2型按钮。组合按钮既可作动合按钮用,也可作动断按钮用,可同时接通和切断多条电路。

按钮开关主要用于交流及直流接触器、继电器和其他电气线路的控制。在X射线机中多用于中型以上的机器,作电源的通断、电动诊视床的直立与水平运转和透视荧光屏架上的点片装置移动等。

(二)手开关

手开关又称为手闸,常用于摄影曝光的控制。其结构如图2-13所示,外壳用硬质塑料或橡胶压铸而成,内有一对常开接点。当按下按钮帽时接点接通,电路闭合;松开按钮接点断开,切断电路。有的手开关内有两对常开接点,分为两挡,用于控制两个电路。当按下第一挡时X射线机摄影准备电路接通,按下第二挡时X射线机高压电路接通,产生X射线;松开手开关,切断上述电路。

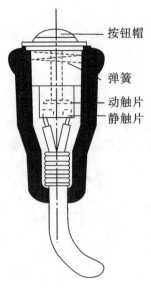

图 2-13   手开关结构

按钮帽

弹簧

动触片

静触片

（三）脚开关

脚开关习惯上称为脚闸,主要用于 X 射线透视时操作方便而设计的脚踏开关,以控制 X 射线的发生和停止。脚开关的结构如图 2-14 所示,外壳多用铁、铝合金和硬质塑料制成,壳内装有一对常开接点,当脚踏外壳时接点被压合,接通电路。松开脚不踏动时,由于壳内弹簧或簧片的支撑,接点断开,切断电路。

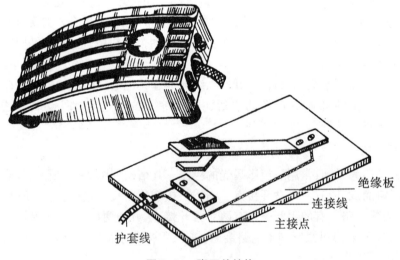

绝缘板

连接线

主接点

护套线

图 2-14   脚开关结构

（四）微动开关

微动开关由推杆、弓形片状弹簧、接点和复位弹簧等组成,如图 2-15 所示。动作原理是当按动推杆时,通过两个弓形片状弹簧将作用力传到接点的接触桥上,推杆上的凹形刀口通过接触桥平面的瞬间,接触桥就跳动,从而使常闭接点打开,常开接点闭合。开关的快速动作是靠弓形片状弹簧的作用来完成的,开关的复位由复位弹簧来完成。

微动开关在 X 射线机中多用来限位或定位,如电动遮光器的限位、电动诊视床各种角度和床面升降的限位、点片摄影装置的定位等。

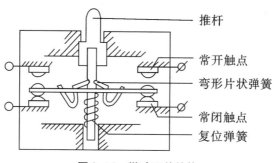

图 2-15 微动开关结构

(五)转换开关与刷形开关

转换开关和刷形开关的形式较多,但其基本结构和工作原理相同,如图 2-16 为转换开关外观结构,图 2-17 为刷形开关内部结构。在内部结构上有数个静接触片固定在绝缘板上,有一个"刀"形或"刷"形动接触片固定在另一绝缘板上套在转轴上。当旋动转轴时,"刀"形或"刷"形动接触片分别与各静接触片接触或脱离,从而达到接通或切断电路的目的。

在 X 射线摄影时,毫安选择和摄影选择多用转换开关或刷形开关。

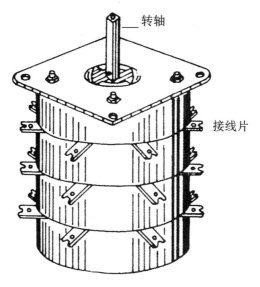

图 2-16 转换开关外观结构

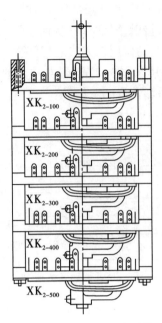

图 2-17 刷形开关内部结构

(六) 琴键开关

琴键式开关广泛应用于各种医疗器械中,在工频 X 射线机中常用于开关机控制、管电流选择、检查方式选择。常用的琴键开关有单键式和多键互锁式,如图 2-18 所示。

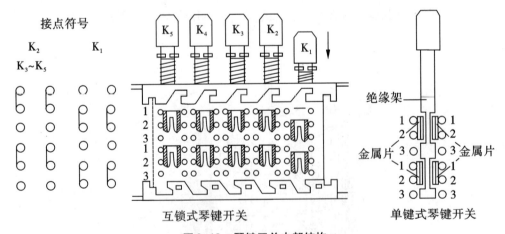

图 2-18 琴键开关内部结构

【实训方法及步骤】

1. 展示各种常用控制开关。

2. 用万用表测量各开关的通断情况。

3. 对照控制台,认识各种开关元件及其应用。

【结果与讨论】

1. 记录实训过程,书写实训报告。

2. 讨论

(1)常用控制开关的结构用途及功能。

(2)常用控制开关的好坏判断。

实训六 影像增强器电视系统操作实训

【实训目标】

1. 掌握电视系统的操作方法。

2. 理解电视系统相对于传统影像透视装置的优点。

【知识目标】

掌握电视系统的组成及特点。

【能力目标】

1. 熟悉增强器的构造及增强原理。

2. 熟悉电视透视系统的操作。

【素质目标】

掌握影像设备的操作、维护、一般故障的分析判断等专业技能,为以后的工作奠定基础,使学生具备医学影像设备的专业理论知识和必要的操作技能。并通过实训,使学生具备严谨的治学态度,树立安全防护意识。

【实训器材】

东芝 800 mA 胃肠 X 射线机。

【实训原理】

X-TV 是 X 射线电视系统的简称,X-TV 式透视具有下列优点:①图像亮度高,可实现明室透视;②医师和患者的受照剂量小;③图像清晰,荧光屏式透视看不清的病灶在 X-TV 显示器上可清楚地显示出来,有利于病变的早期发现;④图像可远距离传送,并可录像保存;⑤通过 X-TV 获得的视频信号经过 A/D 转换、计算机处理后,可获得数字图像。

X-TV 的基本构成和工作原理:穿过人体的透射 X 射线(X 射线图像)照射到影像增强器的输入屏上,获得亮度较弱的荧光影像,再经影像增强器增强后在输出屏上获得一个尺寸缩小的、亮度比输入屏上的亮度强 $10^3 \sim 10^4$ 倍的荧光影像。输出屏上的荧光影像经光学系统传输和校正后,被摄像管摄取,从摄像管输出的视频电流信号经预放器放大、控制器进行图像信号控制、处理和放大后获得全电视信号,输送到监视器,在监视器荧光屏上显示 X 射线透视图像。

影像增强管是影像增强器的核心组件,从外形看,影像增强管是一个大型玻璃管,表面涂有黑色敷物作为光封闭层,管内保持高度真空。其工作过程:X射线带有的信息在影像增强器的输入屏上形成荧光图像(可见光图像),紧贴输入屏内侧的光电阴极各点按荧光的强弱程度产生数量对应不同的光电子(光电效应),形成电子图像。光电子束被阳极正电位吸引,高速飞向阳极,在聚焦电极作用下于输出屏前方形成缩小了的电子图像(倒像),其电子束射到输出荧光屏上,在电子发光作用下,形成了荧光图像,但其亮度却比输入屏荧光图像增加了成千上万倍。

【实训方法及步骤】

1.接通电源,开机,观察机器仪表及屏幕,等待自检完成使机器运转正常。

2.阅读申请单,核对患者信息,明确检查内容,选择检查方式。

(1)透视　选择透视球管,移动操作手柄使球管在所需检查位置,踩下脚闸,同时需转换体位,可通过麦克风进行指挥。

(2)点片　移动球管到病变位置,松开脚闸,选择点片条件,按下手闸第一挡,旋转阳极启动,按下第二挡,松开手闸,曝光结束。

3.检查结束,进行下一个患者的检查或关机。

【结果与讨论】

试述影像增强管的结构和各部分的作用。

实训七　认识 X 射线机机械辅助装置

【实训目标】

1.认识X射线机的机械辅助装置,熟知其外观构造及各部分名称。

2.掌握X射线机机械辅助装置的功能作用。

3.会操作X射线机的机械辅助装置。

【知识目标】

认识X射线机的机械辅助装置,熟知其外观构造及各部分名称,掌握X射线机机械辅助装置的功能作用。

【能力目标】

能够熟练操作X射线机的机械辅助装置。

【素质目标】

掌握影像设备的操作、维护、一般故障的分析判断等专业技能,为以后的工作奠定基础,使学生具备医学影像设备的专业理论知识和必要的操作技能。并通过实训,使学生具备严谨的治学态度,树立安全防护意识。

【实训器材】

X 射线机装置。

【实训原理】

X 射线产生装置为 X 射线的发生提供了条件。要方便、灵活地利用 X 射线对人体进行检查,还必须借助机械辅助装置。机械辅助装置是 X 射线机的一种外围装置,它包括管头支持装置、摄影床、诊视床、滤线器、锁止器、遮线器等。

（一）管头支持装置

管头支持装置是 X 射线管头支持装置的简称,又称为管头支架。其作用是把 X 射线管头固定在摄影所需的位置和角度上,使 X 射线管以一定的距离和角度进行摄影,并保证摄影时 X 射线管头处于稳定状态。

在 X 射线摄影中,为尽量减少移动患者,要求 X 射线管头能做上下、左右和前后三维移动,并能绕 X 射线管长轴和短轴转动。也就是说,要求 X 射线管头有较大的移动范围和灵活的转动功能,这些功能主要由管头支持装置来完成。

管头支持装置有落地式、附着式、悬吊式、C 形臂式等结构形式。

1.落地式　这类管头支架的总重量最终由底座传到地面上,所以结构和安装都比较简单。

（1）结构　落地式 X 射线管头支架由立柱、移动轨道、横臂及其滑架和管头固定夹等组成。立柱是主体,为方形,钢板结构,顶端设滑轮。横臂、滑架和 X 射线管头的重量平衡砣设在立柱体内,钢丝绳经滑轮联系平衡砣和滑架。

横臂由滑架与立柱相连。横臂本身能伸缩,伸缩范围一般在±12 cm,电磁锁止器固定。考虑到现在多用浮动台面滤线器摄影床,有的立柱省去了横臂伸缩功能。

横臂能绕立柱转动。一种方式是在升降滑架上靠横臂的摆动实现的,其范围可达±90°;另一种形式是立柱整体带动横臂一起转动,其范围可达±180°。

各种立柱的 X 射线管头绕自身长轴转动,是在管头固定夹中进行,由旋钮固定。用作转动角度指示的刻度和指针分别装在管套和固定夹上。横臂绕立柱的转动都采用分挡嵌入定位。这两种动作在日常工作中都较少使用。

（2）分类　这类支架因支持它的轨道形式不同,有以下两种形式（图 2-19）。

1）双地轨式　这种支架支持其稳定和移动的两条轨道都是地轨。两条轨道相隔一定距离,平行固定在地面上,或做成相联系的一个整体。其优点是对机房高度无特殊要求,安装时都在地面上,工作容易进行。缺点是地面轨道较多,显得不整洁。

2）天地轨式　支架由一条地轨和一条天轨支持。支架由立柱和延长杆两部分组成,以在一定范围内适应不同高度的房间。这种形式地面上只有一条轨道,较为整洁。天轨不承重,只起支持作用,安装不太复杂,是目前大都采用的轨道形式。

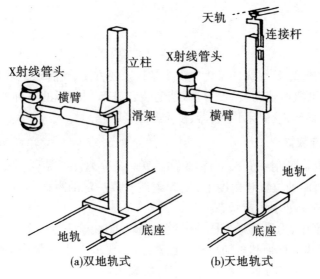

图 2-19　落地式

2.附着式　这种管头支持装置的主要结构特点是立柱由轨道或转轴附着在滤线器摄影床体上,较落地式更为紧凑,安装维修也方便。它包括轨道附着式和转轴附着式两种结构形式,如图 2-20 所示。

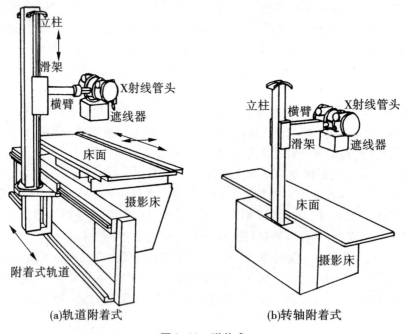

图 2-20　附着式

(1)轨道附着式　用于支持立柱的轨道附着在摄影床的侧面上,虽然立柱活动范围较小,但它具备落地式立柱的各种功能,能完成日常摄影的绝大部分工作。

(2)转轴附着式 这种附着式立柱没有轨道,立柱由转轴固定在摄影床侧面。立柱可做一定角度的倾斜。横臂不伸缩,也不能绕立柱转动,仅可绕自身长轴转动±90°以上。这一动作可使管头进行倾斜角度摄影或与一定距离上的胸像架组合进行胸部摄影。X射线管头在原始位置时,中心线正对滤线器中心,虽然通用性较差,但进行头颅、躯干的滤线器摄影时操作方便。

3.悬吊式 悬吊式管头支持装置常用于大型固定式X射线机中。主要组件有天轨、横轨(滑车架)、滑车、伸缩架和管头横臂等(图2-21)。滑车由框架和滚轮组成,伸缩架由伸缩筒及其升降传动平衡装置或电机驱动装置组成。天轨固定在机房顶部,承担着全部重量。横轨可携带滑车在天轨上移动(纵向),范围为2~3 m或更长。滑车装在横轨上,伸缩架装在滑车上,组成一个整体。滑车能沿横轨移动(横向),其范围一般为1~2 m。伸缩架能上下升降(竖向),范围为1.5 m左右。横臂设在伸缩架下端,其一端设X射线管头固定夹,另一端设控制盒和把手。横臂可绕伸缩架轴心转动,分档嵌入固定,沿X射线管长轴向的倾斜角度可达±90°以上。X射线管头的三维运动都采用电磁锁止方式,各电磁锁止控制按钮集中设在控制盒上。

伸缩架的重力平衡靠弹簧箱弹力,弹簧箱有簧片式和螺旋弹簧两种,一般有4~6节。上推X射线管头时,各节缩入一定尺寸,到顶时全部缩入等于外框长度;下拉X射线管头时,同时以不同速度伸长,由钢丝绳的内在联系决定每节的伸缩速度。如图2-21(b)所示。整个伸缩行程都应在弹簧的重力平衡范围内。调节弹簧箱的张力,可以调整伸缩架的平衡重量范围。

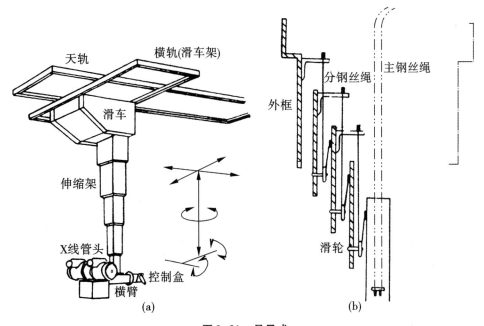

(a) (b)

图2-21 悬吊式

悬吊式支持装置的结构特点:能充分利用机房上部空间,减少地面设备,使机房整洁宽敞,方便工作人员的操作。并且,X射线管头能在较大范围内做纵横、上下移动,X射线中心线覆盖面积大,有较大的灵活性,能满足各种位置和方向的X射线检查需要。

4.C形臂式　该支持装置出现于20世纪60年代,是为了适应各种不同的X射线特殊检查而设计,其名称因形状而来。C形臂的一端装X射线管头和遮线器,另一端装X射线图像转换和记录系统,如X射线影像增强器、电视摄像机、点片照相机和电影摄影机等。C形臂可以和悬吊式的装置结合,组成悬吊式C形臂支持装置;也可以与专用底座结合,组成落地式C形臂支持装置,如图2-22所示。

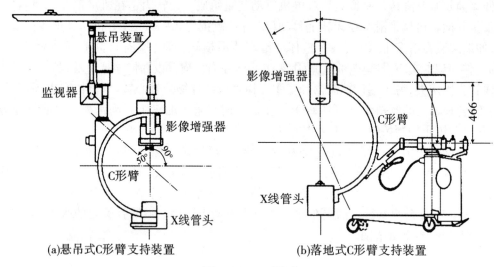

(a)悬吊式C形臂支持装置　　　　(b)落地式C形臂支持装置

图2-22　C形臂式

由于C形臂结构紧凑,占据空间少,并能沿槽移动和绕水平轴转动,活动范围大且灵活,因而特别适用于心血管系统的X射线检查。其最大优点是检查时不必移动患者。近年来,小型移动式X射线机装配C形臂后,特别适合床边X射线检查和手术室使用。

(二)锁止器

在X射线检查应用过程中,操作者可灵活地操作X射线管头完成各种运动,当胶片距、投照方位和角度确定后使其临时固定,以保证在X射线曝光过程中管头不移位、不颤动。完成对X射线管头及其支持装置进行临时固定的装置称为锁止器。常用的锁止器按其结构不同,可分为旋钮式、弹力式和电磁式3种,电磁式使用最广泛。

1.旋钮式　旋钮式是一种最简单的锁止器,常用于小型X射线机的各种锁止。中型X射线机多用于摄影时X射线管头角度的固定。其固定方法是顺时针旋动旋钮,使其顶紧对面的非活动部件,双方固定而不能产生相对运动。逆时针旋动可旋松而使其恢复活动。

2.电磁式　其结构如图2-23所示。电磁铁通电后产生磁力,克服支持簧片的弹力,与对面的金属部件(吸着轨道)吸合,使双方不能产生相对运动而锁止。断电后,铁芯失磁,在支架簧片弹力作用下缩回,锁止解除。电磁锁止器使用直流供电,一般由控制盒集中控制,其电路原理如图2-24所示。隔离变压器B提供交流电源,通过整流桥ZL整流,电容C滤波,之后输出直流电源,DT_1、DT_2、DT_3为电磁锁止器中电磁铁的线圈,其得电、失电由开关K_1、K_2控制。采用电磁式锁止器的装置,在机器断电后可能会发生自行滑动现象,使用中应特别注意。

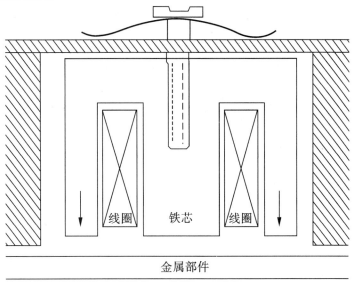

图2-23 电磁锁止器

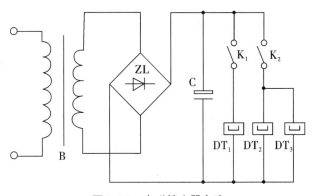

图2-24 电磁锁止器电路

3. 控制盒 采用电磁锁止器的外围装置,各运动方向的锁止控制开关可集中到一起,组成一个控制盒。例如,控制管头运动的控制盒,使管头的运动控制十分方便。该控制盒同时具有X射线管头沿X射线管长轴方向倾斜角度指示、X射线中心线的指示等功能。图2-25是一种控制盒的面板。

在上述控制盒的操作中应注意:转动X射线管头或移动立柱和横臂时,应首先解锁,到位后锁止固定,切勿在锁止状态下转动或移动任何机件。移动立柱和横臂时,用力要均衡,轻移轻停,防止产生撞击而损坏机件。要特别注意地轨两端的防脱块是否牢固,以防意外事故。

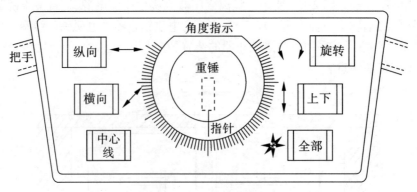

图2-25　一种控制盒的面板

(三)滤线器

自X射线管发出的X射线(原发射线)透过人体时,一部分因与人体组织发生康普顿效应等,使其传播方向改变而形成散射线。散射线作用于胶片,使胶片产生灰雾,图像模糊,从而降低图像质量。滤线器能有效滤除散射线,其主要组件是滤线栅。

1.滤线栅的构造和规格　滤线栅又称为滤线栅板或滤线板,按结构特点分为聚焦栅、平行栅和交叉栅。平行栅又称为线形栅,铅条纵轴排列且相互平行。交叉栅由两个栅焦距相等的平行栅交叉而成。目前,应用最多的是聚焦栅,下面介绍聚焦栅的结构。

(1)结构　滤线栅的结构如图2-26所示,滤线栅外观为一厚4~8 mm的平板,内部有极薄的铅条和纸条、木条或铝片交替向焦排列,上下再用薄铝板封装而成。滤线栅中心两侧的铅条向中心倾斜一定的角度,将所有铅条平面沿倾斜方向延长,会聚成一条线,称为会聚线。滤线栅平面中心垂直线与会聚线的相交点,称为滤线栅的焦点。滤线栅聚焦的一面为正面,或称为聚焦面,另一面称为背焦面。聚焦面印有文字或图形标记,如"—⊙—",圆点或圆圈表示中心,横线标记铅条的方向,有的也用X射线管标记。

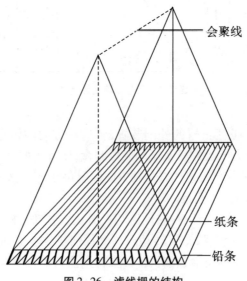

图2-26　滤线栅的结构

（2）规格　滤线栅的规格主要有焦距（F_0）、栅比（R）和栅密度（N）。

1）焦距　又称为半径，即焦点 F 到滤线栅中心的垂直距离。常用滤线栅的栅焦距有 80 cm、90 cm、100 cm、120 cm、150 cm 等。

2）栅比　即铅条高度与相邻铅条间隙之比，$R=H/A$。如图 2-27 所示。栅比越大，滤除散射线的效果越好，但对原发 X 射线的吸收量也随之增加，故应根据管电压的高低选择合适栅比的滤线栅。一般摄影选用栅比为 5～8 的滤线栅，高千伏摄影多选用栅比为 10～12 的滤线栅。

3）栅密度　即每厘米宽度范围内所排列铅条的数目，$N=1/B$，单位：线/厘米（L/cm）。栅比相同时，栅密度值大的吸收散射线能力强。一般摄影用活动滤线栅的密度为 20～30 L/cm，固定滤线栅的密度为 40 L/cm 以上。

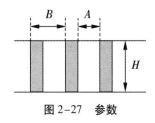

图 2-27　参数

2．滤线栅的切割效应　所谓切割效应，即滤线栅铅条对原发 X 射线的吸收作用。其产生原因：滤线栅反放；横向倾斜或偏离栅焦距；焦片距超出允许范围等。

3．滤线栅的使用注意事项

（1）滤线栅应置于人体与片盒之间，聚焦面朝向 X 射线入射方向。

（2）X 射线焦点应置于滤线栅铅条的会聚线上，X 射线的中心线只能沿铅条方向倾斜，不能横向倾斜，也不能横向偏离滤线栅的中心线。这样，X 射线辐射方向与铅条方向一致，原发 X 射线最大可能地透过滤线栅，散乱射线的方向是随机的，很少与铅条方向一致，所以绝大部分被铅条吸收。

（3）摄影时，应根据滤线栅的焦距来确定焦片距，其改变不应大于或小于焦距的 25%。对于活动式滤线器，滤线栅的运动时间应至少长于曝光时间的 1/5。

（4）由于滤线栅会吸收部分原发 X 射线，故滤线器摄影时要适当增加曝光条件。

4．滤线器的种类和构造　滤线器分为固定式滤线器和活动式滤线器两类。

（1）固定式滤线器　上述滤线栅可以直接用于 X 射线摄影，使用时，将其置于患者和片盒之间，达到吸收散射线的目的。因此，滤线栅稍经特殊加工，可制成滤线栅板，即固定式滤线器。它使用方便，但栅密度较小时，易产生铅条阴影。

（2）活动式滤线器　即滤线栅在曝光前的瞬间开始运动，至曝光结束后停止。运动方向与铅条排列方向垂直，这样，既能吸收散射线，又不易形成铅条阴影。活动式滤线器由滤线栅、驱动机构、暗盒托盘和框架组成。所用滤线栅的面积较大，以满足最大尺寸的胶片横放或竖放使用。托盘用于夹持片盒，使之定位于滤线器中心。驱动机构可驱动滤线栅按一定方式运动，并与曝光时间协调，运动时间要长于曝光时间。

目前常用的活动式滤线器有电机式和减幅振动式（图 2-28）。

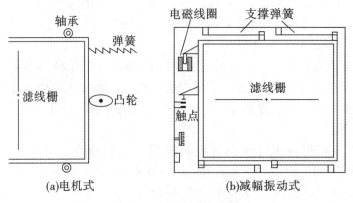

图 2-28 活动式滤线器

1)电机式 其滤线栅由电机驱动,常见的是凸轮电机式。滤线栅由弹簧牵引,并由小型电机带动的桃形凸轮驱动。摄影时,电机在曝光前得电转动,带动凸轮旋转。凸轮通过触碰滤线栅,使之往复运动,其速度均匀稳定。

2)减幅振动式 滤线栅由数片支撑弹簧支撑为悬浮状态。当滤线栅受外力驱动后,在支撑弹簧的作用下往复做减幅振动,直至最后停止。目前,应用较多的是储能-释放式减幅振动滤线器。

储能-释放式在曝光前使滤线栅在电磁或人力作用下移向一侧,进入储能阶段;发出曝光指令后,滤线栅被释放而开始往复振动,并在振动开始时接通曝光电路。根据储能阶段的不同,又分普通储能式、提前储能式、触动式等。提前储能式是把滤线栅移向一侧的时间提前到开机时或曝光前准备过程中;触动式,即吸动滤线栅的电磁铁仅在曝光前的一瞬间得电吸动滤线栅,并随即释放,从而开始曝光。

(四)遮线器

遮线器又称为缩光器,安装在 X 射线管管套的窗口部位,用来控制 X 射线照射野的大小,遮去不必要的 X 射线,使患者接收的 X 射线照射剂量减到最小。摄影用遮线器内部还设有光源和反射镜,模拟 X 射线管焦点的位置,指示照射野和中心线。

1.遮线器的种类和应用 遮线器根据其结构形式有各种类型,遮线效果和应用也有所不同。

(1)遮线板 这是在 X 射线管管套窗口附加的一块铅板,铅板中央有一个适当大小的方形或圆形口,铅板开口中心对应 X 射线中心线安装。一般备有多块开有不同孔径的遮线板,在各板上标明特定距离上的照射野大小,以便选用。

(2)遮线筒 它由铁板制成圆柱形或圆锥形或方锥形,内壁附有铅板。遮线筒的口径各异,口径不同,控制的照射野大小也不一样。摄影时可依据实际所需合理选用。

(3)活动遮线器 基本结构:两对能开闭的铅板,分两层垂直排列,每对铅板的开闭决定一个方向照射野的大小。调节两对铅板的开闭程度,就能改变照射野的大小和形状,同一层相对的两铅板总是以 X 射线中心线为轴对称开闭。这种遮线器效果更理想,操作较方便、灵活,可以在任意距离上满足对各种尺寸胶片的遮线要求。

（4）多层遮线器　多层遮线器是由几组遮线板组成的遮线器,同一方向的多对遮线板工作时同步活动,只是它们到焦点的距离不同,活动幅度也不同,下组遮线板活动幅度较大,上下两组遮线板具有共同的照射野。在两组遮线板之间加有吸收散射线的方筒,另外,遮线器的外壳也具有吸收散射线的作用。这种遮线器还设有软射线滤过板更换轨道,有上口插入式和下口插入式。插入一块薄的铜或铝滤过板,即可吸收软射线。另有一种转盘更换式,将几种常用的滤过板都镶嵌在一个圆盘上,安装在遮线器上口,使用哪一种滤过板,就将它转至窗口的下方。

（5）圆形照射野遮线器　这种遮线器仅在配有影像增强器的透视装置中使用,使照射野与影像增强器的圆形输入屏形状对应。结构有单片遮线板式和叶瓣式,后者可以电动控制,连续调节照射野的直径,多在心血管设备中使用。

2.活动遮线器的种类　活动遮线器有手动式和电动式两种,前者多用于摄影,后者多用于透视。两种遮线器的结构及工作原理基本相同,只是调整的动力驱动不同。图2-29是一种摄影用活动式遮线器示意图。

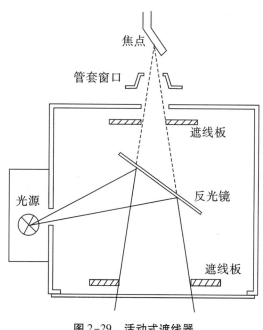

图 2-29　活动式遮线器

（1）手动式遮线器　直接用手通过机械传动开闭遮线器的遮线板,控制照射野的大小。操作方式有旋钮式和拨杆式两种。遮线器内部多设有照射野的指示灯,有的还装有中心线指示器。

（2）电动式遮线器　电动式遮线器的结构与手动式的基本相同,只是遮线板的移动动力是由小型电机提供的。控制电机的正、反转及动作时间,即可将照射野调整到适当大小。纵横两个方向的多叶遮线板的开闭,是由两个微型电机通过两套减速器和传动机构控制的,照射野将随之改变。电机的转动由手控开关和限位开关控制。有的电动式遮线器可随透视距离的改变自动调节,以保持照射野大小不变。在点片摄影时,自动转换成与所选胶片规格和分割方式相对应的照射野大小。心血管设备中的遮线器光栅还可以 X 射线中心线为轴顺时针或逆时针旋转,以达到更好的控制照射野的目的。

(3)照射野指示　摄影用遮线器用光源(灯泡)模拟 X 射线管焦点位置,灯光经反射镜进入 X 射线通道,经下组遮线板遮挡,模拟出 X 射线照射野的范围。现在光源部分大多采用自动闭灯装置,开启后到达预定时间自动闭灯。光源所用灯泡多在 100 W 左右,低压供电,现多用卤素灯泡。

(五)摄影床和立位摄影架

摄影床用于在摄影时安置被检者,摆放体位。摄影床一般由床架、床面组成,床面可沿床纵向方向移动,有些摄影床的床面可沿横向方向移动,靠手柄或电磁锁止器固定。摄影床的床面下方一般配置有活动滤线器,以用于滤线器摄影,因此,有时又称为滤线器摄影床。

立位摄影架主要用于胸部 X 射线摄影,故亦称胸片架。胸部摄影时受检者通常取站立位,胶片暗盒放置在胸片架的暗盒夹上。有的胸片架上配有长焦距、高栅比的固定或活动式滤线器,用于立位滤线器摄影。

(六)诊视床和点片摄影装置

1. 诊视床　诊视床是为满足普通透视和造影透视需要而设计的一种机械装置(图2-30)。诊视床一般与点片架搭配,这样的搭配不仅可以满足透视需要,还可以方便进行点片摄影。诊视床的种类较多,常见的有荧光屏式诊视床、遥控床、摇篮床等。

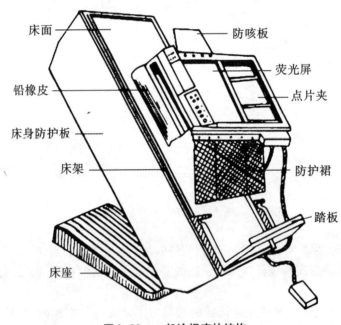

图 2-30　一般诊视床的结构

(1)荧光屏式诊视床　荧光屏式诊视床具有诊视床的一般结构和功能,它由床体、点片架、点片架平衡装置、动力系统等组成。点片架上装有荧光屏,所以点片架又称为荧光屏架。床体由底座、床身和床面组成。动力系统一般有两套:一套是床身回转动力系统,多用单相或三相电动机,经变速由蜗轮、蜗杆或齿轮组传动;另一套是床面移动动力系统,多用单相电动机,经变速由链条传动。

　　大多数诊视床一般具有如下功能。①床身立卧功能:床身能在+90°～-30°电动回转,并可停止在任意位置,以适应各种不同角度的透视观察和点片摄影的需要。床身回转是由驱动电机的正、反转,通过变速器带动链条拉动床面来完成。②床面移动功能:床面能电动伸出,水平位时一般向头侧可伸出 50～100 cm,向足侧可伸出 20～50 cm。③点片架移动功能:荧光屏架可手动上下、左右、前后移动。有电动锁止器控制其锁止固定到需要的位置。

　　(2)遥控床　它是将 X-TV 和诊视床合理组合,以实现全自动化透视(遥控操作)的新型诊视床。遥控床的床身起落、转动、床面伸缩、点片架的三维运动和锁止、压迫器动作、缩光器使用等,都采用电动控制,具有一般诊视床的各项功能,全部在控制台上遥控操作。遥控床多装配无暗盒式点片架,这样,在为大量患者检查的过程中,即使需要点片摄影,医生也不用频繁进入检查室,从而完全脱离 X 射线现场,改善了工作条件。遥控床分为床上 X 射线管式和床下 X 射线管式两种。

　　1)床下 X 射线管式　如图 2-31 所示。这种遥控床多由传统的诊视床改进而来,X射线管位于床下,点片架在床上,点片架上设有各种动作的操作钮,除遥控操作外,也可进行近台操作。这类遥控床由于点片架上的影像增强器和胶片等与患者的距离较近,所以图像放大率减小,有利于提高图像质量。另外,床下 X 射线管式遥控床也利于 X 射线的防护。但由于点片架距患者身体太近,活动易受到身体的影响,同时点片架多采用暗盒式。

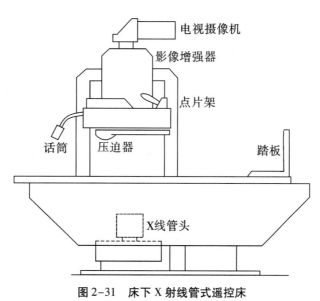

图 2-31　床下 X 射线管式遥控床

　　2)床上 X 射线管式　如图 2-32 所示。这种遥控床是把影像增强器设计在床面以下,点片架多改用无暗盒式。床面以上只有 X 射线管和一个机械压迫器,使整个诊视床的结构更加紧凑、合理。透视过程中患者转动身体不受点片架的妨碍。由于 X 射线管的位置与摄影床相同，X 射线管和床面间的距离也可以调整，有的调整距离甚至能达到 150 cm，所以能兼用作普通摄影。X 射线管的投照方向可以向患者足侧及头侧各倾斜 30°，更有利于病灶的观察。但是，这类遥控床不利于 X 射线的防护，床身较高，患者上下床也不方便。

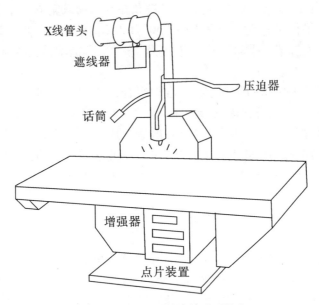

图 2-32　床上 X 射线管式遥控床

（3）摇篮床　如图 2-33 所示。这种摇篮床是一种功能全面、自动化程度更高的遥控床，其结构多采用固定底座和 C 形滑槽，实现了床身的垂直、水平和负角度回转。在 0°～90°时，回转速度每 16 s 达 90°，在 0°～−90°时每 32 s 达 90°。床面可绕其纵轴做 ±360° 旋转，在水平位置时，可向头侧伸出 50 cm，向足侧伸出 20 cm，横向可移动 25 cm。管头和影像增强器可绕患者转动 ±90°，对任意方向投照定位很方便。

摇篮床除具有遥控床的全部功能外，还具有以下优点：①患者被固定在凹形床面上，身体随床面可做 360° 甚至 720° 旋转，在患者身体不动的情况下，可方便地进行各种体位的透视和点片摄影，这也是摇篮床名称的由来；②在患者身体不转动的情况下，X 射线管和点片架可一起绕患者转动，方便对同一部位进行不同体位的观察。

2. 点片摄影装置　点片摄影又称为点片，亦称为适时摄影或胃肠摄影。它是供医生在透视检查过程中，对被检部位或病变进行点片摄影，以适时记录有诊断价值图像的检查方法。

根据点片架的结构，点片摄影装置可分为有暗盒式和无暗盒式两种。

（1）有暗盒式　这种装置的机械结构和荧光屏结合为一体。透视中需要点片摄影时，将送片拉杆向左拉动，带动点片摄影夹和暗盒向左侧的荧光屏前方移动，这时透视自动停止。点片架上下、左右、前后运动自动锁止。同时，X 射线管灯丝增温、旋转阳极启动为曝光做准备，当暗盒到达摄影位置时，操作曝光手闸曝光或自动曝光。曝光结束后要手动将送片拉杆送回原位,即最右端。

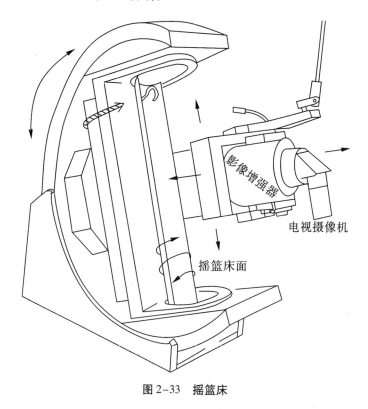

图 2-33 摇篮床

（2）无暗盒式　一般配合 X-TV 使用。此装置在胶片装卸、传送时,只对胶片本身操作,适合工作量较大的情况。图 2-34 是该装置中的送片系统。送片系统由储片盒、胶片传送机构、增感屏及其动作机构和收片盒等组成。

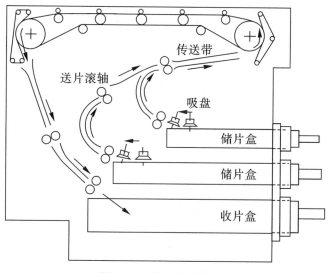

图 2-34 无暗盒送片系统

储片盒一般可一次装入多至 50 张同一规格的胶片。摄片时,吸盘从储片盒拾取 1 张胶片送入传片机构,将胶片传送到增感屏内,增感屏夹紧胶片后将胶片送到等待位置,点片摄影命令发出后,按预定分割方式将胶片传送至曝光位置,进行曝光。曝光后,增感屏打开,胶片退出。如分割曝光尚未结束,则胶片随增感屏退至等待位置,同时增感屏打开,胶片在增感屏内移动一下,将未曝光区移动到增感屏中间后增感屏夹紧,准备下一次曝光。如全片曝光完毕,则被传送到收片盒,然后对胶片进行暗室处理。

胶片在储片盒中无任何间隔地放在一起,如果空气湿度太大,可造成胶片相互粘贴,因此,要求机房内的空气相对湿度不大于 80%。胶片在传送过程中有较多的摩擦,如果空气干燥又会产生静电放电,为此有的设备设有防静电装置,并要求环境相对湿度不小于 40%。总之在使用中应严格掌握周围空气的相对湿度,必要时,使用去湿机或加湿机。

传片机构要求使用适当大小、形状和厚度的胶片,不符合规定时容易引起卡片。机器有胶片计数及取出和返回检测,一旦有胶片卡片,则不能再传送胶片,防止浪费更多的胶片。有的装置可同时装有两个不同尺寸的胶片暗盒,称双通道装置;有的在同一通道位置也可使用两种尺寸的胶片,但收片盒是共用的,可接受来自任何通道和不同尺寸储片盒送出的胶片。

【实训方法及步骤】

1. 对照课本知识,给学生讲解 X 射线机的辅助装置,指出实物供学生观看学习。
2. 规范使用 X 射线机辅助装置,并指导学生逐个进行操作、练习。

【结果与讨论】

1. 列举两种管头支持装置,说明各自有哪些特点?
2. 滤线栅主要有哪些规格? 使用时应注意哪些事项?
3. 常用的活动式滤线器有哪几种? 各有何特点?
4. 写出遮线器、摄影床、立位摄影架、诊视床的主要作用。
5. 诊视床一般应具备哪些功能? 遥控床有哪几种结构形式?
6. 试述无暗盒式点片摄影装置送片系统的传片过程。
7. 总结实训中看到的机械辅助装置类型,并描述其操作方法。

实训八　$F_{30}-ⅡF$ 型 X 射线机电源电路的认识与测试

【实训目标】

1. 掌握电源电路的结构与工作原理。
2. 掌握电源电路的自锁支路连接关系。
3. 掌握电源电压的调节原理。

【知识目标】

掌握电源电路的结构、工作原理及电源电路的自锁支路连接关系。

【能力目标】

掌握电源电压的调节原理。

【素质目标】

掌握影像设备的操作、维护、一般故障的分析判断等专业技能，为以后的工作奠定基础，使学生具备医学影像设备的专业理论知识和必要的操作技能。并通过实训，使学生具备严谨的治学态度，树立安全防护意识。

【实训器材】

F_{30}-ⅡF 型 X 射线机控制台 1 台（若没有，可用其他机型代替），交流电压表（0 ~ 300 V）1 只，导线及鳄鱼夹若干，万用表及常用工具等。

【实训原理】

常规 X 射线机的电源电路主要由电源保险、电源接触器、自耦变压器、电源电压调节器、指示仪表等构成，其主要作用是将 380 V 或 220 V 的外电源引入控制台内的自耦变压器输入端，通过电压变换，为 X 射线机各单元电路提供所需电压的电源。

（一）电路结构

F_{30}-ⅡF 型 X 射线机电源电路如图 2-35 所示，该机供电电源可以是 220 V，也可以是 380 V。机器出厂时，是按 380 V 供电方式接线的，即 DZ_{1-3} 与 DZ_{1-5} 接相线（相 A、相 C），DZ_{1-4} 空，DZ_{1-2} 接中线 N 或者与 DZ_{1-1} 短接；若要改为 220 V 供电，DZ_{1-5} 接相线（相 C），DZ_{1-4} 接中线 N，DZ_{1-2} 与 DZ_{1-4} 短接，DZ_{1-3} 空。

图 2-35 中虚线左侧为机房电源闸刀开关；B_1 是自耦变压器，B_{1-10} 是电源电压调节碳轮；AN_1 和 AN_2 分别为开机（通）和关机（断）按钮；JC_0 为电源接触器；LV 为电源电压表。

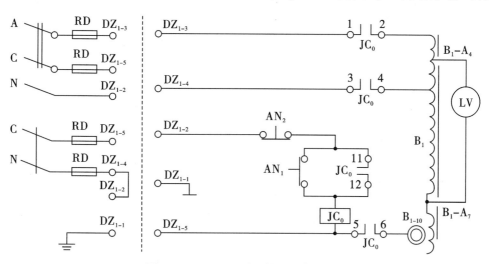

图 2-35　F_{30}-ⅡF 型 X 射线机电源电路

（二）电路分析

以 380 V 供电方式为例。

1. 按下开机按钮 AN_1，电源接触器 JC_0 工作电路如下。

中线→DZ_{1-2}→AN_2→AN_1→JC_0（线圈）→DZ_{1-5}→RD→相 C。

2. 电源接触器 JC_0 工作后，其线圈得电电路通过 JC_0(11/12) 触点自锁，使 AN_1 松开后 JC_0 线圈仍然维持得电状态。JC_0 自锁电路如下。

中线→DZ_{1-2}→AN_2→JC_0(11/12)→JC_0（线圈）→DZ_{1-5}→RD→相 C。

3. 电源接触器 JC_0 工作后，自耦变压器 B_1 得电回路连通，B_1 得电电路如下。

相 A→RD→DZ_{1-3}→JC_0(1/2)→B_1→B_{1-10}→JC_0(6/5)→DZ_{1-5}→RD→相 C。

4. 自耦变压器 B_1 得电后，电源电压表 LV 有指示，此时应调节电源电压调节碳轮 B_{1-10}，使 LV 表指示到三角形标记处。LV 表的得电电路如下。

B_1-A_4→LV 表→B_1-A_7。

5. 按下关机按钮 AN_2，JC_0 线圈失电，各常开触点断开，自耦变压器 B_1 失电，完成关机。

【实训方法及步骤】

1. 拆开控制台四周护板，对照图 2-35 逐一认识各元部件及接线关系。

2. 对照图 2-35，按下开机按钮 AN_1 并松手，注意观察控制台面板上的电源电压表和电源指示灯情况，并对照图分析。

3. 将交流电压表并接于图 2-35 的 B_1-A_4、B_1-A_7 之间，并加长引线置表于控制台面板上便于观察的位置，然后一边调节电源电压，一边注意观察控制台面板上原机电源电压表指针与刻度"V"的位置关系及并接的交流电压表的具体读数，并做记录分析。

4. 实训完毕，复原，回位。

【结果与讨论】

1. 按下电源"通"按钮并松手，观察控制台面板上的电源电压表_____，电源指示灯_____，并对照图 2-35 分析其电路。

2. 将交流电压表并接于图 2-35 的 B_1-A_4、B_1-A_7 之间，观察控制台面板上刻度"V"的位置，并接的交流电压表的具体读数是_____。

3. 当按下开机按钮 AN_1，接触器不工作，分析其原因，该怎样检查？

4. 当按下开机按钮 AN_1，整机工作，但一松手整机失电，说明故障出现在哪部分？

实训九　F_{30}-ⅡF 型 X 射线机灯丝初级电路的认识与测试

【实训目标】

1. 认识灯丝初级电路的结构。

2. 掌握管电流调节原理。

【知识目标】

掌握灯丝加热电路元件的组成及工作原理。

【能力目标】

认识灯丝加热电路元件及线路连接,熟悉灯丝加热电压的调节原理及方法。

【素质目标】

掌握影像设备的操作、维护、一般故障的分析判断等专业技能,为以后的工作奠定基础,使学生具备医学影像设备的专业理论知识和必要的操作技能。并通过实训,使学生具备严谨的治学态度,树立安全防护意识。

【实训器材】

F_{30}-ⅡF 型 X 射线机控制台 1 台(可用其他机型代替),60 W 白炽灯 1 只,交流电压表 1 只(0~300 V),导线及鳄鱼夹若干,万用表及常用工具等。

【实训原理】

X 射线管灯丝加热电压由 X 射线管灯丝变压器(降压变压器)供给,故 X 射线管灯丝加热电路分为灯丝初级电路和灯丝次级电路。在灯丝初级电路中,可实现管电流的调节,因此,灯丝初级电路又称为管电流调节电路或毫安调节电路。由于灯丝次级电路结构简单,又无须调整,故在此不单独介绍。本节仅阐述灯丝初级电路。

(一)电路结构

目前中、大型 X 射线机都选用双焦点旋转阳极 X 射线管,由于大、小焦点的功率不同,在电路设计上采用两个灯丝变压器,分别给大、小焦点灯丝供电。

图 2-36 是 F_{30}-ⅡF 型 X 射线机灯丝初级电路。图中 B_{11} 为谐振式磁饱和稳压器; B_4、B_3 分别为大、小焦点灯丝加热变压器;B_{10} 为空间电荷补偿变压器;R_3 为透视管电流调节电阻;R_6 为透视最大管电流限定电阻;R_7、R_8 为摄影管电流调节电阻;XK 为摄影管电流选择器;JC_2 为摄影预备继电器;JC_4 为点片预备继电器。

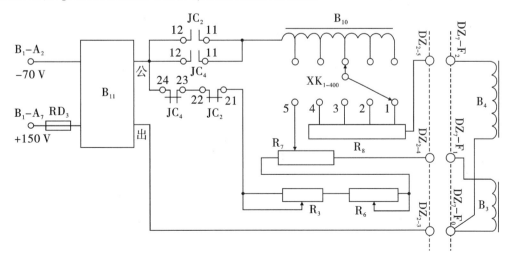

图 2-36 F_{30}-ⅡF 型 X 射线机灯丝初级电路

该机默认状态为透视,开机后,稳压器 B_{11} 输出电压经 R_3、R_6、R_7,加于小焦点灯丝变压器 B_3 的初级,小焦点灯丝加热。调节 R_3,可改变透视管电流的大小。摄影时,小焦点 30 mA 通过电阻 R_7 调整,其余四挡为大焦点 50 mA、100 mA、150 mA、200 mA,通过电阻 R_8 调整。

由于该机摄影管电流不大,空间电荷对管电流影响程度的变化较小,适当选择某一补偿电压值,便能满足各管电流挡的误差要求,空间电荷补偿变压器次级匝数不必与管电流选择器联动。

(二)电路分析

开机后稳压器 B_{11} 得电工作,为灯丝初级电路提供稳定的工作电压。

1. 透视时,JC_2 和 JC_4 都不工作,小焦点灯丝变压器 B_3 初级工作电路如下。

B_{11}(出)$\rightarrow F_0 \rightarrow B_3 \rightarrow F_1 \rightarrow R_7 \rightarrow R_6 \rightarrow R_3 \rightarrow JC_2(21/22) \rightarrow JC_4(23/24) \rightarrow B_{11}$(公)。

2. 胃肠摄影时,XK 置胃肠摄影所需管电流挡(一般选择大焦点),拉动送片手柄送片,JC_4 工作,$JC_4(23/24)$ 断开,$JC_4(11/12)$ 闭合,灯丝初级电路由透视状态切换至胃肠摄影状态。选择大焦点时,大焦点灯丝变压器 B_4 初级工作电路如下。

B_{11}(出)$\rightarrow F_0 \rightarrow B_4 \rightarrow F_2 \rightarrow R_8(50\sim200 \text{ mA}) \rightarrow XK_{1-400} \rightarrow B_{10} \rightarrow JC_4(11/12) \rightarrow B_{11}$(公)。

3. 其他摄影时,按下手闸,JC_2 工作,灯丝初级电路由默认的透视状态切换至摄影状态,在阳极启动及 1.2 s 延时期间,X 射线管灯丝加热,并达到正常温度。

(1)如果是小焦点摄影,XK 应置于小焦点 30 mA 挡,此时小焦点灯丝变压器 B_3 初级工作电路如下。

B_{11}(出)$\rightarrow F_0 \rightarrow B_3 \rightarrow F_1 \rightarrow R_7 \rightarrow 30 \text{ mA} \rightarrow XK_{1-400} \rightarrow B_{10} \rightarrow JC_2(11/12) \rightarrow B_{11}$(公)。

(2)如果是大焦点摄影,XK 应置于大焦点 $50\sim200$ mA 挡,此时大焦点灯丝变压器 B_4 初级工作电路如下。

B_{11}(出)$\rightarrow F_0 \rightarrow B_4 \rightarrow F_2 \rightarrow R_8(50\sim200 \text{ mA}) \rightarrow XK_{1-400} \rightarrow B_{10} \rightarrow JC_2(11/12) \rightarrow B_{11}$(公)。

其他摄影包括普通摄影、滤线器摄影和体层摄影。

【实训方法及步骤】

1. 拆开控制台四周护板,对照图 2-36 逐一认识各元部件及接线关系。

2. 在控制台背面下方的接线条上取下 V_1、V_2、F_0、F_1、F_2,对照图 2-36,在 F_0 与 F_1 之间同时并接 1 只 60 W 白炽灯和 1 只交流电压表,然后调节控制台面板上的透视毫安调节旋钮,注意观察该白炽灯的亮度和交流电压表的数据,并做记录,对照图分析。

3. 对照图,将接到 F_1 上的线端改接到 F_2 上,即在 F_0 与 F_2 之间同时并接上 1 只 60 W 白炽灯和 1 只交流电压表,然后选择控制台面板上的摄影毫安挡,注意观察该白炽灯的亮度和交流电压表的数据,并做记录,对照图 2-36 分析。

4. 实训完毕,复原,回位。

【结果与讨论】

1. 在控制台背面下方的接线条上取下 V_1、V_2、F_0、F_1、F_2,对照图 2-36,在 F_0 与 F_1 之间同时并接 1 只 60 W 白炽灯和 1 只交流电压表,然后调节控制台面板上的透视毫安调节旋钮,注意观察该白炽灯的亮度和交流电压表的数据,并做记录,对照图 2-36 分析。

可观察到管电流小时,灯泡的亮度＿＿＿＿,管电流大时,灯泡的亮度＿＿＿＿ 。

2. 对照图 2-36,将接到 F_1 上的线端改接到 F_2 上,即在 F_0 与 F_2 之间同时并接上 1 只 60 W 白炽灯和 1 只交流电压表,然后选择控制台面板上的摄影毫安挡,注意观察该白炽灯的亮度和交流电压表的数据,并做记录,填写表 2-1,对照图 2-36 分析。

表 2-1 实验记录表

管电流(mA)	灯泡亮度	交流电压表读数
30		
50(小)		
50(大)		
100		
150		
200		

3. 分析透视和摄影管电流调节原理。

4. 该机摄影时若无 X 射线发生,经检查测量 F_1 与 F_2 之间无输出电压,该怎样进一步检查?

实训十 F_{30} -ⅡF 型 X 射线机高压初级电路的认识

【实训目标】

1. 掌握高压初级管电压控制的原理与电路结构。
2. 掌握防突波装置的连接方法及工作原理。

【知识目标】

掌握高压初级电路元件组成及工作原理。

【能力目标】

掌握高压初级电路的连接,熟悉管电压的调节方法及原理。

【素质目标】

掌握影像设备的操作、维护、一般故障的分析判断等专业技能,为以后的工作奠定基础,使学生具备医学影像设备的专业理论知识和必要的操作技能。并通过实训,使学生具备严谨的治学态度,树立安全防护意识。

【实训器材】

F_{30} -ⅡF 型 X 射线机控制台 1 台(可用其他机型代替),电筒或工作灯 1 盏,干木板

(绝缘)1 块,常用工具 1 套。

【实训原理】

高压初级电路是指为高压变压器提供输入电压的电路。当高压变压器初级有输入电压时,次级即产生高压,并加于 X 射线管两极。逆变 X 射线机高压电源采用直流逆变技术,其高压初级电路结构复杂,与工频 X 射线机差异很大。本节主要讨论常规 X 射线机的高压初级电路,它主要包括管电压调节、管电压控制、管电压预示与补偿电路。有些 X 射线机还设有主可控硅短路保护电路等。

(一)电路结构

F_{30}-ⅡF 型 X 射线机高压初级电路如图 2-37 所示,图中 B_2 为高压变压器;B_1 为自耦变压器;$JC_1(1/2)$ 与 $JC_1(5/6)$ 为透视高压接触器的常开触点;$JC_3(1/2)$、$JC_3(3/4)$ 和 $JC_3(5/6)$ 为摄影高压接触器常开触点;R_1 为防突波电阻;R_1 为透视限流电阻;B_{10} 为空间电荷抵偿变压器,其初级与摄影高压初级并连;透视和摄影时,管电压分别由碳轮 B_{1-11} 和 B_{1-12} 调节。

摄影管电压预示和补偿电路由千伏补偿电阻 $R_{17} \sim R_{20}$ 的不同抽头与毫安选择器 XK_{1-100} 联动后,与千伏表串联而成,管电流越大,串接的千伏补偿电阻阻值越大,以补偿曝光时不同的管电流产生不同的电压降。透视管电压由控制台上的刻度盘预示。R_{10} 为电源补偿电阻,220 V 供电时连接,380 V 时短接。

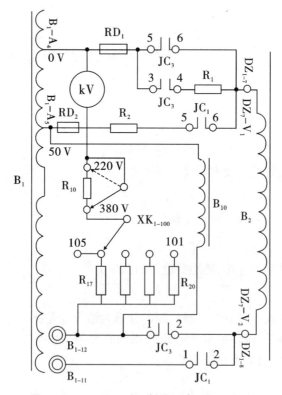

图 2-37　F_{30}-ⅡF 型 X 射线机高压初级电路

（二）电路分析

1. 透视高压初级电路 透视时，接触器 JC_1 工作，其常开触点闭合，接通高压变压器 B_2 初级电路，其工作电路如下。

$B_1-A_5(50V) \to RD_2 \to R_2 \to JC_1(5/6) \to DZ_7-V_1 \to B_2 \to DZ_7-V_2 \to JC_1(2/1) \to B_{1-11}$。

2. 摄影高压初级电路 摄影时，接触器 JC_3 工作，其常开触点闭合，接通摄影高压初级电路，其工作电路如下。

$B_{1-12} \to JC_3(1/2) \to DZ_7-V_2 \to B_2 \to DZ_7-V_1 \to JC_3(5/6)$，瞬间先经 R_1 和 $JC_3(4/3) \to RD_1 \to B_1 \to B_1-A_4(0V)$。

3. 摄影管电压预示电路 摄影时，毫安选择器 XK_{1-100} 置于 $30 \sim 200$ mA 任一挡，串接相应补偿电阻，千伏表预示管电压值，其工作电路如下。

$B_{1-12} \to R_{17}(R_{18}、R_{19}、R_{20}) \to XK_{1-100} \to$ 千伏表 $\to B_1-A_4(0$ V$)$。

4. 空间电荷补偿变压器 B_{10} 初级电路 开机后，B_{10} 初级得电，其输入电压随管电压增大而增大，其工作电路如下。

$B_1-A_5(50$ V$) \to B_{10}$ 初级 $\to B_{1-12}$。

【实训方法及步骤】

1. 拆开控制台四周护板，对照图 2-37 逐一认识各元部件及接线关系。

2. 拆开高压接触器的顶盖（灭弧罩），暴露其各主触点。

3. 用一块面积适合的绝缘干木板从上自下平行轻压各触点的动臂，压触点时要慢，学生自己动手，反复多次，以看清楚 3 副主触点闭合的先后关系，从而理解防突波装置的工作原理。

4. 为了看清楚触点间隙，可借助工作灯或电筒。为安全起见，一定要关闭墙上总电源。

5. 实训完毕，复原，回位。

【结果与讨论】

1. 在高压初级控制中为什么要设置防突波措施？

2. 在 X 射线机的实际工作中，怎样判断防突波装置是否参与了工作？

3. 常用防突波装置有哪几种？

4. 分析高压初级电路的结构及每部分的作用。

实训十一　X射线机高压整流电路实训

【实训目标】

1. 熟记实验图各符号标记。

2. 熟悉各高压部件在高压发生器内的位置。

3. 对照实验图，熟悉各部件之间的电路连接。

4.根据实验图,分析高压次级工作电路。

【知识目标】

理解高压次级整流电路的工作原理。

【能力目标】

拆装高压初级、次级连线,用万用表测量电压、电流。

【素质目标】

通过实训,使学生具备严谨的治学态度,树立安全防护意识。

【实训器材】

中型 X 射线机 1 台,拆开的高压发生器 1 台,纱布、万用表及常用工具等。

【实训原理】

高压次级电路是指由高压变压器次级绕组至 X 射线管两极所构成的回路。该单元电路在小型 X 射线机中,因 X 射线管兼作高压整流元件,所以只有指示管电流值的毫安表和安全保护装置。在中、大型 X 射线机中,该电路设有将交流高压整流为直流高压的不同形式的整流电路、用来指示管电流值的管电流测量电路和切换 X 射线管的高压交换闸电路等。

(一)F_{30}-ⅡF 型 X 射线机高压次级电路

1.电路结构　F_{30}-ⅡF 型 X 射线机高压次级电路如图 2-38 所示,由 4 只高压硅整流器 D_{51}~D_{54}组成单相桥式整流电路,高压变压器 B_2次级输出的交流高压经整流后供给 X 射线管 G_1;B_3、B_4分别为小、大焦点灯丝变压器次级绕组;D_1~D_4为低压整流桥,组成毫安表整流器;G_8为辉光放电管,起防电击保护作用;二极管 D_5、电阻 R_9及其两端连接的独立绕组,组成电容电流抵偿电路。

2.电路分析

(1)透视高压变压器次级电路　透视时,透视高压接触器 JC_1工作,高压变压器初级得电,次级产生交流高压。以高压变压器 B_2上端为正时为例,管电流电路如下。

B_2(上)→D_{51}→X 射线管 G_1→D_{53}→B_2(下)→接地→D_2→JC_3(24/23)→10→毫安表→0→D_4→B_2(上)。

(2)电容电流抵偿电路　因 JC_1工作后,JC_1(21/22)断开,JC_1(3/4)闭合,使抵偿电流以与管电流相反的方向流入毫安表,实现电容电流抵偿。其电路如下。

R_9分压端→0→毫安表→250→JC_1(3/4)→D_5→R_9上端。

(3)摄影高压次级电路　摄影时,JC_3工作,JC_3(24/23)断开,切断毫安表 10 mA 量程,250 mA 量程仍处于连通状态。同时高压变压器初级得电,次级产生交流高压。以高压变压器 B_2上端为正时为例,管电流电路如下。

B_2(上)→D_{51}→X 射线管 G_1→D_{53}→B_2(下)→接地→D_2→JC_1(22/21)→250→毫安表→0→D_4→B_2(上)。

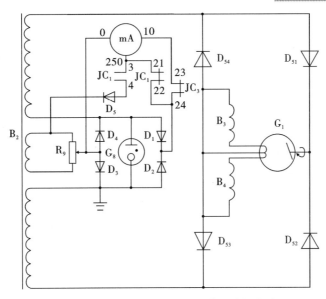

图 2-38 F₃₀-ⅡF 型 X 射线机高压次级电路

(二)XG-200 型 X 射线机高压次级电路

1. **电路结构** XG-200 型 X 射线机高压次级电路如图 2-39 所示,GYB₂ 与 GYB₃ 为高压变压器两个次级绕组。DJB₂ 与 XJB₂ 分别为 X 射线管大、小焦点灯丝变压器次级绕组,4 只高压硅整流器 GZ₁～GZ₄ 组成单相桥式整流电路,经高压交换闸连于床上管 1XG 或床下管 2XG。高压次级中心端的一端接地,M(411)与地(412)间串联一毫安表整流器 Z₁。透视时,毫安表量程为 10 mA,且 1SFJ₂、3WJ₂ 闭合,电阻 DBW 的电容电流补偿回路被连通;摄影时,毫安表量程为 200 mA,3WJ₂、1SFJ₂ 断开,电容电流补偿回路断路,防止分流过大,影响摄影管电流值指示。

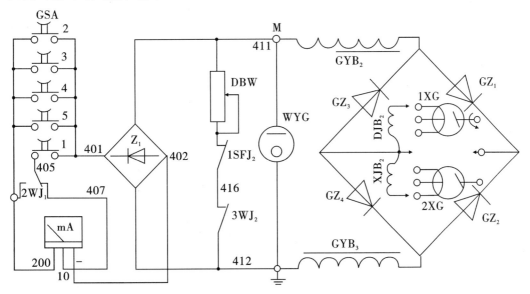

图 2-39 XG-200 型 X 射线机高压次级电路

2.电路分析

（1）透视时，电容电流抵偿回路连通。以 GYB_2 右端为正时为例，管电流电路如下。

GYB_2 右→GZ_1→2XG→GZ_4→GYB_3→412→Z_1→401→GSA_1→$2WJ_1$（常闭）→407→毫安表（10）→毫安表（－）→402→Z_1→M→GYB_2。

（2）胃肠摄影时，胃肠预备继电器 WJ 工作，切断电容电流抵偿回路，毫安表量程切换到 200 mA。其管电流电路请自行分析。

（3）摄影时，摄影预备继电器 SFJ 工作，切断电容电流抵偿回路，按下 GSA 相应按钮，毫安表连通 200 mA 量程。以 GYB_2 右端为正时为例，管电流电路如下。

GYB_2 右→GZ_1→1XG→GZ_4→GYB_3→412→Z_1→401→$GSA_{2～5}$→毫安表（200）→毫安表（－）→402→Z_1→M→GYB_2。

当管电流测量电路发生断路时，M 点对地电位升高，辉光放电管 WYG 立即起辉导通，以防电击的危险。

【实训方法及步骤】

1.将高压初级（V_1、V_2 或 P_1、P_2）连接线拆下。

2.对照图 2-40，识别接线盒内的各符号标记。

3.松开高压发生器四周的固定螺栓，将高压部件垂直抬出箱体，转动一角度，将固定架固定在箱体上。

4.识别各高压部件所处的位置及其之间的电路连接。

5.根据图 2-40，分析透视或摄影时，高压次级与管电流测量工作回路。

6.对照图 2-40，在高压发生器内分析步骤 5 的工作回路。

7.开机测量有关数据，记录并进行比较。

（1）高压变压器初级端电压。

（2）X 射线管灯丝变压器初级、次级端电压。

8.将电路或元件恢复原状，封闭高压发生器。

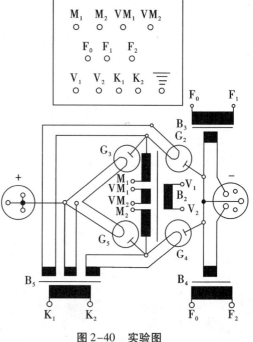

图 2-40　实验图

【结果与讨论】

1.高压初级如何控制高压次级？

2.为什么高压次级采用中心点接地技术？

3.如果进行更复杂的整流，会有怎样的效果？

4.不整流测量的结果和整流测量的结果有何区别？

实训十二　F_{30} – ⅡF 型 X 射线机容量保护电路的认识与调试

【实训目标】

1. 认识容量保护电路的结构。

2. 掌握容量保护电路的工作原理。

【知识目标】

掌握容量保护电路如何在过载时切断曝光回路。

【能力目标】

会简单排除容量保护电路故障引起的曝光故障。

【素质目标】

通过实训,培养学生科学合理的逻辑推理能力。

【实训器材】

F_{30} – ⅡF 型 X 射线机 1 台(若没有,可用其他机型代替),导线及鳄鱼夹若干,万用表及常用工具等。

【实训原理】

X 射线管容量是由该管的管电压、管电流、曝光时间决定的,每只 X 射线管都有自己确定的额定容量,如果超容量(又称为过载)使用,会造成 X 射线管的损坏。因此,大、中型 X 射线机都设有 X 射线管容量保护电路(简称容量保护电路),以保证每次曝光都在额定容量范围内进行,当预置的摄影条件超过 X 射线管额定容量时,切断摄影曝光控制电路,使曝光不能进行,并有相应指示。这种容量保护电路只对一次性过载起保护作用,而对多次曝光所产生的累积性过载无效。对累积性过载问题,则应根据 X 射线管和管套的热容量特性,严格遵守曝光间隔规定,才能确保 X 射线管的安全,在电路设计上,可通过管头温度保护电路实现。

不同型号的 X 射线机,容量保护电路的设计思路和电路结构差别很大,但都是以 X 射线管瞬时负荷特性曲线为依据,每次摄影所选择曝光条件都应落在曲线下方,否则不允许曝光。目前,比较常见的保护方式有参数连锁式、负荷率式和降落负载式。

(一)参数连锁式容量保护

在三钮制 X 射线机中,管电压、管电流和曝光时间是分别调节的。所以这类 X 射线机几乎都采用参数连锁式容量保护。即当所选条件达到额定容量时,任一参数上调(变大),将会超过额定容量,此时保护电路发出指令,切断曝光控制电路,使曝光不能进行。

在电路设计上,这种容量保护电路一般由输入电路和开关电路两部分组成。输入电路产生的电压反映了管电压、管电流和曝光时间的变化,该电压与反映 X 射线管额定容量的基准电压相比较,最后由驱动电路发出是否过载的指令,控制曝光能否进行。

　　F_{30}-ⅡF型X射线机容量保护电路如图2-41所示,在输入电路中,B_{10}(3、4)为空间电荷补偿变压器的一个独立绕组;XK_1为管电流选择器,XK_2为曝光时间选择器,R_{30}~R_{35}和R_4为各管电流挡的降压电阻。B_{10}(3、4)电压反映摄影管电压的高低,随管电压升高而增大。此电压通过XK_{1-200}(30~200 mA 任意一挡)、R_{30}~R_{35}和R_4、$XK_{2-2-100}$~$XK_{2-2-300}$任意一挡后,经D_{11}整流,C_4滤波后加到R_{26}上,作为开关电路的输入电压。该电压受管电压、管电流、曝光时间的联合控制,也反映了3个参量的制约关系。

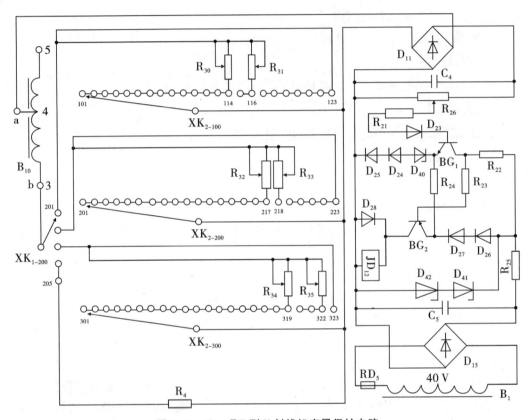

图2-41　F_{30}-ⅡF型X射线机容量保护电路

　　在开关电路中,B_1产生40 V交流电压,经D_{15}、C_5整流滤波,R_{25}、D_{41}、D_{42}稳压后作为开关电路的工作电源。电阻R_{24}和负温度系数稳压管D_{40}用于稳定BG_1发射极的基准电压,正温度系数的二极管D_{24}、D_{25}作温度补偿用,使基准电压更加稳定。D_{26}和D_{27}是为了使BG_2发射极获得一基础电位,保证BG_2工作在合适的静态工作点上,继电器能够可靠地工作。D_{28}是为防止继电器JD_{12}线圈得失电瞬间,产生感生电动势对BG_2的冲击。R_{21}为限流电阻,D_{23}为BG_1基极提供保护。JD_{12}为控制继电器,其常闭触点接于曝光限时电路,常开触点接于过载指示灯电路。

　　当摄影条件在安全范围以内时,R_{26}输出的信号电压小于基准电压,二极管D_{23}截止,BG_1、BG_2也处于截止状态,继电器JD_{12}不工作,曝光可以正常进行。当摄影条件超出安全范围时,R_{26}输出的信号电压大于基准电压,D_{23}、BG_1、BG_2导通,JD_{12}工作,JD_{12}(7、5)触点断开,曝光无法进行,同时过载指示灯 XD_3 亮,发出过载指示。

(二)负荷率式容量保护

负荷率是指 X 射线管一次曝光的负荷占最大允许负荷的百分数。这种保护电路的设计基础也是 3 个参数连锁保护,将管电压、管电流和曝光时间连锁的模拟信号送到负荷率指示仪表(直流电压表)上,当预置的一次曝光负载超过额定值时,则通过驱动电路使保护继电器工作,使曝光不能进行。由于设置了负荷率表,可以指示每次操作时 X 射线管负荷的百分数,所以这种电路又称为负荷率电路。负荷率表所指示的也是一次性的曝光负荷率。

(三)降落负载式容量保护

如图 2-42 所示,参数连锁式容量保护是在负载允许范围内,使 X 射线管功率随曝光时间增加而呈阶梯形下降。X 射线管功率(由管电流和管电压大小决定)和曝光时间是在曝光前事先手工预置的,在曝光过程中不允许调整,这种方法不能充分发挥 X 射线管的使用效能。

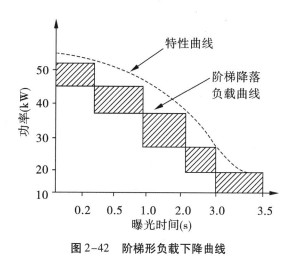

图 2-42 阶梯形负载下降曲线

目前,中、大型 X 射线机常用于单钮制或零钮制控制的主机中,一般采用自动降落负载曝光控制,配合自动曝光控时装置,实现降落负载式容量保护的目的。在摄影过程中,从 X 射线管允许的最大功率(又称为最大负载)开始曝光,然后依据 X 射线管阳极焦点面上的散热能力,逐渐减小 X 射线管功率。这种曝光控制预先只知道管电压的数值,而无法得知具体的管电流和曝光时间。在曝光过程中,管电压不变,管电流从最大值开始,之后,在保证 X 射线管不超过极限温度的情况下,管电流连续降落或递减,X 射线管输出功率逐渐减小,焦点面温度仅接近极限,并且近似恒定,如图 2-43 所示。同时,自动曝光控时装置实时检测 X 射线胶片的感光剂量即胶片密度,当达到最佳感光剂量时,自动切断高压,停止曝光。这样,就可以在保证 X 射线管安全工作的前提下,尽量缩短曝光时间,充分发挥 X 射线管效能。

此外,在自动降落负载时,由于管电流随曝光时间的增长而减小,必然导致主电路电压降的减小,使管电压相对增高,故在控制系统中必须作相应的管电压补偿。

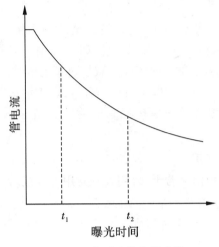

图 2-43 自动降落负载曲线

【实训方法及步骤】

1. 拆开控制台四周护板,对照电路图 2-41 逐一认识各元部件及接线关系,重点认识容量保护印制电路板。

2. 将万用表置于控制台面便于观察的位置上,选择直流电压挡接在 R_{26} 的滑动臂与整流桥输出负端之间。

3. 为安全起见,取下高压初级接线和灯丝初级接线。

4. 对照该机说明书中容量保护额定值表,在控制台面板上逐一调节各毫安挡位的 kV 值和 s 值至临界值。临界值下属于正常,JD_{12} 不工作,过载指示灯不亮。临界值上属于过载,JD_{12} 工作,过载保护指示灯亮,分别列表记录管电压、管电流、曝光时间的临界上、下值及其对应的 R_{26} 滑动臂电压值,并对照图 2-41 比较分析。

5. 实验完毕,复原,回位。

【结果与讨论】

1. 通过测试数据,分析说明设置容量保护电路的意义。

2. 若本机的 BG_1 或 BG_2 击穿损坏,该容量保护电路将出现什么现象?

实训十三 F_{30} – ⅡF 型 X 射线机旋转阳极启动延时保护电路实训

【实训目标】

1. 理解旋转阳极启动延时保护电路的工作原理。

2. 可以简单排除旋转阳极启动延时保护电路的故障。

【知识目标】

掌握旋转阳极启动延时保护电路保护球管的方法。

【能力目标】

可以看懂简单的晶体管电路。

【素质目标】

通过实训,使学生操作规范,认真细致,具有较强的安全防护意识。

【实训器材】

F_{30}-ⅡF型X射线机控制台1台(若没有,可用其他机型代替),旋转阳极X射线管1只,旋转定子1个,导线及鳄鱼夹若干,万用表及常用工具等。

【实训原理】

(一)旋转阳极启动延时保护电路

旋转阳极X射线管在曝光前阳极必须启动旋转,只有达到额定转速后才能曝光。否则高速电子将集中撞击阳极靶面上的很小区域,使该区域过热熔化,造成X射线管损坏。因此,使用旋转阳极X射线管的X射线机需设置旋转阳极启动延时保护电路,以满足X射线管工作的需要。

(二)F_{30}-ⅡF型X射线机旋转阳极启动延时保护电路

如图2-44所示,该电路包括启动电路和延时保护电路两部分,通过电流互感器B_6和电压互感器B_8将两者联系起来。在启动电路中,启动和运转电压皆为130 V。JC_2和JC_4分别为摄影预备继电器和胃肠摄影预备继电器的常开触点。JC_6为时间继电器,JC_6(23、24)为延时断开触点,用于阳极制动。C_{6A}与C_{6B}并接,为启动电容。

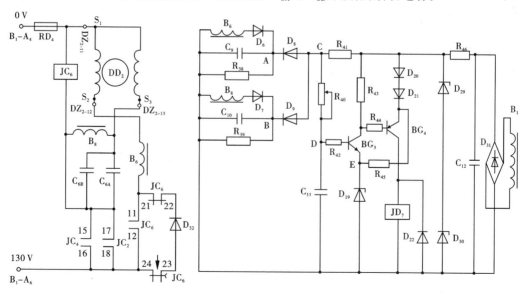

图2-44　F_{30}-ⅡF型X射线机旋转阳极启动延时保护电路

延时保护电路由信号输入电路和开关电路组成。信号输入电路是一个由二极管 D_8、D_9 组成的两输入端与门电路，其信号分别来自 B_6 和 B_8 的次级绕组。开关电路由三极管 BG_3、BG_4 和充电电容 C_{11} 等组成，B_1 是自耦变压器的一个独立绕组，它输出的交流电压经 D_{31} 整流、C_{12} 滤波和 R_{46}、D_{29}、D_{30} 稳压后，作为开关电路的工作电源，再经 R_{45} 和 D_{19} 二次稳压作为 BG_3 发射极的基准电压。

摄影时，JC_2（或 JC_4）工作，启动绕组通过启动电容 C_{6A}、C_{6B} 得电，同时 JC_6 工作，JC_6（11、12）和 JC_6（23、24）闭合，工作绕组通过 B_6 初级绕组得电，阳极开始启动。此时，因 B_6 初级有电流流过，次级感应出较高电压，致使 A 为高电位，D_8 截止。若阳极启动正常且达到一定转速时，C_{6A}、C_{6B}、B_8 初级电压升高到一定值，B_8 次级感应电压也升高到一定值，致使 B 为高电位，D_9 截止。此时 C 点由原来的低电位突变为高电位，通过 R_{41}、R_{40} 向 C_{11} 充电，D 点电位逐渐升高，至一定值时，BG_3、BG_4 相继导通，JD_7 工作，曝光可以进行。C_{11} 充电时间即为延时时间，可由 R_{40} 调节，一般为 0.8~1.2 s。若阳极启动不正常，B_6 初级电流或 B_8 初级电压达不到规定值，其次级感应电压必然降低，A 或 B 点电位下降，使 D_8 或 D_9 导通，从而使 C 点为低电位，C_{11} 不能正常充电，D 点电位很低，BG_3、BG_4 都处于截止状态，JD_7 不工作，曝光不能进行，达到保护目的。若启动电路发生短路，电流过大，则熔断器 RD_4 烧断，亦可起保护作用。

【实训方法及步骤】

1. 拆开控制台四周护板，对照电路图 2-44 逐一认识各元部件及接线关系，重点认识阳极启动保护电路板。

2. 按照图 2-44 把旋转定子 DD_2 联入电路。

3. 开机，按下曝光手闸第一挡，观察球管阳极是否旋转，如果旋转，观察各继电器的动作顺序并测量二极管 D_8、D_9 正极的电压，同时用万用表监测 R_{38}、R_{39} 两端电压变化情况。按下曝光手闸第二挡，看曝光能否进行。

4. 若阳极不能旋转，按下手闸第二挡看曝光能否进行。

5. 若步骤 3 可以进行，断掉 S_1、S_2、S_3 中的任意节点，再进行操作，看曝光能否进行。同时进行步骤 3 的数据测量，看和之前相比有何不同？

【结果与讨论】

1. 怎样的曝光方法是正确的？

2. 旋转阳极启动延时保护电路失灵可能会有什么后果？

3. 旋转阳极旋转前后监测到的数据有何不同？说明了什么？

实训十四　F_{30}－ⅡF型晶体管限时电路的认识与测试

【实训目标】

1. 认识晶体管限时器的电路结构。

2.掌握晶体管限时器的工作原理。

【知识目标】

掌握曝光时间控制方法。

【能力目标】

可以看懂简单的晶体管电路。

【素质目标】

通过实验,使学生操作规范,认真细致,具有较强的安全防护意识。

【实训器材】

F₃₀－ⅡF 型 X 射线机控制台 1 台(若没有,可用其他机型代替),401 型电秒表 1 台,灯泡 3 只,导线及鳄鱼夹若干,万用表及常用工具等。

【实训原理】

限时电路的作用是控制曝光时间的长短。小型 X 射线机多采用机械限时器,大、中型 X 射线机常采用电子限时电路。电子限时电路稳定可靠,控时精度高。早期的电子限时电路一般使用电子管、充气稳压管或闸流管等作为控制元件,而目前多采用半导体器件。

三钮制 X 射线机曝光时间控制方法:①触点法,将限时电路的控制触点串接在高压接触器线圈的得电电路中,用控制高压接触器的工作时间来控制曝光时间;②无触点法,将晶闸管串接在高压初级电路中,限时电路控制产生触发信号时间的长短来控制晶闸管的导通,从而控制高压初级电路的接通时间,即曝光时间。

(一)电路结构

如图 2-45 所示,F₃₀－ⅡF 型 X 射线机限时电路由两套 RC 电路组成,即由限时电路和限时保护电路组成。其电源由自耦变压器的 B₁-A₃ 及 B₁-A₄ 提供交流 24 V,经桥式整流器 D₁₀ 整流和电容器 C₂ 滤波后,再经集成稳压器 U₁ 稳压,得到稳定的直流电压。限时电路由摄影手闸Ⅱ挡保护继电器 JD₈C、执行继电器 JD₄、限时电阻群 Rₓ、充电电容 C₃、单结晶体管 BG₆、晶闸管 BG₇、三极管 BG₅ 等组成。可选定的时间共 23 挡(0.05 ~ 6.00 s)。限时保护电路由限时保护继电器 J₁₀₁,电阻 R₁₀₁ ~ R₁₀₄、R₁₀₈,充电电容 C₁₀₃,电平翻转集成模块 NE555,三极管 BG₁₀₁,发光二极管 BG₁₀₄ 等组成。限时保护电路对限时电路分级保护,保护时间为 2.0 s、3.5 s、6.0 s 3 挡。当限时电路失灵,执行继电器 JD₄ 失去控制,由限时保护电路进行保护。即当限时保护继电器 J₁₀₁ 线圈失电时,其触点 J₁₀₁(1、7)切断摄影高压接触器 JC₃ 电路,使曝光停止。

(二)电路分析

摄影时如在容量范围内,容量保护继电器 JD₁₂ 不工作,其触点 JD₁₂(5、7)处于闭合状态。

1.曝光预备　按下手闸Ⅰ挡或点片开关 K₁(1、21)闭合,都能使 JC₈ 工作,则 JC₈(11、12)触点闭合,三极管 BG₅ 的基极从 R₁₅ 和 R₁₆ 取分压(此时 BG₇ 截止),BG₅ 得到正向偏置电压而导通,继电器 JD₄ 得电工作,JD₄(1、7)触点闭合,为连通 JD₄ 线圈自锁回路提供条件,操作控制电路中 JD₄(2、8)触点也闭合。在 JC₈ 工作的同时,JC₈(15、16)触点闭合,三极管 BG_{101} 导通,继电器 J_{101} 得电工作,操作控制电路中 J_{101}(1、7)触点闭合。摄影时,继电器 JC_2 得电工作, JC_2(15、16)触点闭合;点片时,继电器 JC_4 得电工作, JC_4(13、14)触点闭合,都可使 JD_4 自锁回路连通。 JC_2(或 JC_4)工作后,X 射线管阳极开始启动旋转,延时 $0.8 \sim 1.2$ s 后,延时保护电路中 JD_7 工作,操作控制电路中 JD_7(2、12)触点闭合, JD_7(1、21)触点打开,做好曝光前的预备。

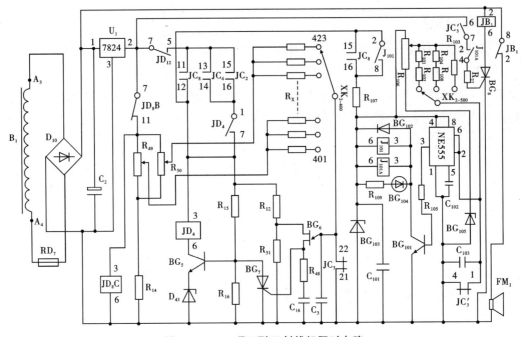

图 2-45　F_{30}-ⅡF 型 X 射线机限时电路

触点闭合,继电器 JD_8C 得电工作,操作控制电路中 JD_8C(2、8)触点闭合,摄影高压接触器 JC_3 得电工作,曝光开始。同时 JC_3(21、22)触点打开,电阻群 R_X 从 R_{50} 及 R_{49} 取电,电容器 C_3 经电阻群 R_X 之任一电阻充电。充至预定时间,电容器 C_3 两端的电压升高全单结晶体管 BG_6 导通电压时, BG_6 导通,晶闸管 BG_7 控制极得一脉冲触发电压而导通,使 BG_5 失去偏置而截止,继电器 JD_4 线圈失电,操作控制电路中 JD_4(2、8)触点断开,接触器 JC_3 线圈失电,曝光结束。每次摄影后 JC_3(21、22)触点闭合,将电容器 C_3 的残存电荷泄放,以保证下次曝光。

2. 限时保护　曝光时按下手闸Ⅰ挡,继电器 JC_8 工作, JC_8(15、16)触点闭合,接通限时保护电路电源,发光二极管 BG_{104} 燃亮,此时集成模块 NE555 的 2、6 脚为低电位,3 脚输出高电位,三极管 BG_{101} 导通,继电器 J_{101} 和 J_{101A} 得电工作,操作控制电路中 J_{101}(1、7)触点闭合,为曝光做准备。另外, J_{101}(2、8)触点闭合,防止限时保护电路在曝光过程中因 JC_8 失电而切断电源。当按下手闸Ⅱ挡,继电器 JC_3' 工作后, JC_3'(1、4)触点打开,电源通过电阻 R_{101}、R_{102}(或 R_{103} 或 R_{104}、R_{108})向电容 C_{103} 充电。当充电电平达到集成模块 NE555 翻转电压时,其 3 脚输出低电平,使三极管 BG_{101} 截止,继电器 J_{101} 失电, J_{101}(1、7)触点打开,切断接触器 JC_3 电路。由此可知,即使继电器 JD_4 因主控电路故障而不能停止曝光时,继

电器 J_{101} 能在比预定曝光时间稍长一点切断电路,起到保护作用。

在继电器 J_{101} 失电的同时, J_{101A} 也失电,其常闭触点 J_{101A}(2、4)闭合。此时,继电器 JC'_3 的常开触点 JC'_3(6、7)尚未打开(从 J_{101} 失电到 JC'_3 触点打开需要几毫秒),因此晶闸管 BG_8 的控制极瞬间获得一脉冲触发电压而导通。 BG_8 的导通使继电器 JB_1 得电工作,其触点 JB_1(2、8)闭合,接通蜂鸣器 FM_1 电路,蜂鸣器鸣叫。同时触点 JB_1(1、7)闭合,使过载保护继电器 JD_{12} 工作,其常开触点 JD_{12}(2、8)闭合,过载指示灯 XD_3 亮;常闭触点 JD_{12}(5、7)打开,切断 JD_4 电源。

【实训方法及步骤】

1.拆开 F_{30}-ⅡF 型 X 射线机控制台外壳,对照图 2-45 逐一认识各元件及其连接关系。

2.将电秒表串联入曝光控制继电器 JC_3 的一对常开触点中。

3.将 3 只电灯分别接入高压初级电路和灯丝加热电路,分别模拟高压次级和大、小焦点灯丝。

4.在不过载的条件下,按时间从短到长 26 个时间挡逐挡曝光,并从电秒表里读取记录每次的时间值,看和面板上标记的刻度值是否一致,若不一致,对照电路图 2-45 进行调节。

5.在控制台面板上分别选择不同时间挡位,合上闸刀开关,注意观察电容 C_3 的充电电位上升情况与电筒灯泡燃亮、熄灭的关系。

6.实验完毕,复原,回位。

【结果与讨论】

1.通过测试数据,说明晶体管限时器的工作原理。

2.若测试结果比各挡曝光时间均有所延长,分析其原因。

实训十五　F_{30}-ⅡF 型 X 射线机操作控制电路的认识

【实训目标】

1.认识 X 射线机操作控制电路。

2.学会使用控制电路查找、分析一些简单的故障。

【知识目标】

可以把 X 射线机基本单元电路联系起来进行分析。

【能力目标】

可以看懂简单的晶体管电路。

【素质目标】

通过实验,使学生操作规范,认真细致,具有较强的安全防护意识。

【实训器材】

F_{30}-ⅡF 型 X 射线机控制台 1 台(各校实验室自定),普通电灯 3 个,木板 2 块,导线若干,常用工具 1 套。

【实训原理】

控制电路的主要作用是控制 X 射线的产生与停止。前面介绍的 X 射线管安全保护电路和限时电路都是控制电路的组成部分。本节要讲述的操作控制电路是控制电路的核心,它是根据 X 射线机本身所具有的功能状态而设计的。诊断用 X 射线机一般具有透视和摄影两大功能状态,而摄影又有胃肠(点片)摄影、普通摄影、滤线器摄影及体层摄影之分,故在分析操作控制电路时,应依据 X 射线机的功能状态和电路结构具体分析,做到思路清晰、条理分明。

(一)基本控制方式

虽然不同厂家不同型号的 X 射线机,操作控制电路结构差异很大,但其基本控制方式相同。下面是中、小型工频 X 射线机透视和摄影操作控制电路的基本控制方式。

1.透视 透视控制的基本方式,中、小型工频 X 射线机基本相同,是用一个交流接触器和脚闸或手开关组成控制电路,此交流接触器称为透视高压接触器。脚闸和手开关并接,并与透视高压接触器线圈串接,透视高压接触器常开触点串于透视高压初级电路。控制透视高压接触器线圈的得失电,即可控制高压的产生与停止,从而达到控制透视时 X 射线产生与停止的目的。其控制程序:脚闸踩下→透视高压接触器工作→接通透视高压初级电路→高压产生→X 射线产生。

2.摄影 摄影的曝光指令开关是手闸。目前,除胃肠摄影外,其他摄影的手闸一般采用双层结构,按下第一层为曝光预备,此时,旋转阳极开始启动旋转,X 射线管灯丝开始增温,预备时间一般为 0.8~1.2 s。预备完成后,可随时按下第二层。第二层按下后,开始产生高压和 X 射线。与此同时,限时电路开始限时。至预定曝光时间,限时电路发出指令,停止产生高压和 X 射线。假设有 1 台工频 X 射线机,手闸为双层结构,由摄影高压接触器控制管电压,其摄影时的一般控制程序如下。

按下手闸第一层→摄影预备继电器工作→连通旋转阳极启动电路和灯丝加热电路→阳极启动和灯丝增温→延时电路工作→延时 0.8~1.2 s→预备完成;按下手闸第二层→摄影高压接触器工作→连通摄影高压初级电路和限时电路→产生高压曝光/限时开始→至预定曝光时间→高压接触器线圈失电→高压初级电路切断→曝光结束;松开手闸→电路复原。

早期的一些工频 X 射线机,手闸为一层,摄影时直接按下,直至曝光完毕后松开。有些机器为了满足选择最佳时机曝光的需要,在操作控制电路中增设了发令继电器,其手闸控制方式:按下手闸,机器做曝光预备,经过 0.8~1.2 s 预备完成后,可随时松开手闸,进入曝光过程。如 F_{30}-ⅡD 型、F_{30}-ⅡF 型、F_{78}-Ⅱ型、F_{78}-Ⅲ型等工频 X 射线机。

(二)F_{30}-ⅡF 型 X 射线机操作控制电路

图 2-46 是 F_{30}-ⅡF 型 X 射线机透视、点片、普通摄影、滤线器摄影和体层摄影的操

作控制电路(体层摄影的电路分析略)。

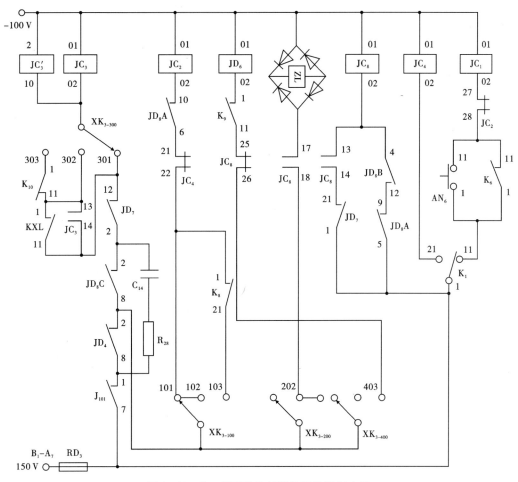

图 2-46 F₃₀-ⅡF 型 X 射线机操作控制电路

1. 透视

(1)电路结构 透视操作控制电路由透视高压接触器 JC_1、透视手开关 AN_6、透视脚开关 K_6 等组成。线路中串入了透视、摄影转换继电器 JC_2 的常闭触点和透视、点片转换开关 K_1 的常闭触点,摄影或点片时,这些触点相应断开,以防止透视和摄影主电路间相互干扰。

(2)电路分析 透视时,技术选择开关置于"台控点片"位。踩下 K_6 或压合 AN_6,JC_1 工作,其触点闭合接通高压初级电路,曝光开始。透视高压接触器 JC_1 的工作电路如下。

$-100\text{ V} \rightarrow JC_1$(线圈)$\rightarrow JC_2$(常闭)$\rightarrow K_6$ 或 $AN_6 \rightarrow K_1$(11、1)$\rightarrow RD_3 \rightarrow +150\text{ V}$。

透视完毕,松开 K_6 或 AN_6,JC_1 失电,曝光结束。

2. 摄影双层手闸电路

(1)电路结构 如图 2-47 所示,自耦变压器 B_1 一组隔离绕组提供 24 V 交流电压,AN_4 为双层结构的摄影手闸,AN_5 为点片摄影手闸,JD_8A、JD_8B 为继电器。

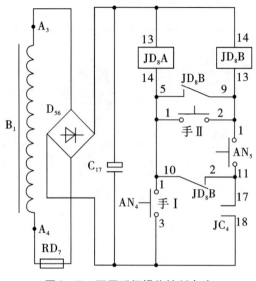

图 2-47 双层手闸操作控制电路

（2）电路分析　$A_3 \sim A_4$ 两端提供的 24 V 交流,经 D_{56} 整流、C_{17} 滤波后,为电路提供直流电源。摄影时（除点片外）,按下 AN_4 Ⅰ 挡,继电器 JD_8A 工作,做好摄影前的预备工作;按下 AN_4 Ⅱ 挡,继电器 JD_8B 工作,若摄影前准备工作已经完成（JD_7 工作）,就可开始曝光。

JD_8A 的工作电路:C_{17} 上 $\rightarrow JD_8A$（线圈）$\rightarrow AN_4$（Ⅰ 挡）$\rightarrow C_{17}$ 下。

JD_8B 的工作电路:C_{17} 上 $\rightarrow JD_8B$（线圈）$\rightarrow AN_4$（Ⅱ 挡）$//JD_8B$（5、9）$\rightarrow AN_4$（Ⅰ 挡）$\rightarrow$ C_{17} 下。

点片摄影时,JC_4 工作,操作控制电路由透视状态切换为点片状态。同时,JC_4（17、18）闭合,JD_8A 得电。按下 AN_5,JD_8B 工作,若曝光准备完成,就可开始曝光。

JD_8A 的工作电路:C_{17} 上 $\rightarrow JD_8A$（线圈）$\rightarrow JD_8B$（10、2）$\rightarrow JC_4$（常开）$\rightarrow C_{17}$ 下。

JD_8B 的工作电路:C_{17} 上 $\rightarrow JD_8B$（线圈）$\rightarrow AN_5 \rightarrow JC_4$（常开）$\rightarrow C_{17}$ 下。

按下 AN_5 后,JD_8A 线圈的得电电路:C_{17} 上 $\rightarrow JD_8A$（线圈）$\rightarrow JD_8B$（5、9）$\rightarrow AN_5 \rightarrow$ JC_4（17、18）$\rightarrow C_{17}$ 下。

3. 普通摄影

（1）电路结构　普通摄影操作控制电路由摄影高压接触器 JC_3、摄影准备继电器 JC_2、发令继电器 JC_8、技术选择开关 XK_3 等组成。

（2）电路分析　普通摄影时,技术选择开关 XK_3 置"台控点片"位。若选择的曝光条件不过载,JD_{12} 不工作,接通限时电路。按下 AN_4 Ⅰ 挡,JD_8A 工作,JD_8A（5、9）触点闭合,JC_8 工作,JC_8（13、14）触点闭合自锁,限时电路中 JC_8（11、12）及 JC_8（15、16）触点闭合,分别使 JD_4、J_{101} 工作,JD_4（2、8）和 J_{101}（1、7）触点闭合,使 JC_2 工作,机器由默认的透视状态切换为摄影状态。

由于 JC_2 工作,连通摄影灯丝加热电路。同时,使阳极启动电路中 JC_6 工作,其触点闭合,阳极开始启动旋转,若启动运转正常,再经 0.8~1.2 s 延时后,启动保护继电器 JD_7 工作,其触点 JD_7(12、2)闭合,为 JC_3 工作提供条件,JD_7(21、1)打开,切断 JC_8 自锁回路。至此,完成曝光前预备工作。

按下 AN_4 Ⅱ 挡,JD_8 B 线圈得电,其触点 JD_8 B(4、12)打开,JC_8 失电。限时电路中 JD_8 B(7、11)触点闭合,使 JD_8 C 工作,JD_8 C(2、8)触点闭合,摄影高压接触器 JC_3 工作,其触点闭合,接通高压初级电路,曝光开始。同时限时电路工作,充电电容 C_3 开始充电,限时开始。至预置曝光时间,限时电路中 BG_6、BG_7 导通,BG_5 截止,使 JD_4 失电,其触点 JD_4(2、8)打开,JC_3 失电,其触点切断高压初级电路,曝光结束。松开手闸,电路恢复起始状态。

JC_8 的工作电路:$-100\ V \to JC_8$(线圈)$\to \{ JD_8 B(4、12) \to JD_8 A(9、5) \} // \{ JC_8(13、14) \to JD_7(21、1) \} \to RD_3 \to 150\ V$。

JC_2 的工作电路:$-100\ V \to JC_2$(线圈)$\to JD_8 A(10、6) \to JC_4(21、22) \to 101 \to XK_{3-100} \to JD_4(2、8) \to J_{101}(1、7) \to RD_3 \to 150\ V$。

JC_3 的工作电路:$-100\ V \to JC_3$(线圈)$\to XK_{3-300} \to 301 \to JD_7(12、2) \to JD_8 C(2、8) \to JD_4(2、8) \to J_{101}(1、7) \to RD_3 \to 150\ V$。

4. 点片(胃肠摄影)

(1)电路结构　该电路是在普通摄影操作控制电路的基础上,增加了点片预备继电器 JC_4,以及透视点片转换开关 K_1 等。

(2)电路分析　与普通摄影相同,点片摄影时,技术选择开关 XK_3 置"台控点片"位置。若选择的曝光条件不过载,JD_{12} 不工作,接通限时电路。

拉动送片手柄送片后,开关 K_1 切换,K_1(1、21)闭合,JC_4 工作,其触点闭合,使 JC_6、$JD_8 A$、JC_8 相继工作。阳极启动旋转,灯丝加热电路切换到摄影状态,做好曝光前准备工作,准备完成后 JD_7 工作。送片到位后,按下点片手闸 AN_5(曝光结束后松开),$JD_8 B$ 工作,其触点 $JD_8 B$(7、11)闭合,使 $JD_8 C$ 工作;同时触点 $JD_8 B$(4、12)断开,JC_8 失电。$JD_8 C$(2、8)触点闭合,JC_3 工作,曝光开始。至预置时间,曝光结束。若选择了分割点片,将手柄向退片方向移动一小段距离后,再次送片到位,按下 AN_5,电路重复上述过程。点片完毕后,拉动送片手柄退回至最右端,开关 K_1(1、21)断开,K_1(1、11)闭合,JC_4 和 JC_6 失电,阳极停转,电路恢复透视状态。JC_4 的工作电路:$-100\ V \to JC_4$(线圈)$\to K_1(21、1) \to RD_3 \to 150\ V$。

5. 滤线器摄影

(1)电路结构　滤线器摄影操作控制电路与普通摄影基本相同,只是增加了将滤线栅拉至一端的吸合线圈电路。KZL 是在滤线器内的保护触点。

(2)电路分析　滤线器摄影时,技术选择开关 XK_3 置"滤线器"位置。若选择的曝光条件不过载,JD_{12} 不工作,接通限时电路。按下 AN_4 Ⅰ 挡,电路工作过程与普通摄影相同。另外,吸合线圈 ZL 得电,将滤线栅拉至一端,压迫板簧积蓄能量,并将保护触点 KZL 压开,做好摄影准备工作。

按下 AN_4 Ⅱ 挡,JC_8 工作,其触点 JC_8(17、18)打开,ZL 线圈失电,滤线栅被释放,在板簧作用下做往返减幅运动,同时 KZL 触点闭合,使 JC_3 工作,曝光开始,自锁触点

JC_3（13、14）闭合，防止滤线栅在振动过程中撞开触点 KZL，出现断续曝光现象。至预置时间，曝光结束，电路恢复起始状态。

吸合线圈 ZL 的得电电路：$-100\ V \rightarrow ZL（线圈）\rightarrow JC_8（17、18）\rightarrow 202 \rightarrow XK_{3-200} \rightarrow JD_4（2、8）\rightarrow J_{101}（1、7）\rightarrow RD_3 \rightarrow 150\ V$。

JC_3 的工作电路：$-100\ V \rightarrow JC_3（线圈）\rightarrow XK_{3-300} \rightarrow 302 \rightarrow KZL（KXL）//JC_3（13、14）\rightarrow JD_7（12、2）\rightarrow JD_8C（2、8）\rightarrow JD_4（2、8）\rightarrow J_{101}（1、7）\rightarrow RD_3 \rightarrow 150\ V$。

【实训方法及步骤】

1. 首先让学生熟练分析该机的操作控制电路。

2. 卸去控制台四周护板，对照电路图 2-47 逐一认识操作控制电路所涉及的各个元部件。

3. 在控制台内拆去高压初级及灯丝初级外接线，用电灯固定在木板上模拟高压次级和大、小焦点灯丝，然后分别进行透视、普通摄影、滤线器摄影、胃肠摄影及体层摄影操作，注意观察各继电器的动作及它们的工作程序关系。

4. 由老师设计故障，学生分组进行故障排查。

【结果与讨论】

1. 指出普通摄影和滤线器摄影的操作控制区别。

2. 分析透视电路与胃肠摄影电路的联系。

实训十六　F_{78}-Ⅲ型 X 射线机控制台操作练习

【实训目标】

1. 掌握 F_{78}-Ⅲ型 X 射线机控制台内部结构。

2. 掌握 F_{78}-Ⅲ型 X 射线机控制台操作规程及注意事项。

3. 认识 F_{78}-Ⅲ型 X 射线机操作控制电路。

【知识目标】

认识 F_{78}-Ⅲ型 X 射线机操作控制电路，掌握 F_{78}-Ⅲ型 X 射线机控制台内部结构、操作规程及注意事项。

【能力目标】

掌握 F_{78}-Ⅲ型 X 射线机控制台操作规程及注意事项，为专业岗位的需求奠定基础。

【素质目标】

培养学生良好的职业道德，树立全心全意为患者服务的医德医风；培养学生实事求是的科学态度及观察、分析和解决问题的能力；用理论联系实践的方法学习课程内容，在实践中培养学生良好的团队协作精神。

【实训器材】

F_{78}-Ⅲ型 X 射线机 1 台,白炽灯(220 V、100 W)2 只,灯座 2 个,实验工具 1 套。

【实训原理】

F_{78}-Ⅲ型 X 射线机是一种 300 mA、防电击、防散射、双管双床、固定式国产常规 X 射线机,具有透视、普通摄影、滤线器摄影、点片摄影和简易直线体层摄影等功能,可配备影像增强器、X-TV 及立式滤线器摄影台,可供各类医疗防治单位和教学科研单位使用。该机的控制电路包括透视控制电路、点片摄影控制电路、普通摄影控制电路、滤线器摄影控制电路、直线体层摄影控制电路等。

(一)透视控制电路

透视控制电路由透视高压接触器 JC_1 和 3 个并联的控制开关组成。K_{80} 是透视用脚闸,AN_7 是装在诊视床上的透视手按钮,AN_3 设在控制台上,是控制透视前管电流检查的按钮。K_1 为点片切换开关,透视时触点 K_1(1、11)接通。D_4、D_5 为缩光器电机,由开关 BJ_1、BJ_2 控制。

透视时,按下Ⅰ台开机按钮,接触 JCⅠA 和 JCⅠB 工作,电路自动切换至Ⅰ台,接通电源电路。闭合脚闸 K_{80} 或按下按钮 AN_7,透视高压接触器 JC_1 工作,其触点闭合,接通高压初级电路,X 射线产生。

如果透视中需要改变荧光屏视野,应扳动 BJ_1 或 BJ_2 开关,使电机 D_4 或 D_5 反转或正转,带动铅门移动,得到合适的视野。当 BJ_1 或 BJ_2 的 a、c 接点闭合时,D_4 或 D_5 正转,视野变大。当 BJ_1 或 BJ_2 的 b、d 接点闭合时,D_4 或 D_5 反转,视野变小。

具体电路结构和工作流程见图 2-48。

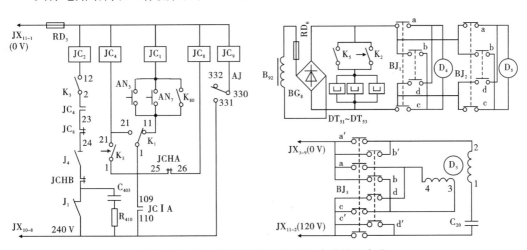

图 2-48　F_{78}-Ⅲ型 X 射线机透视、点片控制电路

(二)点片摄影控制电路

F_{78}-Ⅲ型 X 射线机点片摄影的时间选择和管电压调节是一套独立的调节系统。点

片控制电路主要由点片高压接触器 JC_2、点片预备继电器 JC_4、主令继电器 JC_8、点片切换开关 K_1 和曝光开关 K_3 等组成。DT_{51} ~ DT_{53} 为点片架刹车电磁铁,由 K_5(手动)和 K_2(自动)控制。

点片时,拉动送片手把从右向左送片,接点 K_2 闭合,刹车电磁铁 DT_{51} ~ DT_{53} 得电,点片装置被固定。同时,K_1 由透视(1,11)切换至(1,21),继电器 JC_4、JC_8 得电。

继电器 JC_4 工作后,其动合触点闭合,X 射线管灯丝增温;继电器 JC_6 得电工作,X 射线管阳极启动运转,约 1.2 s 延时,继电器 JC_4 工作,动合触点闭合。

继电器 JC_8 工作后,在点片限时电路中的 JC_8 动合触点 13、14 闭合,继电器 J_1 工作并自锁;JC_8 动断触点 23、24 断开,切断接触器 JC_2 线圈得电,完成了曝光前准备工作。

继续送片至第一张定位挡后,压下开关 K_3,其动合触点 2、12 闭合,动断触点 1、21 断开,继电器 JC_8 失电,JC_8 动断触点 23、24 闭合,接通接触器线圈 JC_2 工作电路,接触器 JC_2 工作,其动合触点闭合,接通高压初级电路,曝光开始。

到达预置时间后,继电器 J_1 断电,其动合触点断开,接触器 JC_2 断电,其动合触点打开,切断高压初级电路,曝光结束。

点片时,其管电流固定 200 mA,管电压可以通过诊视床控制盒上的开关 BJ_3 控制伺服电机 D_3 正转、反转,带动自耦变压器上的碳轮 B_{1-13} 往返运动来调节,其数值由点片架上的电压表 kV_1 指示,当 BJ_3 扳向正转时,接点 a、a′和 c、c′闭合,D_3 得电正转。

(三)普通摄影控制电路

普通摄影在 II 台进行,按下控制台上的开机按钮 AN_1,接触器 JC II A 和 JC II B 工作,将电路切换至 II 台球管。该电路包括普通摄影控制电路和滤线器摄影控制电路。普通摄影控制电路主要由技术选择开关 AJ、摄影预备继电器 JC_5、上闸继电器 J_9、延时继电器 J_{11}、下闸继电器 J_{10}、主令继电器 JC_8、摄影预备接触器 JC_3A 和 JC_3B、摄影手闸 AN_{10} 组成。

按下技术选择开关 AJ 第一位按键(普通摄影),其触点 210、211 接通,若摄影条件预置合适,容量限制继电器 J_3 不工作,其动断触点闭合,为继电器 JC_5 工作准备条件。然后将摄影床面锁止,摄影预备就绪。

按下曝光手闸 AN_{10},继电器 JC_8 得电工作,其动合触点 17、18 闭合,使得继电器 JC_5 工作并自锁,X 射线管灯丝增温。

JC_5 动合触点 109、110 闭合,继电器 JC_6 得电工作,X 射线管阳极启动运转,约 1.2 s 延时,继电器 JC_4 工作,动合触点 8、2 闭合,电路完成摄影预备工作。

松开手闸 AN_{10},继电器 JC_8 断电,动断触点 23、24 闭合,接触器 JC_3A、JC_3B 得电工作,在高压初级电路中的动合触点闭合,为高压初级电路的接通提供条件。

JC_3B 动合触点 1、3 闭合,延时继电器 J_{11} 工作,其动合触点(1、3)闭合,使得继电器 J_9、J_{13} 相继工作。当电源电压过零点时继电器 J_6A、J_6B 工作,触发信号发生,主晶闸管 BG_{17}、BG_{18} 导通,高压初级得电,曝光开始。

至预置时间,下闸继电器 J_7 工作,J_7 触点(2、4)断开,继电器 J_6A、J_6B 失电,触发信号停止,主晶闸管 BG_{17}、BG_{18} 在交流电压过零时截止,高压初级电路断开,曝光结束。稍后,继电器 JC_8 工作,J_8 触点(1、7)闭合,使得继电器 J_{10} 工作,其动断触点断开,切断接触器 JC_3A、JC_3B 和继电器 JC_5 工作电路,X 射线管阳极停转,一切恢复到起始状态。

具体工作程序和电路结构见图 2-49。

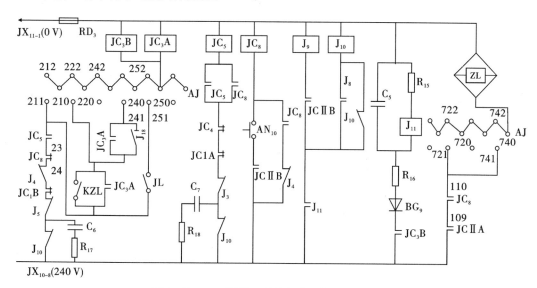

图 2-49　F_{78}-Ⅲ 型 X 射线机普通摄影控制电路

（四）滤线器摄影控制电路

滤线器摄影控制电路和普通摄影控制电路基本相同,只是增加了滤线栅振动控制电路。ZL 为吸引滤线栅的电磁线圈。滤线器摄影时,应按下技术选择开关 AJ 的第二位按键,此时 220、221、720、721 接通,其他电路情况与普通摄影相同。

【实训方法及步骤】

1. 认识 F_{78}-Ⅲ 型 X 射线机控制台各个按钮和元件的功能。

2. 熟练分析 F_{78}-Ⅲ 型 X 射线机操作控制电路。

3. 卸去控制台四周护板,对照电路图逐一认识操作控制电路所涉及的各个元部件。

4. 开机并分别进行透视、普通摄影、滤线器摄影、点片摄影操作,注意观察各继电器的动作及它们的工作程序关系。

（1）将控制台面各开关、仪表、技术选择按键、mA 选择器、摄影时间选择器、过载显示器等与整机电路图上的元部件符号相对应,并掌握各自的功能。

（2）断开电源闸刀,卸去控制台四周的护板。将电源电压调节碳轮和 kV 调节碳轮调到最低位。

（3）将高压初级连接线拆下（F_{78}-Ⅲ 型 X 射线机线号 JX2-2-7、JX2-2-6）,接上 2 只串联的 220 V、100 W 白炽灯,以代替负载。

（4）教师进行示范操作,学生轮流进行如下操作练习。

1）开机操作程序练习。

2）透视操作程序练习。

3）点片摄影操作程序练习。

4）普通摄影操作程序练习。

5)滤线器摄影操作程序练习等。

注意:在操作程序练习中,适当调节管电压,使灯泡的亮暗发生变化。

(5)将白炽灯连接线拆下,接上高压初级连接线,在负载下进行透视和普通摄影的操作练习,同时注意观察控制台面上各仪表的指示状况。

(6)切断电源,将控制台四周护板上好。

【结果与讨论】

1.白炽灯的亮暗说明了什么问题?分别叙述上述影像设备中的5种操作程序,操作中应注意什么问题?

2.操作完毕后,为什么将电源电压调节旋钮和管电压调节旋钮调到最低位?

3.通过对电路的认识与操作观察,指出普通摄影和滤线器摄影的操作控制区别。

4.通过对电路的认识与操作观察,分析透视电路与摄影电路的联系。

实训十七　F_{78}-Ⅲ型 X 射线机控制台内部结构识别

【实训目标】

1.识别控制台内部结构元器件的名称。

2.了解控制台内部元器件的主要连线,并与整机电路图元器件相对应。

3.加深对 F_{78}-Ⅲ型 X 射线机控制电路结构的理解。

【知识目标】

识别控制台内部结构元器件的名称;了解控制台内部元器件的主要连线,并与整机电路图元器件相对;加深对 F_{78}-Ⅲ型 X 射线机控制电路结构的理解。

【能力目标】

理论与实践相结合,为专业岗位的需求奠定基础。

【素质目标】

培养学生良好的职业道德,树立全心全意为患者服务的医德医风;培养学生实事求是的科学态度及观察、分析和解决问题的能力;用理论联系实践的方法学习课程内容,在实践中培养学生良好的团队协作精神。

【实训器材】

F_{78}-Ⅲ型 X 射线机 1 台,白炽灯(220 V、100 W)2 只,灯座 2 个,实验工具 1 套。

【实训原理】

(一)电源电路

F_{78}-Ⅲ型 X 射线机电源原理如图 2-50 所示。

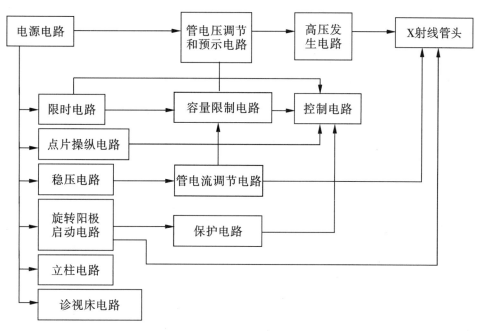

图 2-50 F_{30}-Ⅲ型 X 射线机电源原理

该电路可输入三相两线 380 V 或单相 220 V 交流电压。当输入 380 V 电源电压时,电路中 L_A、L_B、L_N 为中性线;当输入 220 V 电源电压时,电路中应接 L_B、L_N。电路中除设有电源接触器 JC_0 外,还设有两组台次交换接触器 JCⅠ和 JCⅡ。Ⅰ台诊视床工作接触器为 JCⅠA 和 JCⅠB,Ⅱ台摄影床工作接触器为 JCⅡA 和 JCⅡB。

另外,AN_5 为Ⅰ台开机按钮,设在诊视床上;AN_1 为Ⅱ台开机按钮,设在控制台上。因此,开机的同时就进行了台次交换。由于 JCⅠA 和 JCⅡA 各有一对动作触点串联在对方的电路中,因而当Ⅰ台工作时,Ⅱ台就不能工作。同理,当Ⅱ台工作时,Ⅰ台也不能工作。

若Ⅰ、Ⅱ台需要进行台次交换,在通过通信电路互相转告后才能进行。AN_6、AN_2 分别为Ⅰ台、Ⅱ台的关机按钮。B_{1-10} 为电源电压调节碳轮。

具体工作程序和电路结构见图 2-51。

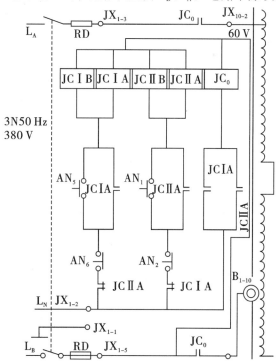

图 2-51 F_{78}-Ⅲ型 X 射线机电源电路

(二)高压初级与管电压预示电路

1. 台次交换与通信电路　I台X射线管阳极和阴极高压交换闸为GQIA、GQIK,II台X射线管阳极和阴极高压交换闸为GQIIA、GQIIK。FMA、FMB分别为I台和II台的蜂鸣器。AN$_4$和AN$_5$分别为I、II台的通信按钮。具体工作程序和电路结构见图2-52。

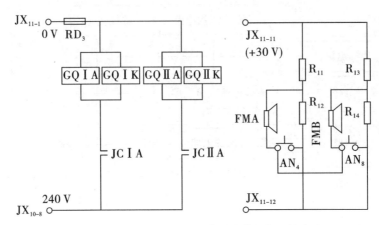

图2-52　F$_{78}$-III型X射线机高压交换闸与通信电路

2. 高压初级电路　透视、摄影和点片的管电压分别由自耦变压器上的碳轮B$_{1-11}$、B$_{1-12}$和B$_{1-13}$调节。透视和点片高压初级电路的接通与关闭,分别由透视高压接触器JC$_1$和点片高压接触器JC$_2$控制;普通摄影、滤线器摄影和体层摄影高压初级电路的接通与关闭,是由两个晶闸管BG$_{17}$、BG$_{18}$反向并联组成的无触点开关来完成。为保护晶闸管,C$_2$、R$_7$组成过电压吸收电路。B$_{13}$、BG$_{19}$、BG$_{20}$、C$_8$、C$_9$、R$_{19}$～R$_{22}$组成整流滤波电路,将产生的直流负偏压加到晶闸管BG$_{17}$、BG$_{18}$的控制板上,以便提高晶闸管的抗干扰能力,防止误触发。另外,为防止外界干扰脉冲的袭击,特设立旁路电容C$_3$、C$_4$。

触点JC$_3$A是摄影高压准备接触器的动合触点,在曝光前瞬间闭合,曝光结束后断开。J$_5$是晶闸管短路保护继电器,当晶闸管短路时,开机后即有一电压经电阻群R$_9$加至BG$_{10}$输入端,使继电器J$_5$工作,其动断触点切断接触器JC$_3$A线圈的得电电路,接触器JC$_3$A不工作,曝光不能进行。摄影时电阻R$_8$接入电路,透视时断开,R$_8$接入电路的目的是空载时能够测量曝光时间,同时对晶闸管也有保护作用。JC$_9$是电视切换继电器,当配用电视时,透视管电压的调节是借助外接调压器来完成的,因此当继电器JC$_9$工作时,其动断触点打开,把机组内的透视高压初级电路切断;动合触点闭合,把外加电源接通。B$_{10}$为空间电荷抵偿变压器的初级绕组。B$_{11}$为容量控制信号(kV)变压器的初级绕组。具体工作程序和电路结构见图2-53。

3. 管电压预示电路　该电路中kV$_1$是预示点片摄影管电压的千伏表,设在诊视床的点片架左侧,其管电压的调节由电动机带动碳轮B$_{1-13}$遥控进行。kV$_2$是预示其他摄影管电压的千伏表,设在控制床上,其管电压的调节由电动机带动碳轮B$_{1-12}$进行。透视管电压调节由透视管电压调节器带动碳轮B$_{1-11}$进行,其管电压值由控制台上的刻度盘直接指示。LV为电源电压表。

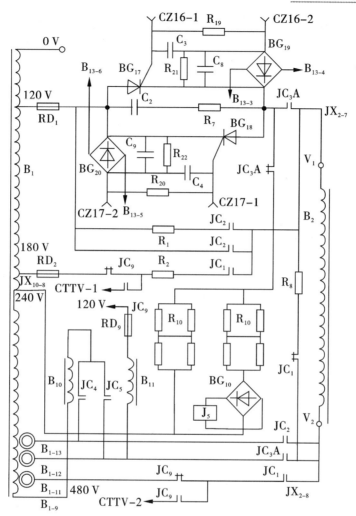

图 2-53 F$_{78}$-Ⅲ型 X 射线机高压初级电路

R$_{601}$ ~ R$_{607}$ 为一组分压电阻,两端接在自耦变压器固定抽头 JX$_{10-3}$（120V）和 JX$_{10-4}$（180 V）之间,与 R$_{608}$ ~ R$_{613}$ 共同组成管电压补偿电路,通过 mA 选择器 XK$_{1-100}$ 与千伏表串联。R$_{614}$ 是点片摄影管电压补偿电阻,因点片摄影时的管电流固定为 200 mA,故 kV$_1$ 表与 R$_{614}$ 串联后接于 200 mA 挡处。具体工作程序和电路结构如图 2-54。

(三)X 射线管灯丝加热电路

该电路由磁饱和谐振式稳压器 B$_9$、小焦点灯丝加热变压器 B$_3$ 的初级绕组、大焦点灯丝加热变压器 B$_4$ 的初级绕组、空间电荷抵偿变压器 B$_{10}$ 的次级绕组、透视管电流调节电阻 R$_4$、摄影管电流调节电阻 R$_6$、摄影预备继电器 JC$_5$ 的触点、点片预备继电器 JC$_4$ 的触点、灯丝电流互感器 B$_7$ 的初级绕组和管电流选择器 XK$_1$ 等组成。

空间电荷抵偿变压器 B$_{10}$ 的初级绕组连接在高压初级电路中,其次级的感应电压与稳压器的输出电压相同,且随管电压的升高而降低,从而使灯丝加热变压器初级绕组的输出电压随管电压的升高而降低,达到抵偿的目的。灯丝电流互感器 B$_7$ 是保护性元件,其次级绕组接在旋转阳极启动保护电路的输入端,只有灯丝加热正常时,曝光才能进行。JC_9动断触点在配用电视系统进行电视透视时,将机内调节电阻 R_4 断开,JC_9动合触点把 X 射线机外接调节电阻 R_4' 接入电路。

具体工作程序和电路结构见图 2-55。

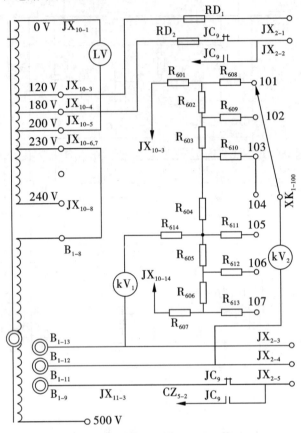

图 2-54 F_{78}-Ⅲ型 X 射线机管电压预示电路

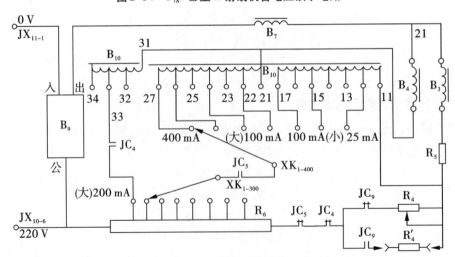

图 2-55 F_{78}-Ⅲ型 X 射线机灯丝加热电路

(四)高压次级与管电流测量电路

该机所用的 X 射线管都是旋转阳极管,由 $BG_1 \sim BG_4$ 4 只高压硅整流器组成全波桥式整流电路。BG_5 为毫安表整流器,R_3 为电容电流抵偿电阻。B_4、B_3 分别是 X 射线管大小焦点灯丝加热变压器次级绕组。FG 为放电保护管。GQ1K 和 GQ1A,GQ2K 和 GQ2A 分别为 X 射线管 XG_1(Ⅰ台)和 XG_2(Ⅱ台)高压交换闸的触点。mA 是双量程直流毫安表。

透视时,Ⅰ台工作,高压交换闸 GQ1K 和 GQ1A 得电工作,其触点将 X 射线管 XG_1 的灯丝电路和阳极电路接通,X 射线管小焦点灯丝加热正常。透视高压接触器 JC_1 工作后,动断触点将管电流测量电路中的 400 mA 量程切断,X 射线发生。

点片时,高压接触器 JC_2 工作,动合触点接通高压初级电路,动断触点将管电流测量电路中的 8 mA 量程切断,X 射线发生。

当进行其他摄影时,Ⅱ台工作,高压交换闸 GQ2K 和 GQ2A 得电工作,其触点将 X 射线管 XG_2 的灯丝电路和阳极电路接通,X 射线管灯丝能够按要求进行加热。待高压接触器 JC_3A 工作后,动断触点将管电流测量电路中的 8 mA 量程切断;动合触点接通摄影高压初级电路,当主晶闸管 BG_{17}、BG_{18} 导通时,X 射线发生。

具体工作程序和电路结构见图 2-56。

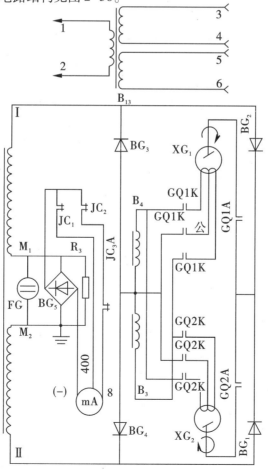

图 2-56　F_{78}-Ⅲ型 X 射线机高压次级与管电流测量电路

（五）旋转阳极启动及保护电路

1.启动电路 D_1 和 D_2 分别为Ⅰ、Ⅱ台X射线管的阳极启动运转的定子绕组；JC_6 为旋转阳极启动继电器，其触点23、24为缓放触点，B_6 为电流互感器初级绕组，B_8 为电压互感器初级绕组，它们的次级绕组接在启动保护电路中，其感应的电流、电压作为启动保护电路的"与门"输入信号。若启动电路发生故障，启动电流、电压低于额定值时，保护电路使得摄影曝光不能进行。C_{1B}、C_{1A} 为剖相电容器。

具体工作程序和电路结构见图2-57。

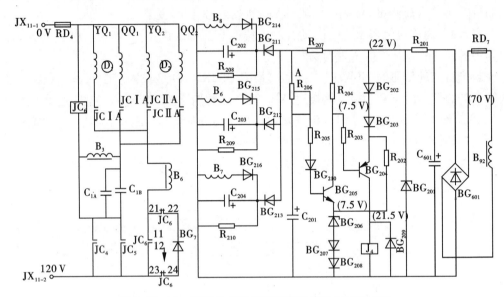

图2-57 F₇₈-Ⅲ型X射线机旋转阳极启动与保护电路

2.保护电路 该电路由信号输入电路和开关电路两部分组成。信号输入电路是三输入端的"与门"电路，每个输入端由互感器次级绕组（B_6、B_7、B_8）、二极管（BG_{215}、BG_{216}、BG_{214}）、电阻（R_{209}、R_{210}、R_{208}）和电容器（C_{203}、C_{204}、C_{202}）组成。其各自的信号输入电压分别由启动电流互感器 B_6 次级、X射线灯丝电流互感器 B_7 次级和启动电压互感器 B_8 次级提供。

开关电路由晶体管 BG_{204} 和 BG_{205} 组成。其电源电压为直流22 V，是由变压器 B_{92} 次级 B_{1-41}、B_{1-42} 输出的70 V交流电压，经 BG_{601} 和 C_{601} 整流滤波、R_{201} 限流、BG_{201} 稳压后获得的。该电压又经 R_{202} 和稳压管 BG_{206} 二次稳压后，作为晶体管 BG_{205} 发射极和基极间的基准电压（7.5 V）。二极管 BG_{207}、BG_{208} 具有温度补偿作用，以保证基准电压不受温度变化的影像。二极管 BG_{209} 的作用是为了避免晶体管 BG_{204} 由导通转为截止状态的瞬间，继电器 J_4 线圈产生的反电动势对晶体管的冲击。

具体工作程序和电路结构见图2-57。

（六）限时电路

1.点片限时电路 该电路的电源电压是由电源变压器 B_{92} 次级 B_{1-41}、B_{1-42} 输出的

70 V 交流电压,经 BG_{601} 和 C_{601}、BG_{401}、BG_{402} 整流、滤波、稳压后,提供 46 V 直流电压。$R_{424} \sim R_{428}$ 和 C_{401} 经时间选择器 XK_{4-100} 组成 RC 充电电路,用单结晶体管 BG_{405} 作控制单元。继电器 J_1 和晶体管 BG_{404} 组成执行机构。

具体工作程序和电路结构见图 2-58。

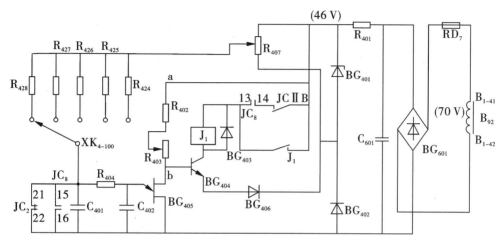

图 2-58　F_{78}-Ⅲ型 X 射线机点片限时电路

2. 摄影限时电路　该电路采用晶闸管无触点开关同步限时电路。主晶闸管 BG_{17}、BG_{18} 反向并联后,串联在高压初级电路中。当交流电压过零点时,限时电路输出一直流触发信号加至 BG_{17}、BG_{18} 的控制极使其导通,曝光开始。至预置时间触发信号停止,BG_{17}、BG_{18} 在交流电压过零点时截止,曝光结束。因此该限时电路由直流稳压电源电路、同步信号发生器电路、限时器电路和触发电路 4 部分组成。

(1) 直流稳压电源电路　该电路由一串联型稳压器组成。B_{12} 次级绕组提供的 30 V 交流电压,经 BG_{14}、C_{15} 整流滤波,又经 BG_{83}、BG_{84}、BG_{71} 和 $R_{34} \sim R_{36}$ 稳压调节后,在 CH_{9-10}、CH_{9-22} 两端输出稳定的 25 V 直流电压,作为限时电路的电源。调节 R_{35} 电位器可校准输出电压的大小。

(2) 同步信号发生器电路　此电路主要由晶体管 BG_{85} 和晶闸管 BG_{96} 组成。开机后 B_{12} 次级绕组输出的 22 V 交流电压与电源电压同相,此电压经过 BG_{16} 整流后变成脉动直流电压加在 c、a 两端。当此电压过零点附近时,BG_{85} 因基极电位趋于零而截止,于是晶闸管 BG_{96} 控制极与阴极之间出现一尖形脉冲信号,触发 BG_{96} 使其导通,将 25 V 直流电压加至限时电路。

(3) 触发信号电路　该电路利用晶体管 BG_{81}、BG_{82} 的开关特性,控制电路的通断。在触发继电器 J_6A,J_6B 动合触点闭合前,BG_{81}、BG_{82} 因基极开路而处于截止状态。当触发继电器 J_6A,J_6B 工作,其触点闭合时,BG_{81}、BG_{82} 导通,在各自的输出端有一直流触发信号输出,分别加在主晶闸管 BG_{17}、BG_{18} 的控制极。

(4) 限时电路　此电路由限时和限时保护两套电路组成。限时电路主要由限时电阻 $RX_1 \sim RX_{22}$,电容器 C_{22}、单结晶体管 BG_{92},晶闸管 BG_{97} 和下闸继电器 J_7 等组成。限时保护电路主要由限时电阻 $RY_1 \sim RY_5$、电容器 C_{21}、单结晶体管 BG_{93}、晶闸管 BG_{98} 和下闸继电器 J_8 等组成。XK_2 为时间选择器。

具体工作程序和电路结构见图 2-59。

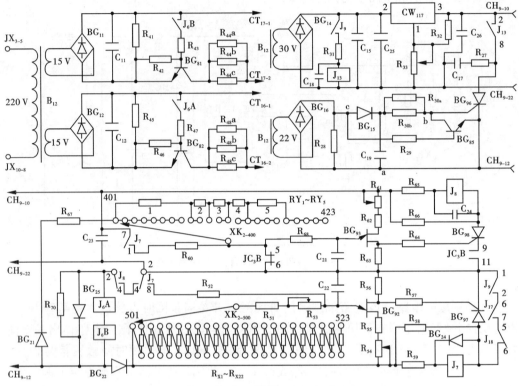

图 2-59　F_{78}-Ⅲ型 X 射线机摄影限时电路

(七) X 射线容量限制电路

1. 信号输入电路　信号输入电路由容量控制信号(kV 信号)变压器 B_{11} 次级,管电流选择器 XK_1、降压电阻 $R_{307} \sim R_{316}$ 和时间选择器 XK_2 组成。由于 B_{11} 初级与摄影高压初级并联,其电压随管电压的变化而变化,所以变压器 B_{11} 次级绕组的输出电压大小,反映了摄影管电压的高低。此电压经过 XK_1、$R_{307} \sim R_{316}$ 和 XK_2 加至整流桥 BG_{311} 进行整流,经电容器 C_{301} 滤波后,变为直流电压信号。可见直流电压信号必然受管电压、管电流和曝光时间的联合控制,也反映了 3 个参数的制约关系。由于开关电路设计的导通电压为定值($U_A = 9$ V),因此,只要 3 个参数中任何一个参数超过了预定的额定值,将使得信号电压大于导通电压,开关电路导通,推动过载保护继电器 J_3 工作,将其在控制电路中的动断触点打开,继电器 JC_5 不能工作,起到一次性容量限制的作用。

2. 开关电路　该电路由晶体管 BG_{305}、BG_{304} 组成。其工作电源由 B_{92} 变压器次级输出的 70 V 交流电压经过 BG_{601}、C_{601}、R_{301} 和 BG_{301} 组成的整流稳压电路供给。

该电压又经过 R_{302}、BG_{306} 二次稳压,作为晶体管 BG_{305} 发射极和基极之间的基准电压

（$U_B = 7.9 \text{ V}$）。由于 BG_{306} 的稳压值为 6.5 V,且具有正的温度系数,即在温度升高时,会使 BG_{305} 基准电压升高,所以串联具有负温度系数的二极管 BG_{307}、BG_{308} 作温度补偿,以保障基准电压的稳定。二极管 BG_{302}、BG_{303} 在晶体管 BG_{304} 截止时,可使其发射极比基极具有更低的电位,以保证晶体管 BG_{305} 导通,BG_{304} 才能工作,使继电器 J_3 工作可靠。二极管 BG_{309} 的作用是防止 J_3 线圈产生反电动势冲击晶体管 BG_{304}。BG_{310} 是对 BG_{305} 基极作基极性保护的。R_{305} 是限流电阻,防止瞬时较大的干扰电压输入到开关电路。

具体工作程序和电路结构见图 2-60。

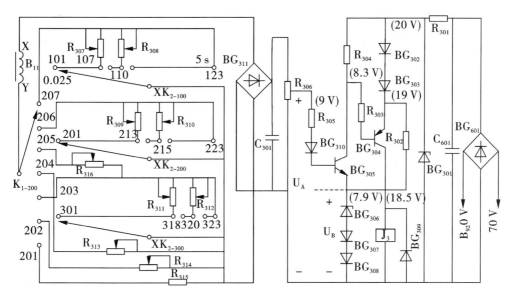

图 2-60 F_{78}-Ⅲ型 X 射线机容量限制电路

【实训方法及步骤】

1. 断开电源闸刀,卸去控制台四周护板,在控制台内部找出电源接触器、透视高压接触器、点片高压接触器、高压预上闸或摄影高压预备接触器、点片预备继电器、摄影预备继电器、旋转阳极启动继电器、主令继电器、Ⅰ台接触器、Ⅱ台接触器、时间继电器、过载保护继电器、千伏补偿调节电阻、摄影管电流调节电阻、透视管电流调节电阻、电容电流补偿电阻、磁饱和谐振式稳压器、空间电荷抵偿变压器、启动保护继电器、晶闸管保护继电器及印制板电路元器件。

2. 在识别控制台内部元件的同时,联系对照整机电路图分别做一介绍说明。并将接线排上的线号做一介绍说明,如高压变压器初级电路的输出端、X 射线管灯丝加热触及电路的输出端等。

3. 用万用表电阻挡分别测量如下电路。

（1）电源接触器线圈得电工作回路。

（2）自耦变压器线圈得电工作回路。

（3）千伏表预示工作回路。

（4）透视、点片摄影高压变压器初级工作回路。

(5)摄影高压变压器初级工作回路等。

遇到动合触点时,可用螺丝刀将接触器压合。

4.查看控制台内部元器件,在电路没有问题的情况下,将高压初级连线拆下,接入2只串联的220 V、100 W白炽灯,进行通电试验,观察控制台内各继电器、接触器在摄影状态下的运动情况。

5.切断电源,线号恢复原状,将控制台四周的护板上好。

【结果与讨论】

1.试述测量某元器件工作回路的意义。

2.如何单独判断继电器、触电器、电容器等元器件的好坏?

3.如何识别控制台内各个元器件的名称?

4.通过操作,观察控制台内各继电器、接触器的动作状态,并识别各继电器、接触器先后工作的顺序,讨论如何识别各继电器、接触器先后工作的顺序。

实训十八　FSK302-2-1A型程控X射线机使用操作及内部结构

【实训目标】

1.掌握FSK302-2-1A型X射线机的电路工作原理。

2.熟悉FSK302-2-1A型X射线机的电源板、灯丝板、采样板、接口板、CPU板、操作显示板及滑轮箱各部分电路的主要元器件作用。

3.掌握程控X射线机的操作方法及调试方法,了解机器产生的错误代码,并能正确判断机器发生故障的原因。

【知识目标】

掌握FSK302-2-1A型X射线机的电路工作原理;熟悉FSK302-2-1A型X射线机的电源板、灯丝板、采样板、接口板、CPU板、操作显示板及滑轮箱各部分电路的主要元器件作用;掌握程控X射线机的操作方法及调试方法,了解机器产生的错误代码,并能正确判断机器发生故障的原因。

【能力目标】

掌握程控X射线机的操作方法及调试方法,了解机器产生的错误代码,并能正确判断机器发生故障的原因,为专业岗位的需求奠定基础。

【素质目标】

培养学生良好的职业道德,树立学生全心全意为患者服务的医德医风;培养学生实事求是的科学态度及观察、分析和解决问题的能力;用理论联系实践的方法学习课程内容,在实践中培养学生良好的团队协作精神。

【实训器材】

FSK302-2-1A 型 X 射线机 1 台,"一"和"十"字形螺丝刀,TDS-220 记忆示波器 1 台,数字外用表(或 MF-64 万用表)1 块。

【实训原理】

(一)开机

本机采用单向 380 V 电源供电,当按下开机按钮"丨"时,开机继电器 JC_0 工作吸合,供给电源变压器 380 V 交流电源和系统 220 V 交流电源。当按下关机按钮"〇"时,切断系统电源。当选择 X 射线机面板上某一 kV 和 mA 组合时,计算机程序确定相应的高压初级值代码与自耦变压器碳轮返回的 A/D 取样值进行比较,并输出控制滑轮升降信号,控制滑轮的正常工作状态。

(二)摄影

当选择普通摄影时,按下手闸 I 挡,X 射线管灯丝开始加热升温,旋转阳极启动运转,经过 0.8 ~ 1.2 s 的延时,此时 X 射线管准备完备,如果再按下手闸 II 挡开始曝光,曝光限时时间到高压切断,曝光完毕。

注意:在曝光过程中,如果长时间不能停止时,应提前释放手闸,否则会造成 X 射线球管和电路的损坏,并危及患者安全。

【实训方法及步骤】

(一)空载调试

1. 接好机器的电源线,控制台与滑轮箱的连线,检查控制台内部的各连线接触是否良好,插接件有无松动现象。

2. 对照电路查找电路中的主要元器件及主要测试点。

3. 测量电源电压正常后,开机。等待 1 s,在面板上显示"DF500",延时 2 s,在此期间计算机监测外电源的电压幅度,如超过 10%,则显示故障代码(Err 1),设置 1 s 定时,此期间监测电源频率,同步计数不在 96 ~ 104,显示故障代码(Err 3)。同步正常,在面板上显示"H"和同步计数值(96 ~ 104),然后显示正常的摄影参数。

4. FSK302-2-1A 型 X 射线机控制台面板上各按键的功能及作用如图 2-61。

5. 按下 ⏚ 按键,机器正常通电后,检查控制台面板上各按键的功能是否正常。

(1)技术选择为 I 台付床摄影工作方式。

(2)kV 增减键,在显示面板的管电压设置窗口应有 kV 数值的变化。

(3)按 mA/mAs 增减键,在显示面板的管电流/毫安秒设置窗口应有 mA/mAs 数值的变化。mA 与 mAs 的切换通过 mAs 键进行切换。同时大、小焦点指示灯应有相应变化。

(4)按下 s/100 增减键,在显示面板的曝光时间设置窗口应有时间变化。

(5)按下 ▢ ⟳ ,I 台切换继电器 KMA_3 工作,接口板上的 KMA_1、KMA_2、KP 继电器工作,V_1、V_5 亮。灯丝板上的灯丝加热指令继电器 Korder 工作。电源板 KEV^- 工作,电机得电反转。

（6）选择不同的人体体型,通过按体位号增减键,人体不同位置的摄影参数在显示面板上显示,更改参数后可以进行存储记忆。

（7）选择主床时,调节 FKV 旋钮,FKV^+或FKV^-工作,电机得电,开始正转或反转。

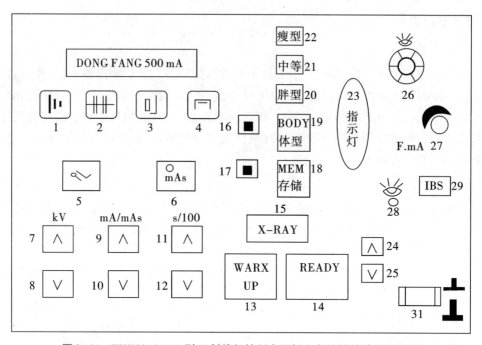

图 2-61　FSK302-2-1A 型 X 射线机控制台面板上各按键的功能及作用

1.平床,普通摄影方式选择键和指示灯;2.平床,滤线器摄影方式选择键和指示灯;3.胸片架,立位摄影方式选择键和指示灯;4.断层方式选择键和指示灯;5.选择诊断床方式工作键和指示灯;6.管电流和曝光时间的乘积切换键及指示灯;7.摄影管电压增加键;8.摄影管电压减小键;9.摄影管电流和电流时间积增加键;10.摄影管电流和电流时间积减小键;11.摄影曝光时间增加键;12.摄影曝光时间减小键;13.X 射线管灯丝加热升温指示灯;14.X 射线机曝光准备指示灯;15.曝光和透视指示灯;16.小焦点指示灯;17.大焦点指示灯;18.摄影体位参数存储键;19.体型选择键;20.胖体型指示灯;21.中等体型指示灯;22.瘦体型指示灯;23.人体摄影部位指示灯;24.体位号增加键;25.体位号减小键;26.透视管电压调整旋钮;27.透视管电流调整旋钮;28.透视按钮键;29.自动亮度控制选择键和指示灯;31.开关机键

6. 程控 X 射线机曝光控制程序的通电调试。

（1）模拟曝光　打开控制面板上盖,将拨码开关 SW_1 的 S_6 拨至"ON"位置,进行模拟曝光。

（2）选择付床、普通摄影　按下手闸第一挡,接口板上手闸Ⅰ挡继电器 JHD_1 工作,JHD_1 的一组触点通知 CPU 开始检测曝光准备信号,另一组触点将 EXP. ORDER 信号置为高电平,旋转阳极启动准备继电器 KST 工作,阳极旋转,灯丝加热继电器 Korder 工作,X 射线管开始升温,高压予上闸继电器 KE_1、KE_2 吸合,经过 $0.8\sim1.2\ s$ 延时,当 CPU 检测的以上几路信号正常后显示曝光准备完成,接口板上的摄影准备继电器 JREDAY 工作,显示面板上的 READY 灯亮。12 s 后如果没有手闸Ⅱ挡,机器显示故障代码 Err 6。

按下手闸第二挡,手闸Ⅱ挡继电器 JHD_2 得电工作,CPU8031 检测到第 15 脚的同步信号和上次曝光的相位记忆,确定正脉冲或负脉冲触发,同时当 D_1 第 5 脚也检测到相应信号,输出摄影可控硅触发脉冲,曝光开始,启动蜂鸣器鸣叫,产生 X 射线。如果在曝光期间释放手闸,机器将显示故障代码 Err 9。曝光过程中,采样板对管电流进行采样,检测实际产生的电流数值,如果管电流过高,机器显示故障代码 Err 10;管电流过低,机器显示故障代码 Err 11;到曝光时间后进行相位记忆,结束曝光。如果曝光时间不准,机器显示故障代码 Err 15;采样板上的 JOVE 继电器工作,延时 50 ms 后,JOVE 继电器释放。松开手闸,机器显示曝光前的参数,曝光程序结束。

(3)选择付床、滤线器摄影　选择付床、滤线器摄影时,KTAB 继电器工作,按下手闸Ⅰ挡,通过继电器 JHD$_1$ 和 KTAB 的触点接通滤线器 220 V 工作电源,按下手闸Ⅱ挡时,继电器 JHD$_2$ 的常闭触点断开,滤线器开始振动,同时继电器 JTAB 吸合,使 CPU 接收到 JTAB 吸合信号,在程序的控制下曝光,曝光的其他电路同普通摄影。延时 300 ms,在 300 ms内,JTB 继电器工作,如果没有滤线器返回信号,机器显示故障代码 Err8。

(4)选择付床、立位滤线器摄影　选择付床、立位滤线器摄影时,JSTB 继电器工作,摄影程序与普通摄影程序基本相同。

(5)选择付床、断层摄影。

(二)负载调试

X 射线机空载调试正常后,首先对 X 射线管组件进行负载调试,否则有可能造成高压电路和 X 射线球管的损坏。

1.Ⅰ台 X 射线管组件的高压训练

(1)将高压初级连线接好,然后开机。

(2)控制台上的所有参数选择最低参数。

1)按下透视按键,调整透视 mA 调节旋钮,使管电流保持 1 mA,管电压选择 50 kV,持续透视 2～3 min,无异常现象发生,然后升高 10 kV,再持续透视,直至 110 kV。

2)透视时,如果发现管电流不稳,或者听见有高压放电声音,应立即关机,将管电压降至最低,再重新进行高压训练。

注意:在高压训练过程中,应密切观察 X 射线球管的温度!

2.Ⅱ台 X 射线管组件的高压训练　将高压发生器油箱上的 01、02 号线进行对调,即可对Ⅱ台 X 射线管组件进行高压训练,训练方法同Ⅰ台 X 射线管的高压训练。但应在高压训练完毕之后,立即恢复响应端子的连线,否则将造成 X 射线管组件和主电路的损坏。

3.摄影管电流调整

(1)将 Board 8 板上的拨码开关 SW$_1$ 的 S$_4$ 拨至"ON",进行管电流的调整。

(2)Ⅰ台 300 mA,调整 Board 4 板 R55,mA 窗口应显示 47。

(3)Ⅱ台 100 mA,调整 Board 4 板 R50,mA 窗口应显示 76。

(4)Ⅱ台 300 mA,调整 Board 4 板 R51,mA 窗口应显示 47。

(5)Ⅱ台 400 mA,调整 Board 4 板 R52,mA 窗口应显示 63。

(6)Ⅱ台 500 mA,调整 Board 4 板 R53,mA 窗口应显示 47。

4.透视管电流的调整　透视 mA,调整 Board 4 板 R54。

5.mA 调整完毕,将 Board 8 板上的拨码开关 SW$_1$ 的 S$_4$ 拨至"OFF",以后曝光将不显示实际 mA 值。

6. 在上述操作过程中机器无任何故障显示,则认为机器负载调试正常。

7. 机器负载调试完毕后,按下曝光手闸 I 挡,观察 X 射线管灯丝的点燃,大、小焦点切换,旋转阳极靶面的旋转及刹车情况。

8. 如果有故障显示,对照故障代码表分析故障发生于何处并加以处理,在出现故障显示的情况下,请勿再使用本机,以免加重机器损坏。

(三)X 射线机故障代码

Err 1:电源波动范围超出规定(超出±10%)。

Err 2:电源检测回路故障。

Err 3:同步信号异常(非 50 Hz 或 60 Hz)。

Err 4:旋转阳极启动异常。

Err 5:灯丝增温异常。

Err 6:在规定时间内(12 s)内,未检测到手闸 II 挡信号。

Err 7:断层返回无信号。

Err 8:滤线器返回无信号。

Err 9:曝光过程中手闸提前释放。

Err 10:曝光过程中 mA 过高。

Err 11:曝光过程中 mA 过低。

Err 12:曝光结束后 12 s 中手闸未释放。

Err 14:高压初级异常(H. T. RET)。

Err 15:第一套限时失灵(8253 同步计数器异常)。

Err 17:透视过程中 kV 超过最大值。

Err 18:没有透视初级电压。

Err 21:FKV 滑轮调整异常。

Err 22:电源滑轮调整异常。

Err 23:RKV 滑轮调整异常。

【结果与讨论】

1. 针对调试过程中出现的问题,结合电路原理进行分析。

2. 试分析 FSK302-2-1A 型 X 射线机整机电路的工作原理。

3. 在调节 mA 按键时,随着 mA 的增大,灯丝加热脉冲的频率和脉宽将发生怎样的改变?

4. FSK302-2-1A 型 X 射线机参数出现混乱时,如何进行初始化?

实训十九　　国产 HF-50R 高频 X 射线机

【实训目标】

1. 掌握 HF-50R 高频 X 射线机电路工作原理。

2.熟悉 HF-50R 高频 X 射线机的特点。

3.掌握 HF-50R 高频 X 射线机的操作方法及调试方法,了解机器产生的错误代码,并能正确判断机器发生故障的原因。

【知识目标】

掌握 HF-50R 高频 X 射线机的电路工作原理;熟悉 HF-50R 高频 X 射线机的特点;掌握 HF-50R 高频 X 射线机的操作方法及调试方法,了解机器产生的错误代码,并能正确判断机器发生故障的原因。

【能力目标】

掌握 HF-50R 高频 X 射线机的操作方法及调试方法,了解机器产生的错误代码,并能正确判断机器发生故障的原因,为专业岗位的需求奠定基础。

【素质目标】

培养学生良好的职业道德,树立全心全意为患者服务的医德医风;培养学生实事求是的科学态度及观察、分析和解决问题的能力;用理论联系实践的方法学习课程内容,在实践中培养学生良好的团队协作精神。

【实训器材】

国产 HF-50R 高频 X 射线机 1 台,"一"和"十"字形螺丝刀,TDS-220 记忆示波器 1 台,数字外用表(或 MF-64 万用表)1 块。

【实训原理】

(一)主要技术特点

1.采用高频电源,管电压、管电流和灯丝电路采用闭环控制技术。

2.采用微处理器控制,提供多种自我诊断程序,使得设备容易维修,并减少时间。特别是高压发生器带有许多自我诊断程序,大大方便了故障的检查及排除。

3.采用电离室自动曝光控制(AEC),根据不同的增感屏速度,提供 11 条补偿曲线,保证胶片黑化度保持一致。

4.设有器官程序摄影(APR)功能,具备 8 个器官、3 种体型和 2 种体位,共 42 组曝光参数,微机按所选位置自动给出曝光条件,且可由医生修改存储。

5.小型立式控制台采用大屏幕液晶显示,使用操作简单。

(二)使用工作条件及主要技术参数

1.使用工作条件　输入电源条件:三相(380 ± 38) V,(50 ± 1) Hz;电源容量:$\geqslant$ 55 kV·A;电源内阻$\leqslant 0.3$ Ω;保护接地电阻:$\leqslant 4$ Ω;环境温度:$10 \sim 40$ ℃;相对湿度:$30\% \sim 75\%$;大气压力:$70.0 \sim 106.0$ kPa。

2.主要技术参数

输出最高管电压:150 kV。

输出最高管电压时的最大管电流:500 mA。

最大输出功率:50 kW,100 kV,50 mAs(500 mA,100 ms)大焦点。

标称功率:50 kW,100 kV,50 mAs(500 mA,100 ms)小焦点。

15 kW,150 kV,50 mAs(104 mA,5 s)小焦点。

最大管电流为 500 mA 时,最高管电压为 150 kV。

X 射线管球型号:RAD-12。

X 射线管球焦点尺寸:小焦点为 0.6 mm,大焦点为 1.2 mm。

摄影 kV 调节范围:40 ~ 150 kV,最小可调节间隔应不大于 1 kV。

输出管电压误差范围:管电压预置±10%。

mAs 调节范围:0.5 ~ 500 mAs。共 31 挡,分挡如下:0.5、0.63、0.8、1.0、1.25、1.6、2.0、2.5、3.2、4.0、5.0、6.3、8.0、10、12.5、16、20、25、32、40、50、63、80、100、125、160、200、250、320、400、500 mAs。

输出 mAs 误差范围:mAs 预置值偏差不大于±(预置值×10% +0.2 mAs)。

管电流调节范围:小焦点为 25、32、40、50、63、80、100 mA;大焦点为 125、160、200、250、320、400、500 mA。

曝光时间条件范围:2、2.5、3.2、4、5、6.3、8、10、12.5、16、20、25、32、40、50、63、80、100、125、160、200、250、320、400、500、630、800 ms 及 1.0、1.25、1.6、2.0、2.5、3.2、4.0、5.0 s。

(三)电路工作原理

1. 低速启动板的电路工作 T_2、T_3 为阳极启动检测采样互感器,当启动电路正常时,分别经 U_{6A}、Q_3、U_{3A} 及 U_{6B}、Q_4、U_{3A} 后,在与门 U_{1D},反相器 U_{1C} 再经 U_{1A}、U_{1B},最后使 K_1 输出信号,同时 LD_2 点亮与否来表示。在低速启动板上(HF5006),微调 VR_2 能调整适当的启动时间,微调 VR_1 能调整正确的启动电压和维持电压。

按下手闸 I 挡后,CPU 板给出上电信号(/POWST),K_3 继电器得电,大约 20 ms 后,CPU 板给出启动信号(/RADST),K_2 继电器得电,+12 V 通过 R_5 和 VR_2 向 C_4 充电;C_4 上的电压未让 U_{2D} 翻转前,TP_2(U_5 的 2 脚)为 0 V,U_5 比较器完全工作,输出高电平,Q_1 导通,经 E_2 光耦合,Q_5 导通,因而 D_0 晶闸管完全导通,启动电路以 220 V 的高启动电压施加于阳极旋转的定子线圈上,工作在快速启动阶段。

约经 1.6 s 后,C_4 上电压充到一定值后,U_{2D} 被触发翻转 TP_2(U_5 的 2 脚)为脉冲设置电压,U_5 比较器工作在脉宽切断状态,输出一定脉宽的脉冲,Q_1 相应导通,经 E_2 光耦合,Q_5 也由脉宽决定导通时间,此时 D_0 晶闸管的导通由导通角控制,启动电路以 110 V 电压运行,工作在维持阶段。

当曝光结束,CPU 停止启动信号(/RADST),K_2 继电器断电,D_0 晶闸管关断,约 20 ms 后,CPU 板停止上电信号(/RADST),K_3 继电器断电。

2. 管电压闭环控制的基本过程 管电压采样比为 1 V:33.3 kV。

按下手闸 I 挡后,CPU 板给出 D/A 值(kV - SET),经 N_{1A} 后,施加给调整板(HF5004 A)U_4 的误差放大器。

高压采样信号(kV⁺、kV⁻)是从高压发生器油箱的高压取样电阻分压得到,分别施加给 N_{4A} 和 N_{4B} 的误差放大器,经 N_{4C} 后送给 U_4(在调整板电路上),U_4 工作在 PWM 状态,$U_{4/9}$、$_{10}$ 输出两路触发控制信号,其驱动输出(kVDR1、kVDR2)经 U_1 后给 IPM 驱动板光耦

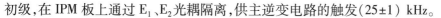

初级,在 IPM 板上通过 E_1、E_2 光耦隔离,供主逆变电路的触发(25 ± 1) kHz。

IPM 使得逆变桥路工作,高压变压器初级得电,发生器开始加载。

曝光结束,CPU 板停止控制信号(/kV ON),关掉调整板上的 U_4,同时 CPU 板给出 D/A 值(kV-SET)为 0 V,U_4 停止工作,驱动($kVDR_1$、$kVDR_2$)无输出,IPM 逆变桥路停止工作。

管电压闭环控制的精度要求误差值<±5%,如果不能达到要求,可微调 CPU 板(HF5003B)上的 VR_1 电位器,再次曝光验证,可以用示波器探头置于调整板 $TP_2(kV_P)$ 和 OVA 上,选择 80 kV、200 mA、100 ms、20 mAs,进行一次曝光,测算示波器记录信号是否达到 80 kV±5%;观察非介入千伏表显示,MAX 值是否达到 80 kV,以介入千伏表显示 MAX 为准。

3. mA 闭环控制的基本工作过程　mA 采样配比为 1 V∶1 00 mA、(80~500 mA); 1 V∶10 mA、(25~63 mA)。

由于灯丝板 1(小焦点)和灯丝板 2(大焦点)完全一致,所以灯丝闭环控制(以小焦点 FILA1 为例)工作如下。

正常预热时,CPU 板给出预热 D/A 值(FILA1-SET),经 N_{2B} 送给调整板(HF5004B) U_2(TL594)的误差放大器,CPU 板给出控制信号(/FILA1 ON)。U_2 工作在 PWM 状态,其驱动信号经 U_6 输出(FILA1 DR1、FILA1 DR2)给到灯丝板 1 上的 E_1、E_2 和 E_3、E_4 光耦初级,经整形后分别去控制灯丝板 1 上的 Q_1、Q_2、Q_3、Q_4 所组成的 MOS 管逆变桥路工作[逆变频率在(10.0 ± 0.1) kHz],灯丝变压器的初级得电,开始给灯丝加载。

按下手闸 I 挡后,CPU 板给出增温 D/A 值(FILA1-SET),送到调整板 U_2 的误差放大器,使得灯丝处于增温加载状态。灯丝初级电路采样信号(FILA1)从灯丝板 1 的取样互感器 T_3 得到,经 U_5(AD536)有效值转换器,送给 U_2 的误差放大器,不断调整 U_2 的 PWM 工作状态,可精确地稳定 mA 值。

曝光结束,CPU 给出(kV-SET)为预热值,电路又恢复为预热状态。

如果 mA 精度不能达到误差<±5%的要求时,可进入下面灯丝调试程序进行校准:关机,将 CPU 板 SW_1 的第 6 位拨至"ON"位置;开机,待进入正常工作画面,按复位键,可以在调节灯丝值(高 8 位、低 8 位)和参量(ms/s、mAs)之间切换。

发生器的灯丝 D/A 为 12 bit,当画面切换至灯丝调节时,D/A 值的高 8 位在 ms/s 栏显示,不灭显百位、十位的 0,以区别于 ms/s;D/A 值的低 8 位在 mAs 栏显示,不灭显百位、十位的 0,以区别于 mAs。

可以分别调整高 8 位、低 8 位,也可以整体调整(例如,只调整低 8 位,也可以实现高 8 位的进位与错位)。一般的参考经验值:25~100 mA 时,每调整低 8 位的 1 个 bit,管电流变化 0.3~0.5 mA;100~500 mA 时,每调整低 8 位的 1 个 bit,管电流变化 0.8~1.5 mA。

改变灯丝的 D/A 值,直接控制灯丝电流,从而控制灯丝的发射,也能达到调整管电流的目的。校准完毕,关机,将 CPU 板 SW_1 的第 6 位拨至"OFF"位置。再次验证管电流的准确性,可以将示波器探头置于调整板(HF5004A)上的 TP_{12}(mA)和 OVA 上,选择 40~150 kV,50 ms,管电流依次为 25~500 mA 变化进行曝光,调整示波器记录信号是否达到

±5％精度要求。

大焦点工作为 FILA2,电路工作过程类似。

(四)故障显示代码的内容

当机器能够正常显示的情况下,在机器操作过程中如果出现故障,机器将显示故障代码(表2-2)。

表2-2 HF-50R 机器故障代码表

故障代码	故障内容	故障代码	故障内容
E01	开机,手闸Ⅰ故障	E28	灯丝1反馈超过设定值 +30%
E02	开机,手闸Ⅱ故障	E29	灯丝1反馈低于设定值 -30%
E03	开机,脚闸故障	E30	灯丝2反馈超过设定值 +30%
E04	主逆变电源故障	E31	灯丝2反馈低于设定值 -30%
E05	系统自检,A/D 转换出错(AD7828)	E32	2864 灯丝值错误(低于最小,大于最大)
E06	向 RAM 写灯丝值错误(2864)	E33	kV 的 AD 反馈超过设定值 +15%
E07	非曝光状态,阳极启动	E34	kV 的 AD 反馈低于设定值 -15%
E08	小焦点故障(F1FTL)	E35	mA 的 AD 反馈超过设定值 +15%
E09	系统自检,小焦点预热错误故障	E36	mA 的 AD 反馈低于设定值 -15%
E10	大焦点故障(F2FTL)	E37	小焦点灯丝预热故障(AD 反馈值过小)
E11	系统自检,大焦点预热错误故障	E38	小焦点灯丝预热故障(AD 反馈值过大)
E12	球管温度1、2报错	E39	大焦点灯丝预热故障(AD 反馈值过小)
E14	kV 超过设定值 +10%	E40	大焦点灯丝预热故障(AD 反馈值过大)
E15	kV 低于设定值 -10%	E41	kV 过冲(超过软件最高 kV 设定值)
E16	mA 超过设定值 +10%	E42	kV 过低(低于软件最低 kV 设定值)
E17	mA 低于设定值 -10%	E43	小焦点快速增温超过极限值
E18	阳极启动转速过低	E44	大焦点快速增温超过极限值
E19	按手闸Ⅰ挡5 s后,无Ⅱ挡,报错	E00	上下机位通信故障
E20	mA 过冲(超过最高软件 mA 设定值)	E50	AEC 工作时,曝光时间未到,报错
E21	mA 过低(低于最低软件 mA 设定值)	E51	空载小焦点自检故障
E22	曝光时间未到,Ⅱ挡提前下闸,报错	E52	空载大焦点自检故障
E23	曝光结束10 s后,Ⅰ挡仍未松开,报错	E60	运行中,上 2864 芯片数据存储故障
E24	kV 过高(KVOVER)	E61	运行中,下 2864 芯片数据存储故障
E25	IPM 故障(IPMFLT)	E62	上位机写灯丝值 2864 故障
E26	超过硬件最大允许 mA 值(MAOVER)	E63	上位机键控故障
E27	8279(ROM 错误)故障		

【实训方法及步骤】

1. 认识该机控制台各个按钮和元件的功能。

2. 卸去控制台四周护板,对照电路图认识电路所涉及的各个元部件。

3. HF-50R 高频 X 射线机的操作。控制面板操作控制键如图 2-62 所示。

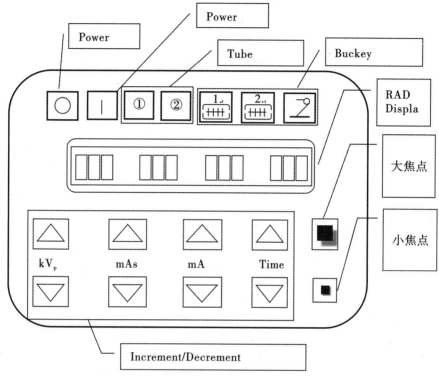

图 2-62　HF-50R 高频 X 射线机控制面板

（1）┃开机　按下开机键,发生器通电,主机将通过起动流程引导自动自检,显示屏将会显示启动流程。在照相 kV_p 显示栏上的信息通常对维修有用,流程结束后,面板上应显示正常的照相参数,自动选择管位 I 和滤线器。

（2）○关机　按下此键关机。

（3）参数调节　▢▢▢　▢▢▢　▢▢▢　▢▢▢▢照相显示屏:在照相方式中显示所选择的 kV_p、mAs、mA 和时间参数值及以下各参数。

kV_p:当按下“开机”键后,显示实际管球热容量值。

当系统出现问题时,显示错误信息,以字母“E”开头。

kV_p　mAs　mA　Time 增加/减少键:通过各个按键,增加或减少照相的参数值。

对应按键的速率,参数响应一步步地增加或减少,按住不动变化会快些。

kV_p:选择管电压。

mAs:选择曝光 mAs。

mA:选择管电流。如果电源电压不能满足最大负载,最大 mA 值可能受到限制。

Time:以秒为单位选择曝光时间。

(4)焦点选择

■大焦点:表明选择了"大焦点"。

■小焦点:表明选择了"小焦点"。

(5)照相操作　确定 X 射线管在使用时已经预热,一直到"准备"指示灯亮,选择"管位""滤线器"和照相参数。按下曝光手闸准备挡,一直到"准备"指示灯亮,然后按下曝光手闸曝光,曝光期间,"曝光"指示灯亮,同时听到曝光蜂鸣器声音。曝光结束后,松开手闸。

(6)自动曝光控制(AEC)　具体面板如图 2-63,自动曝光控制在通过精确对比后,产生一致的胶片。自动曝光组合包括曝光区域选择,胶片/增感屏组合,胶片黑度的补偿及 AEC 复位。通过按下面 3 个区域选择键中任意一个,选中 AEC 方式。退出 AEC,则按所有亮着的 AEC 区域选择键,直到没一个亮。其主要功能如下。

1)区域选择　可选择自动曝光探测器的区域,选中后相应的按键亮,再按下该键取消。

2)胶片/增感屏组合　这些胶片/增感屏组合(200、400、800)允许通过慢、中、快方式调整管电压,每次选中一个胶片/增感屏选择键后,其他的自动取消。

3)黑度　通过按下这些按键,调整照片的黑度,在 AEC 被选中时,常规黑度为 0。

4)AEC 复位键　当 AEC 被选中后,发生器不允许曝光超过 550 mAs。曝光时间超过设定值时,指示灯变亮,警报声报警,曝光在最大限定时间结束。

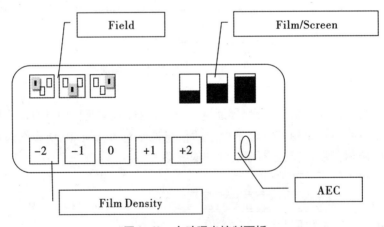

图 2-63　自动曝光控制面板

(7)自检　HF-50R 型 X 射线机的自检包括以下几项。

1)辐射防护　指出当 X 射线设备使用时,机房门是敞开的。

2)发生器过载　指出由于实际 mA 或 kV_p 超过设定值,曝光提前结束。需关掉机器,然后再开机,才能进行下次曝光。

3)X 射线管过载　指出选定的技术指标超出 X 射线管容量范围,或者目前 X 射线管

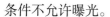

条件不允许曝光。

4）启动故障 指出 X 射线管阳极没有正常运转,曝光被禁止。

5）热容量 指出 X 射线管累积的热容量,加上当前所选参数计算的热容量,超过球管热容量,减少曝光参数或等待球管冷却。

6）技选故障 指出由于所选参数不当,在面板上将显示错误代码,或者所需参数超出 X 射线球管的估计值。

（8）热容量 本发生器备有一个热容量计算器。曝光期间,计算热容量累积起来。按下"开机"键,查看剩下的热容量。kV_p 显示栏将显示剩余的百分比热容量。热容量以字母"H"开头,显示"H75"就意味着球管还有 75% 的热容量,H—表示 100% 热容量。松开开机键,kV_p 显示栏恢复正常功能。

（9）曝光次数计数 在确定未选择 AEC 方式下,通过按下不同的符合组合键,可以直接读出机器完成的曝光次数。曝光次数在 kV_p 和 mA 显示栏显示,最多可显示 999 999 次。

4. HF-50R 型 X 射线机调试

（1）低压直流电源测试

1）发生器柜的工作所需电源是靠发生器前部的低压直流电源来提供的。开机后,用数字万用表测量发生器柜中的高压控制板上 P2-2-3（+）、P2-2-4 之间的电压应该是（+5±0.2）VDC。需要时可以调节电源板上的 +5 VDC ADJ 达到所需电压。

2）用数字万用表测量发生器柜中的高压控制板上 P2-2-2（+）、P2-2-4 之间的电压应该是（+12±0.1）VDC。需要时可以调节电源板上的 +12 VDC ADJ 达到所需电压。

3）用数字万用表测量发生器柜中的高压控制板上 P2-2-1（+）、P2-2-4 之间的电压应该是（-12±0.1）VDC。需要时可以调节电源板上的 -12 VDC ADJ 达到所需电压。

4）控制台 CPU 板上的 +5 V 开关电源供电的测量:①用数字万用表测量发生器柜中的 TS1-30（GND）、TS1-29 之间的电压应该是（12±0.5）VAC;②用数字万用表测量控制台上 TP GND 和 TP+5 V 之间的电压应该是（5±0.2）VDC。

（2）开机启动 开机时,控制台 CPU 板上的开关 302SW2-2-2 拨到"ON"位置,发生器会执行一系列自检过程。启动完成后,控制台应该是显示正常的照相参数。

（3）微处理器和一般操作 下列发光二极管会指示发生器上的每个微处理器工作是否正常。

1）系统启动时,高压控制板上的发光二极管 DS_1 快速闪烁;随后,闪烁的速度减至 2 次/s。表明微处理器 U_5 工作正常。

2）正常情况下,控制台 CPU 板上的发光二极管 DS_2 与高压控制板发光二极管 DS_1 的闪烁速度相同,表明微处理器 U_{30} 工作正常。

3）发生器柜内接口板上 DS_1 亮,表明已经开机,110AV 接通。

4）正常情况下,控制台 CPU 板上的发光二极管 DS_1 亮时,表明控制台的定时器工作正常,从而确保发生器柜数据通讯的正确时序。

（4）灯丝控制板 灯丝控制板上的发光二极管（DS_1 和 DS_2）可指示灯丝驱动电路的状态。当它们亮时,表明灯丝电源正常,但并不表明电源已经全部充满。两个发光二极管灭时,表明没有 200 VAC,这可能是因为保险 F_1、F_{12}、F_{13} 或整流桥 BR_1 损坏;一个发光二极管亮,表明灯丝控制板工作不正常。

(5)高压逆变电源 注意:断开系统电源后,储能电容上的电源至少需要 3 min 才能释放掉。因此应确保储存电容上不留任何电荷,等到充电监视板上的发光二极管熄灭为止。

充/放电监视板上的发光二极管 DS_1 指示高压逆变电容(C_1 到 C_4)的充电情况。但是,DS_1 亮并不表示电容上充满了电荷。电容上的电压可以在 IGBT 直流总线上测量出来。

当发生器电源接通,并且测试开关处于"NORMAL"位置时,电容通过 R_1 连续充电,电容充好电后,充/放电监视板检测到这个状态后,通过 K_1 将 R_1 短路,软充电电路或者充/放电监视板的故障会阻止电容充电,进而阻止曝光。如果 F_3、F_4、F_5 熔断或者没有电源输入,电容的充电就会停止,应进行下面的检测测试。

1)检查 K_5 或 K_6 的接点是否被烧熔并闭合,或者驱动器电路的故障导致其闭合,当接触器 K_6 得电时,电源保险就会烧断,这是因为大电容(C_1 到 C_4)对电源相当于短路。

2)检查 IGBT 是否短路,最好通过测试 IGBT 的任意两个接点来完成,如果 IGBT 被烧坏,建议在更换 IGBT 的同时,更换 IGBT 控制板。

(6)管电流不足的调整 如果达不到最大的管电流,问题可能是由于灯丝电源已经达到最大,或者 kV_p 值衰减过大。如果灯丝电源达到最大值,可以降低逆变器的频率来增加驱动力。

(7)高压时 kV_p 值错误 高压逆变器本身带有开关器件(IGBT)限流装置,当电流超过了限定值时,kV_p 就会急剧下降(下降 $10 \sim 30$ kV_p)。这种情况可能是由于电源电压过高,或者高压逆变器频率设置错误所引起的。

(8)X 射线的预热过程 X 射线的预热按以下过程进行。

1)把遮光器全部关上。

2)选择曝光参数为 70 kV_p、200 mA、1 s。

3)确认 X 射线机房无人暴露在射线下。

4)进行 3 次曝光,隔 15 s 一次。

5.维修保养 诊断故障,分析故障代码。

【结果与讨论】

1.高频 X 射线机组成及特点是什么?

2.灯丝加热电路原理及特点是什么?

3.为什么高频摄影 X 射线机比工频 X 射线机成像质量高?

实训二十 X射线机灯丝变频电路实验箱

【实训目标】

1.掌握 FSK302-2-1A 型 X 射线机灯丝变频电路、稳压电路的工作原理和电路特点。

2.熟悉电路各点的正常工作电压和电路波形,摄影管电流发生变化时灯丝加热电流波形的变化情况。

3.理解灯丝逆变的过程及工作特性。

【知识目标】

掌握 FSK302-2-1A 型 X 射线机灯丝变频电路、稳压电路的工作原理和电路特点;熟悉电路各点的正常工作电压和电路的波形,摄影管电流发生变化时灯丝加热电流波形的变化情况;理解灯丝逆变的过程及工作特性。

【能力目标】

掌握 FSK302-2-1A 型 X 射线机灯丝变频电路、稳压电路的工作原理和电路特点;熟悉电路各点的正常工作电压和电路的波形,摄影管电流发生变化时灯丝加热电流波形的变化情况,为专业岗位的需求奠定基础。

【素质目标】

培养学生良好的职业道德,树立学生全心全意为患者服务的医德医风;培养学生实事求是的科学态度及观察、分析和解决问题的能力;用理论联系实践的方法学习课程内容,在实践中培养学生良好的团队协作精神。

【实训器材】

FSK302-2-1A 型 X 射线机灯丝变频试验箱 1 台,示波器 1 台,数字万用表 1 块。

【实训原理】

X 射线机灯丝逆变电路采用交流逆变技术,能自动稳定 X 射线管灯丝的加热电流,当选择不同的管电流时,产生一个与管电流相对应的控制信号来控制灯丝加热脉冲宽度,稳定控制灯丝电压,提供合适的曝光量,以满足诊断需要。工作原理如图 2-64 所示。

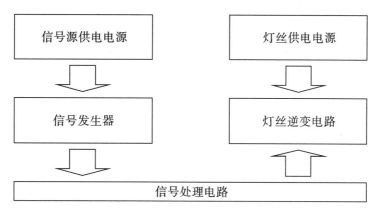

图 2-64 FSK302-2-1A 型 X 射线机工作原理

(一)电源电路

接通电源电压之后,当灯丝加热正常时,一路由变压器次级输出相位差为 180° 的正负交流电压,经过整流滤波,电压调整之后输出稳定的的直流电压,输入至灯丝逆变电路。另一路由变压器次级输出 9 V 交流电压,经过整流滤波,7805 集成电路稳压,输出 +5 V 直流电压,供给脉冲信号发生电路。

（二）信号发生电路

信号发生电路根据输入的频率及灯丝所需要的管电流大小,产生逆变电路所需要的占空比为 1∶1 的方波的频率控制信号(占空比为 1∶1 方波信号,图 2-65①)和电流控制信号(根据电流的大小,对同频率的方波信号经过占空比调制的信号,图 2-65②),以上两路信号经信号处理电路处理后生成两组逆变控制信号(图 2-65③和④),将以上两组信号分别送入灯丝逆变电路,经逆变后产生一个交流电压(图 2-65⑤),供给灯丝供电电路。

（三）灯丝逆变电路

经信号处理电路处理后生成两组逆变控制信号(图 2-65③④),经过隔离器件后送 Q_1、Q_3 逆变,产生一个交流电压,供给灯丝供电电路。

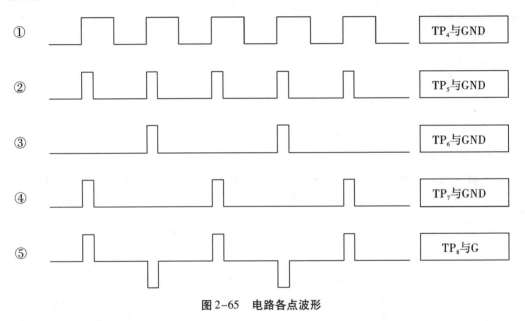

图 2-65 电路各点波形

【实训方法及步骤】

（一）熟悉电路元器件及电路接线的测试点

对照 FSK302-2-1A 型 X 射线机灯丝板电路,熟悉电路中各元器件,并查找电路接线和测试点,如图 2-66 所示。

（二）接通电源电压

给 X 射线灯丝逆变使用箱接入 220 V 电源,打开电源开关,观察 D_{10}、D_{11} 指示灯亮,说明电源调整电路供给灯丝逆变的正负电压正常;观察 PWR 指示灯亮,说明供给信号发生器的电压正常。

（三）频率显示

开机后,电源工作正常可以看到显示频率的数码管显示 200 Hz,可以使用调节频率的按钮在 200～500 Hz 上下调节频率的大小。

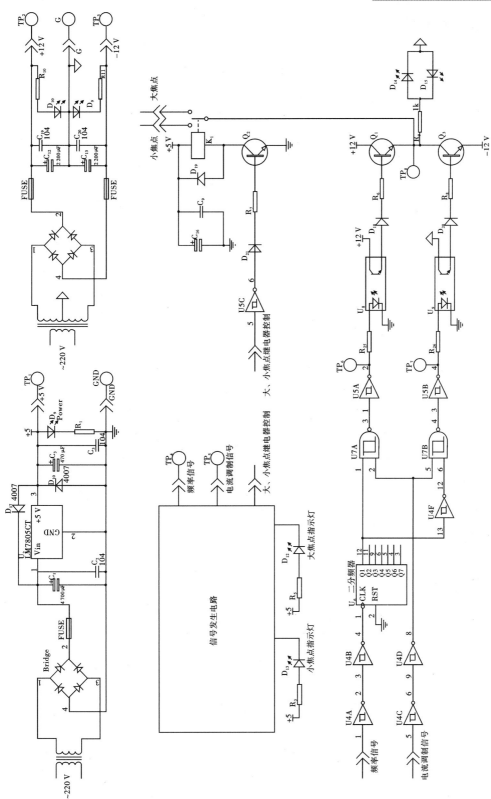

图2-66 FSK302-2-1A型X射线机灯丝板电路

（四）管电流调节

开机后，电源工作正常，可以看到显示管电流的数码管显示 50 mA，可以使用调节管电流的按钮在 50～500 mA 上下调节管电流的大小。当数码管显示为 50、100 mA 时，为小焦点灯丝加热，可以看到小焦点指示灯亮；当数码管显示为 200、300、400、500 mA 时，继电器 K_1 工作切换电路，为大焦点灯丝加热，可以看到大焦点指示灯亮。

（五）灯丝加热

调节好大、小焦点后，按下加热开关，可以看到大焦点、小焦点指示灯亮起，对应大、小焦点的灯丝开始加热的电路正常工作。

（六）数据测量

分别测量 TP_2 与 G 点电压、TP_3 与 G 点电压，测量 TP_1 与 GND 点电压，观察电压是否正常。

（七）电压波形测量电压波形观察

在测量波形前，首先将频率调节为 200 Hz，管电流调节为 50 mA。

注意：波形测试时各测试点不共地，每次测量波形时，要先关断电源开关，再放探头输入线测量波形。

（八）测量各点电压波形

测量 TP_4 与 GND 的电压波形；TP_5 与 GND 的电压波形；TP_6 与 GND 电压波形；TP_7 与 GND 电压波形；TP_8 与 G 的电压波形。

（九）大、小焦点切换

分别调整电流值为 50、100、200、300、400、500 mA 时，观察大、小焦点的灯丝转换及亮度，并测量电压，并观察各测试点波形的变化情况。

（十）频率调整

调整频率旋钮，观察大、小焦点的灯丝的转换及亮度，并测量电压，观察各测试点波形的变化情况。

【结果与讨论】

1. 试分析 FSK302-2-1A 型 X 射线机灯丝变频电路的工作原理。
2. 信号发生器是怎样控制信号发生器的？是如何控制管电流信号的？
3. 频率信号的大小是否影响灯丝的加热电压？

实训二十一　接地装置制作、埋设与接地电阻测量

【实训目标】

1. 掌握医学影像设备对接地装置的要求，接地装置在医学影像设备中的作用及接地

的意义。

2.了解接地装置的种类、规格标准及接地装置的制作和埋设过程。

3.掌握接地电阻的测量方法,了解接地电阻测量仪的基本工作原理。

【知识目标】

掌握医学影像设备对接地装置的要求,接地装置在医学影像设备中的作用及接地的意义;了解接地装置的种类、规格标准及接地装置的制作和埋设过程;掌握接地电阻的测量方法;了解接地电阻测量仪的基本工作原理。

【能力目标】

了解接地装置的种类、规格标准及接地装置的制作、埋设过程;掌握接地电阻的测量方法,为专业岗位的需求奠定基础。

【素质目标】

培养学生良好的职业道德,树立全心全意为患者服务的医德医风。培养学生实事求是的科学态度及观察、分析和解决问题的能力;用理论联系实践的方法学习课程内容,在实践中培养学生良好的团队协作精神。

【实训器材】

接地电阻测量仪(ZC-8型接地电阻测量仪)、相关导线、探针、接地电极、接地导线、木炭、食盐及相关工具。

【实训原理】

医用影像设备作为高电压的医疗设备,在工作中患者及操作人员都不可避免地接触到机器的外壳,当设备被击穿时,由于设备外壳带电,会导致人员触电事故。因此,影像设备必须设有防电击保护装置——接地装置。为确保应用安全,在设备安装时,应严格按照规定切实做好这项工作。

(一)接地的意义及作用

接地本身具有两个方面的意义:一是"保护接地",即将影像设备的金属外壳及与之相连接的金属部件与接地装置间作良好的电器连接,一旦由于电器绝缘被破坏或击穿而导致外壳带电时,由于人体电阻远大于接地电阻,使短路电流被接地装置所旁路,使触及外壳的人体免遭高压电击,起到安全保护作用;二是"工作接地",即为保证某些电路的工作需要,将电路中的某一点与大地做电器上的连接(如高压次级的中心接地及直流电路的共用线等)。

(二)ZC-8型接地电阻测量仪外形结构

接地电阻测量仪由手摇动发电机、电流互感器、滑动电阻器及控流计等组成。全部构件装于铅合金铸造的携带式外壳内,附件有辅助接地电极及连接线等,装于附件袋内,具体外形如图2-67所示。

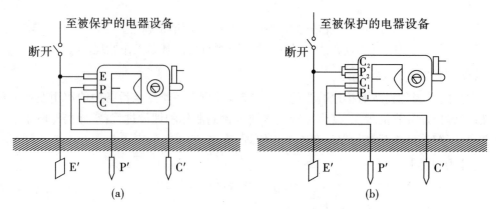

图 2-67　ZC-8 型接地电阻测量仪外型

（三）ZC-8 型接地电阻测量仪工作原理

ZC-8 型接地电阻测量仪的工作原理如图 2-68 所示。ZC-8 型接地电阻测量仪根据电位计的工作原理设计,当仪表发电机的摇把以 120 r/min 以上的速率转动时,便产生 110～115 Hz 的交流电流。仪表接线端钮 E(或 C_2. P_2)连接于接地电极 E',另外两端 P 和 C(或 P_1 和 C_1)连接到相应的接地电位探测针 P' 和接地电流探测针 C',电位和电流探测针沿接地电极 E' 按适当的距离插入土壤中。手摇动发电机产生的交流 I_1 经电流互感器 C.T. 的一次绕组,接地电极 E',大地和电流探测针 C' 回到发电机,在电流互感器二次绕组产生的 I_2 接于电位器 RS。当检流计指针偏转时,调节电位器 RS 的接触点 B 以使其达到平衡。E 和 P 之间的电位差与电位器 RS 的 0 和 B 之间的电位差是相等的。

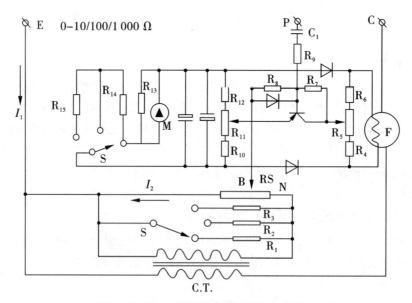

图 2-68　ZC-8 型接地电阻测量仪工作原理

如果刻度盘满刻度为 10,读数为 N,则

$$R_x = \frac{I_2 \cdot RS \cdot N}{10 \cdot I_1}$$

【实训方法及步骤】

(一)接地装置规格、制作及埋设实验

1.认识接地装置的种类及规格标准

(1)用铜管制作接地电极,规格:直径>50 mm,长度>2 m。

(2)用铜板制作接地电极,规格:面积>0.25 m^2,厚度>3 mm。

(3)接地线规格:截面积铜线>4 mm^2,铁线>12 mm^2。

(4)接地电阻国家标准 X 射线机<4 Ω,CT<4 Ω,最好在 1 Ω 以下。

2.观察装置埋设方法及过程。

(二)接地电阻测量实验

1.沿被测接地电极 E′,使电位探测针 P′和电流探测针 C′,依次直线彼此相距 20 m,并使电位探测针 P′插于接地电极 E′和电流探测针 C′之间。

2.用导线将 E′、P′和 C′连接于仪表相应的端钮上。

3.将仪表放置于水平位置,检查检流计指针是否指示在中心线上,否则调整调零钮,将其指示中心线。

4.将"倍率标度"置于最大倍数,慢慢转动发电机的摇把,同时转动"测量标度盘",使检流计指针指于中心线。

5.当检流计指针接近平衡时,加快发电机摇把的转速,使其达到 120 r/min 以上,调整"测量标度盘",使指针指于中心线上。

6.如"测量标度盘"的读数<1 时,应将倍率标度开关置于较小的倍数,再重新调整"测量标度盘"以得到正确读数。

7.用"测量标度盘"的读数乘以倍率标度的倍数,即为所测量的接地电阻值。

【结果与讨论】

1.国内外规定的 X 射线机和 CT 机接地电阻应为多少?

2.当接地电阻过大时,会产生什么后果? 为什么?

3.大型影像设备接地线能否直接连接到电源配电箱的接地端?

实训二十二　数字 X 射线摄影设备

实训二十二(1)　数字 X 射线摄影设备的结构与操作规程

【实训目标】

1.熟悉数字 X 射线摄影(digital radiography,DR)设备的组成、特点及技术指标。

2.掌握 DR 设备的操作规程。

3.了解 DR 设备的整体布局。

【知识目标】

熟悉 DR 设备的组成、特点及技术指标;掌握 DR 设备的操作规程;了解 DR 设备的整体布局。

【能力目标】

掌握 DR 设备的操作规程;了解 DR 设备的整体布局,为专业岗位的需求奠定基础。

【素质目标】

培养学生良好的职业道德,树立全心全意为患者服务的医德医风;培养学生实事求是的科学态度及观察、分析和解决问题的能力;用理论联系实践的方法学习课程内容,在实践中培养学生良好的团队协作精神。

【实训器材】

1 台标准的 DR 设备。

【实训原理】

直接数字 X 射线摄影(direct digital radiography,DDR)是指在具有图像处理功能的计算机控制下,采用平板探测器,直接把 X 射线影像信息转化为数字信号的技术。DR 即使在一些曝光条件难以掌握的部位,也能获得很好的图像。

(一)数字 X 射线摄影技术的特点

数字 X 射线机是计算机图像处理技术与 X 射线放射技术相结合形成的一种先进的 X 射线机,其主要特点如下。

1.图像分辨力更高　数字 X 射线机最突出的优点就是分辨率高,图像清晰、细腻,医生可根据需要进行数字减影等多种图像后处理,以期获得理想的诊断效果。

DR 系统不存在光学模糊,其清晰度主要由像素决定。空间分辨率高,动态可调范围宽,有丰富的图像后处理功能,从而可以获得满意的诊断效果。

2.患者受照射剂量更小　数字 X 射线机形成的数字化图像比传统胶片成像所需的 X 射线剂量要少,因而能用较低的 X 射线剂量得到高清晰的图像,同时也使患者减少了受 X 射线辐射的危害。

3.速度更快,工作效率更高　DR 改变了以往传统胶片摄影的方法,可使医院放射科取消原来的图像管理方式,省去片库房,采用计算机无片化档案管理方法,可节省大量的资金和场地,极大地提高工作效率。

此外,由于数字化 X 射线图像的出现,结束了 X 射线图像不能进入医院 PACS 系统的历史,为医院进行远程专家会诊和网上交流提供了极大的便利。

另外,该设备可进行多幅图像显示,进行图像比较,利于医生准确判别、诊断。通过图像滚动回放功能,还可以使医生回忆整个透视检查过程。

(二)数字 X 射线摄影设备的主要构成及技术指标

以 HOLXO176 DR 为例进行介绍。

控制台包括 DROC、DRAC、程序控制、UPS 及 CRT 监视器。

X 射线球管:功率 34/100 kW,旋转阳极靶面 12°,热容量 400 kHU,焦点尺寸 0.6/1.2 mm。

高压发生器:80 kV,40～150 kV$_p$,管电流 25～1 000 mA,高压发生器的逆变频率 11 kHz。

平板探测器(非晶硒):有效面积 35 cm×43 cm,像素单元尺寸 139 μm,动态范围 14 bit 的数据采集。

悬吊架:垂直运动距离 152 cm,垂直旋转±180°,水平旋转±115°,中心自动对准,电磁刹车。

EPEX 多功能摄影床:(浮动床)纵向移动距离±50 cm,横向移动距离±13 cm,垂直移动距离 26 cm。

平板支架:纵向移动范围 86 cm,横向移动距离±13 cm,垂直移动范围 132 cm,X 射线垂直支架旋转角度±180°,BUCKY 的垂直旋转角度±180°。滤线栅栅比为 10∶1,栅焦距 (f)为 130 cm。

DELL 计算机主机:CPU P4 2.0 G;内存 512 M;硬盘 80 G;医用立式显示器专用显卡:1.4 M CD-ROM。

显示器:BACOK 2 K×2.5 K 立显。

网络适配器:10 M/100 M 自适应快速 Internet 接口。

操作系统:Windows 2000 Professional+SP2

(三)数字 X 射线摄影设备的操作规程(以 HOLXO176 DR 为例)

1.打开显示器和 UPS 的电源　先打开显示器的电源,再打开 UPS 电源("1"是通电,"0"是断电),即启动 DRAC(DR 探测器控制器),待屏幕上出现显示探测器温度的绿色方框稳定后,DRAC 的启动过程完成,此过程需要 5 min 以上的时间,在此期间可以进行下列的第 2、3 项操作。

2.打开高压发生器的电源　按下控制台左侧的高压发生器启动开关(在控制台上高压发生器有两个开关,上面的是启动,下面的是关闭)。高压发生器通电的同时,曝光室里的其他设备(如 X 射线管、平板支架、U 型臂等)也会同时上电。

3.拍片室准备　进入拍片室,做好患者曝光前的准备工作,如把检查床整理好,把可能妨碍 U 型臂、检查床运动的障碍排除等。

4.打开 SUN 工作站电源　确认 DRAC 启动完成(见步骤 1),启动 SUN 工作站电源开关(键盘右上角的按键)。显示器在几秒钟后自动切换到 SUN 工作站的界面,等待 UNIX 系统完成启动过程,此过程大约需要 4 min,最后出现 UNIX 的登录窗口。

5.登录 UNIX 系统　在登录窗口输入用户名称××××,按回车键,再输入密码××××。

注意:密码不会被显示在屏幕上,如果用户名称和密码不正确,可重新输入。进入 UNIX 系统后,系统自动运行 DROC 的应用程序,屏幕上显示应用程序运行状态窗口。用户无须干预,直到 DROC 应用程序登录窗口出现。

6.登录 DROC 应用程序　登录窗口显示用户名称为 person1,输入密码 person1,用鼠标单击"OK",进入 DROC 应用程序的主窗口。至此,DROC 应用程序的登录完成。

DR 系统开机工作全部完成。

7. 预热球管

（1）为了延长 X 射线管的使用寿命，每天在给患者做检查前，要先进行预热球管工作。

（2）关闭 X 射线机遮光板，用铅板遮挡平板支架或者使 X 射线管背对平板支架，要避免 X 射线照射到探测器上。

（3）所有人离开曝光室。

（4）在 DROC 主窗口单击"Conventional Mode"按钮（在屏幕左下方）。

（5）单击警告窗口的"OK"按钮。

（6）屏幕上出现预热球管的操作窗口，窗口显示操作说明，并自动设定适当的曝光条件（可以与操作说明相对照）。

（7）隔 3 s 进行一次曝光，直到"Heat"计数值（在窗口的中部靠右侧）显示达到 7% ~ 9% 之间的数值为止。

（8）单击"End Conventional Mode"按钮（窗口下方），退出该窗口，完成预热球管工作。

8. 录入患者信息　在"Patient"子窗口单击"New"按钮，在弹出的"New，Patient Entry"窗口中输入患者信息。

＊Patient ID：患者的 X 射线检查号。

＊DOB（MMDDYYYY）：患者出生年月日。格式：月（两位）、日（两位）、年（四位）。

＊Age of Patient：患者年龄，由系统根据出生年月自动生成。

＊Gender：性别。此项为下拉框选择，M（男性），F（女性），Others（适用于其他情况曝光）。

＊Referring Physician：送检医师。

＊Patient Location：患者联系地址。

＊Procedure Description：检查部位描述。

输入全部信息后，单击"Accept"保存。Patient 子窗口中显示患者信息，如果信息有误，可以单击"Patient"子窗口的"Edit"按钮，在弹出窗口中修改相应的信息，然后单击"Accept"保存。注意：以"＊"字开头的项为必填项。

检查部位必须做出正确的选择，否则图像质量会受到不良影响，甚至变得很差。

如果是已经在此设备做过检查的患者，应根据 X 射线检查号查出患者信息，在同一个患者记录下进行新的检查。

9. 确认图像输出目标　DR 图像在保存的同时会被自动传送到 DR 工作站，在"Outputs"窗口确认选择的是"Workstation"，并确保工作站已开机且网络连接正常。DROC 本地硬盘存储图像的空间有限，如果保存的图像过多，会影响系统的性能，所以在图像数量达到一定数目后，系统开始自动删除图像。为确保患者图像不被丢失，在曝光前应启动 DR 工作站。

注意：如果在工作站没有开机的情况下，请选择"No Outputs"，否则系统会连续尝试把图像发送到工作站，影响其他操作的速度，并且在窗口左上方显示警告。

10.选择适当的曝光条件 一般情况下,每一种情况的曝光条件在系统调试的时候已经设定,选择正确的患者体型和拍摄部位(即"Study"窗口中适当的"View"小图),为了得到更理想的图像,可以根据患者的情况,对曝光条件进行调整,然后进行曝光。

如需选择 AEC 控制功能,单击 AEC 按钮,确认适当的 kV 和 mA 值,适当加大曝光时间,选择适当的 AEC 检测点控制曝光,就可以得到合格的图像。

11.确定患者检查部位并曝光 将患者的拍摄部位、Bucky、X 射线管的相对位置,患者姿势调整正确后进行曝光。

12.预览图像、调整图像,选择保存和放弃图像 曝光完成后,显示屏幕上会显示预览图像,可以对预览图像进行一定的调整(图像亮度、位置标记、是否采用 IT 技术等),然后保存。

如果患者需要多次拍摄,重复 11 ~ 12 操作步骤。

13.关机

(1)关闭 DROC 应用程序和 SUN 工作站 首先,关闭当前打开的 DROC 应用程序子窗口,如"Study"窗口等。然后单击主窗口的"File"下拉菜单,选择"Exit",在"Exit from DROC"窗口中,选择"Power off the computer?",单击"Yes"。DROC 会直接退出 UNIX 系统,直至 SUN 工作站自动关闭电源。

注意:在此过程中有一段比较长的时间,屏幕没有显示任何内容,直至 SUN 工作站电源关闭。然后切换到 DRAC 的屏幕显示,屏幕再次出现字符。在字符再次出现之前,绝对不可以关闭 UPS 电源,否则软件系统会崩溃,造成系统瘫痪。

(2)关闭高压发生器的电源 按动控制台左侧的高压发生器关闭开关(在控制台上的高压发生器有两个开关,上面是启动,下面是关闭)。高压发生器断电的同时,曝光室里的其他设备如 X 射线管、Bucky、U 型臂等也会同时断电。

(3)关闭 UPS 电源和显示器电源 关闭 UPS 电源("1"是上电,"0"是断电),即关闭 DRAC(DR 探测器控制器)。SUN 工作站自动断电后,屏幕上出现 DOS 字符界面和显示探测器温度的绿色方框,此时可以关闭 UPS 电源,最后关闭显示器电源。

(四)数字 X 射线摄影设备工作站图像处理功能

数字图像处理工作站软件在 Windows 2000 系统上通过测试,开机后 Windows 正常启动,输入用户名,进入 PowerNet PACS 工作站,出现主画面,此画面划分为 6 个区域。下面就每个区域的各功能按钮进行简单介绍

1.功能按钮区 提供系统的主要控制功能:工作列表、病历登录、图像观察、病历编辑、光盘存储、系统设置、退出系统。

(1)工作列表 在主界面上按下"工作列表"按钮,弹出工作列表对话框,显示当前工作列表,缺省显示1周内的所有患者/病历列表信息。当用户进行病历查询后,显示查询后的结果。在患者列表中单击鼠标左键,该患者的简单信息会在对话框的右侧显示出来,选中某个患者信息后双击鼠标右键或按下"选中病历"按钮,将返回主界面显示有关图像信息。用户也可以按下"条件查询"按钮查询目标患者,快捷查询可以通过简单条件查询患者信息。只需要在患者姓名输入框内输入张 ∗ 并按下"确定"按钮。这时会弹出工作列表对话框显示查询结果。

（2）病历查询　在主界面上按下"病历查询"按钮,弹出病历查询对话框,可以通过输入患者姓名、ID 号等条件查询患者/病历及图像信息。查询支持模糊查询。

（3）病历编辑　在主界面中按下"病历编辑"按钮,将切换到病历编辑界面,提供各种病历编辑功能。

（4）光盘存储　在主界面中按下"光盘存储"按钮,将执行光盘刻录功能,系统将自动检查硬盘中归档的图像容量,并提示是否刻录。

（5）系统管理　在主界面中按下"系统管理"按钮,将弹出系统管理对话框,进行有关系统设置操作。

（6）图像观察　在主界面中按下"图像观察"按钮,将切换到图像浏览界面,提供各种图像处理及控制功能。下面主要介绍各个按钮的功能。

1）局部调窗控制　选中大图,然后单击,将在图像上显示感兴趣区域(可以通过范围选择工具来设定),这时按下鼠标左键并移动鼠标,可以改变感兴趣区域的窗宽和窗位。

2）局部放大工具　选择大图,然后单击,再按下它,就可以在图像上显示感兴趣区域的放大效果(缺省放大 2 倍),可以通过按下鼠标左键并移动鼠标来改变矩形放大镜的放大区域。

3）全图模式　选择大图,然后单击,再按下它,将在大图显示格内显示全图。非全图模式时,按下鼠标左键并移动鼠标,可以对图像进行漫游观察。

4）全图调窗　选择大图,然后单击,再按下它,在图像上按下鼠标左键并移动鼠标,可以改变图像的全图窗宽、窗位。

5）局部处理　能够提供边缘检测、灰度增强等处理功能。

6）距离测量　选中大图,在图像上按下鼠标左键并移动鼠标,松开后形成角度的第一条边,这时移动鼠标(不需要按下鼠标左键),到目标点后点击鼠标左键,形成角度的第二条边,同时测出两边的夹角。

7）面积测量　选中大图,在图像上按下鼠标左键并移动鼠标,松开后计算出相应封闭区域的面积。

8）范围选择　通过移动鼠标,可以设定感兴趣的区域。

9）左右翻转　可以左右翻转图像。

10）90°旋转　对图像进行 90°旋转。

11）上下翻转　可以上下翻转图像。

12）负像变换　对图像进行正负像变换。

13）多幅模式　可以设定大图显示的模式,最多支持 7×7 显示模式。

（7）退出系统　在主界面中按下"退出系统"按钮,将提示是否确定要退出系统,确定则退出系统。

2. 工具条区　工具条区按钮(从左至右)。

（1）打印格式按钮　按下该按钮可以设置打印格式。

（2）病历报告按钮　按下该按钮可以弹出报告窗口。

（3）报告预览按钮　按下该按钮将弹出图文报告的弹出界面。

（4）报告打印按钮　按下该按钮可以打印图文报告。

（5）图像扫描按钮　按下该按钮将开始扫描图像。

3．图像信息显示区　显示当前选中的图像有关信息。

4．小图显示区　通过"工具列表"选中患者/病历后,将显示患者本次检查的所有图像的缩略图。用鼠标单击缩略图,图像被激活,并显示在大图区域,同时图像信息区显示该图的图像信息。

5．小图翻页按钮　对于有多幅图像的情况,可以通过按下小图翻页按钮进行翻页操作。

6．大图显示区　大图显示区可以通过图像观察界面内的多幅模式设为X×Y型的多幅观察模式,系统缺省设为1×1的观察模式。单击鼠标选中大图,可以在单图观察和多图观察模式之间进行切换。

【实训方法及步骤】

1．参观 DR 科室,了解 DR 设备的基本组成及整体布局。

2．参观 X 射线管球与探测器的移动方法。

3．参观 DR 设备探测器的结构及工作原理。

4．参观 DR 设备计算机处理系统的结构及工作原理。

5．参观 DR 设备图像存储和记录装置的构成。

6．参观 DR 设备正常工作时的操作流程,学生在医生或技师的指导下完成操作。

7．听取有关 DR 设备的一般情况介绍,包括机型比较、性价比、安装时间、工作任务等。

8．参观 DR 设备怎样完成图像后处理。

【结果与讨论】

1．DR 系统与常规 X 射线设备有哪些区别？

2．试述 DR 设备探测器的工作原理。

3．如何调整 DR 图像的窗宽、窗位？

实训二十二（2）　数字 X 射线摄影控制台的操作

【实训目标】

1．熟悉 DR 控制台的组成、特点及技术指标。

2．掌握 DR 控制台的操作方法。

【知识目标】

熟悉 DR 控制台的组成、特点及技术指标;掌握 DR 控制台的操作方法。

【能力目标】

掌握 DR 控制台的操作方法,为专业岗位的需求奠定基础。

【素质目标】

培养学生良好的职业道德,树立全心全意为患者服务的医德医风;培养学生实事求是的科学态度及观察、分析和解决问题的能力;用理论联系实践的方法学习课程内容,在实践中培养学生良好的团队协作精神。

【实训器材】

XH-DR 2000 数字化医用 X 射线摄影系统。

【实训方法及步骤】

控制台主要用于曝光参数、工作状态的选择和信息显示。操作界面见图2-69。

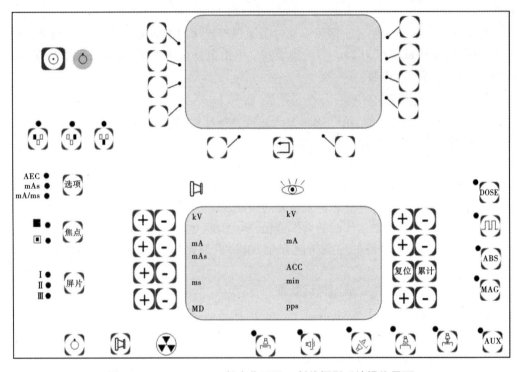

图 2-69　XH-DR 2000 数字化医用 X 射线摄影系统操作界面

1. 开关机

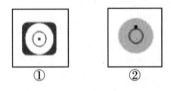

按下①键,发生器得电,液晶屏点亮。按下②键,发生器失电。

2. 曝光按钮

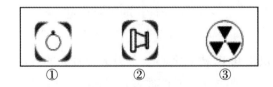

按下③预曝光键,旋转阳极启动,该键左上角指示灯亮,随后同时按下④曝光键,将开始一次曝光操作。曝光进行时,⑤区将亮,指示一次曝光正在进行。

当按下③键时,旋转阳极工作,将显示在液晶屏上。预曝光准备结束后,XRAY READY 将显示在液晶屏上(并伴有间隔的声音提示)。曝光进行时,XRAY ON 将显示在液晶屏上(并伴有连续的声音提示)。

3.摄影控制显示　如图 2-70。

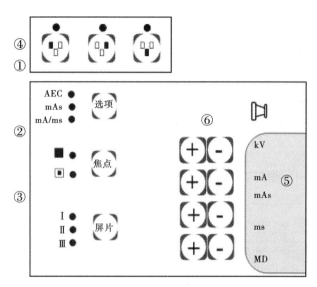

图 2-70　XH-DR 2000 数字化医用 X 射线摄影系统操作界面中的摄影控制显示

①选择显示 mAs 或者 mA 和 ms 键;②选择摄影焦点;③屏片选择;
④射野选择;⑤显示摄影参数数码管;⑥摄影参数加减键

kV 选择和显示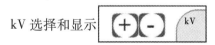

增加摄影 kV,按"+"键;降低摄影 kV,按"-"键,kV 为预设值。

mA 或 mAs 选择和显示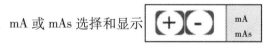

增加摄影 mA 或 mAs,按"+"键;降低摄影 mA 或 mAs,按"-"键;mA 和 mAs 均为预设置。

ms 选择和显示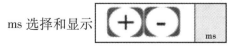

增加摄影 ms,按"+"键;降低摄影 ms,按按"-"键;ms 为预设值。

技术选择与指示

按"选项"键,选择需要显示的参数。mAs:数码管显示为 mAs 值。mA/ms:数码管显示为 mA 和 ms。AEC:数字模式选择。

焦点选择与指示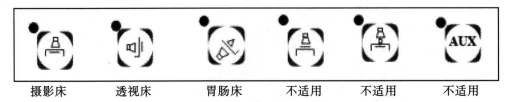

按"焦点"键,选择摄影 X 射线球管焦点。

4. 工作床选择 如图 2-71。

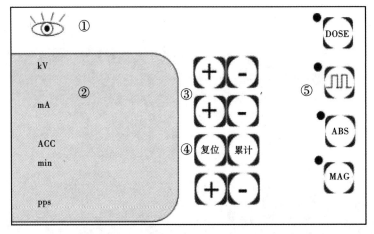

摄影床　　　透视床　　　胃肠床　　　不适用　　　不适用　　　不适用

图 2-71 XH-DR 2000 数字化医用 X 射线摄影系统操作界面中的工作床选择

5. 透视控制显示 如图 2-72。

图 2-72 XH-DR 2000 数字化医用 X 射线摄影系统操作界面中的透视控制显示

①透视指示(透视曝光进行时,指示灯亮);②透视参数显示;③透视参数加减键;④透视时间清零;⑤功能选择区

kV 选择和显示

增加透视 kV,按"+"键;降低透视 kV,按"-"键,kV 为预设值。选择 ABS 时,显示实际的 kV 值。

mA 选择和显示

增加透视 mA,按"+"键;降低透视 mA,按"－"键;mA 为预设值。

透视时间清零

ACC min		复位	累计

按下"复零"键,透视时间清零。透视开始后,透视时间自动累加,当透视时间达到 4.5 min 时,蜂鸣器开始报警,提示透视已经到 4.5 min,此时如果继续透视,当时间到达 5 min时,发生器自动切断透视,透视停止。"累计"键为预留功能。

6.体位选择和显示　如图 2-73 所示。

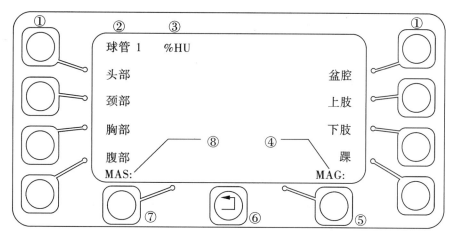

图 2-73　XH-DR 2000 数字化医用 X 射线摄影系统操作界面中的体位选择和显示

①体位(APR)选择键;②显示所选择的管位;③显示球管热容量百分比;④显示选择的影像增强器视野;⑤选择体形;⑥复位键;⑦返回前一页键;⑧显示选择的 MAS 或 MS 值

【结果与讨论】

1.请在控制台上找出摄影的操作按钮,并说明其作用。

2.请在控制台上找出透视的操作按钮,并说明其作用。

实验二十二(3)　数字 X 射线摄影设备的基本操作

【实训目标】

1.熟悉 DR 设备的组成、特点及技术指标。

2.掌握 DR 设备的基本操作方法。

【知识目标】

熟悉 DR 设备的组成、特点及技术指标;掌握 DR 设备的基本操作方法。

【能力目标】

掌握 DR 设备的基本操作方法,为专业岗位的需求奠定基础。

【素质目标】

培养学生良好的职业道德,树立全心全意为患者服务的医德医风;培养学生实事求是的科学态度及观察、分析和解决问题的能力;用理论联系实践的方法学习课程内容,在实践中培养学生良好的团队协作精神。

【实训器材】

XH-DR2000数字化医用X射线摄影系统。

【实训原理】

DR是利用电子技术将X射线信息转化为数字信息的X射线成像方法。X射线在穿过人体后作用于X射线探测器并转化为数字信息,形成X射线衰减数字矩阵,然后由计算机进行处理和显示图像。

DR系统中最重要的组成部件是平板探测器,根据其成像原理的不同,可分为直接转换型平板探测器(非晶硒)和间接转换型平板探测器(碘化铯+非晶硅)。另外,DR系统还包括CCDX射线成像和多丝正比电离室(multi-wire proportional chamber,MWPC)X射线成像等。

(一)直接转换型平板探测器

直接转换型平板探测器利用非晶硒(a-Se)的光电导特性,将X射线直接转换成电信号,形成全数字化动态或静态影像。

1.基本结构 非晶硒平板探测器的结构主要包括X射线转换单元、探测器单元阵列、高速信号处理单元和信号传输单元4部分,其结构如图2-74所示。

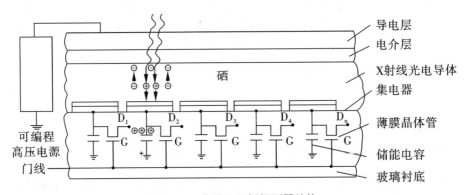

图2-74 非晶硒平板探测器结构

(1)X射线转换单元 位于探测器的上层,为非晶硒光电材料。由于非晶硒的光电导特性,被X射线照射时产生正负电荷,这些电荷在偏置电压的作用下,在光电导层内沿电场方向移动,形成光电流,被探测器单元阵列收集。因此,光电材料(非晶硒)能将X射线能转换成电信号。其表面的电介层是保护信号电容不致饱和烧毁。

(2)探测器单元阵列 位于探测器的底层,用薄膜晶体管(thin film transistor,TFT)技术在玻璃基层上形成几百万个检测单元阵列。每一个检测单元含有一个电容和一个TFT,且对应图像的一个像素。电容储存着由非晶硒产生的相应电荷(图2-75)。

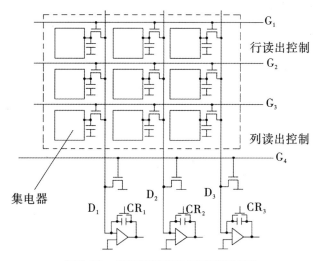

图 2-75 直接转换型平板探测器原理

（3）高速信号处理单元 该部分产生地址信号。由高速信号处理产生的地址信号顺序激活各个 TFT,每个贮存电容内的电荷按地址信号被顺序读出,形成电信号,然后进行放大处理,再送到 A/D 转换器进行模/数转换。

（4）信号传输单元 该部分用以将各个像素的电荷信号转换成数字信号,并将图像信息传输到主计算机进行数字影像的重建、显示、打印等。

2. 工作原理 当入射的 X 射线照射到非晶硒层,由于导电特性激发出电子-空穴对,该电子-空穴对在偏置电压形成的电场作用下被分离并反向运动,形成电流。电流的大小与入射 X 射线光子的数量成正比。这些电流信号被存贮在 TFT 的极间电容上（图 2-76）。

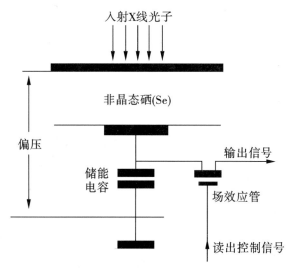

图 2-76 信号转换单元

每个 TFT 和电容形成一个像素单元,每个像素区内有一个场效应管,在读出该像素单元电信号时起开关作用。读出时,某一行被给予电压,这一行的开关就被打开,电荷从被选中行的所有电容中按顺序逐一送到外电路,从而将对应的像素电荷转化为数字化图像信号。由于正负电荷主要沿电场线运动,只有在 X 射线直接吸收的像素上才发生像素对电荷的收集,每个 X 射线光子产生的电荷不会扩散到相邻的像素中。信号读出后,扫描电路自动清除硒层中的潜影和电容存储的电荷,为下一次的曝光和转换做准备。

3. 性能参数

(1)空间分辨力　平板探测器空间分辨力由探测器像素单元决定,如 TFT 集电极和 TFT 的尺寸及这些元件间的距离的大小。目前多数非晶硒平板探测器的像素为 139 μm,空间分辨力为 3.6 LP/mm,其像素矩阵为 2 560×3 072。但在一些特殊的应用中,如乳腺 X 射线摄影,需要更高的空间分辨力,此时探测器像素不超过 100 μm。

探测器元件的尺寸和距离仅仅提供了系统的最大空间分辨力,由于光的散射或电荷的扩散,探测器的有效空间分辨力会有所损失,但对于直接转换探测器,有效空间分辨力接近最大空间分辨力。

(2)密度分辨力　其灰度级可达214。数字图像可变化窗宽、窗位、转换曲线,使全部灰阶分段分时得到充分显示。这使密度分辨力提高,扩大了信息量。

(3)噪声　平板探测器系统的噪声主要有两个来源:①X 射线量子噪声;②探测器电子学噪声。在普通 X 射线摄影条件下,电子学噪声要远小于量子噪声。在 RQA-5(放射质量保证)测试标准下,一个大小为 150 μm 的像素通常可以吸收 1 400 个光子,此时量子噪声约为 37 个 X 光子,而电子学噪声则仅相当于 3～5 个 X 光子。

(4)曝光宽容度　探测器的动态范围是能够显示信号强度不同的最小到最大的辐射强度范围。直接转换型平板探测器的辐射剂量和像素电荷在 $1:10^4$ 是线性的,如图 2-77 所示。因此大大降低了由于曝光条件不当而造成的重复摄影。

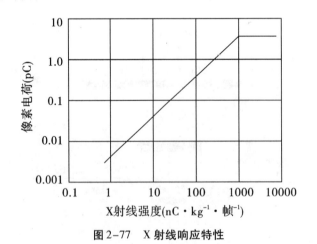

图 2-77　X 射线响应特性

(5)X 射线敏感性和响应特性　高 X 射线敏感度是 X 射线透视的首要条件。直接转换型平板探测器的敏感度取决于非晶硒层的 X 射线吸收效率。图 2-78 表示的是 500 nm

的硒和X射线荧光屏（杜邦UV高速）的X射线响应特性和线性。在管电压为80 kV时，X射线管前放置20 mm铝板，测量对应于X射线剂量的电子信号。可见非晶硒探测器的吸收明显高于荧光屏。图2-77所示为X射线的响应特性和线性。电子信号在很宽的X射线曝光范围内显示了良好的线性，在X射线曝光量过高的特殊情况下才达到饱和。

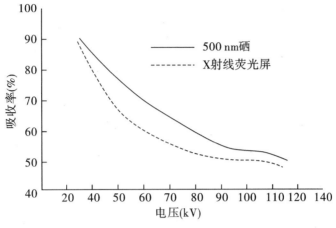

图2-78　X射线敏感性比较

4.质量评价

（1）调制传递函数　该函数是对线性影像系统或其环节的空间频率传输特性的描述，其含义是描述系统再现成像物体空间频率范围的能力，理想的成像系统要求100%再现成像物体细节，但现实中肯定存在不同程度的衰减，所以MTF始终小于1。直接转换型平板探测器是直接将捕获到的X射线光子转换成电信号，其间没有中间步骤（没有荧光体，没有光的散射），所以其MTF性能比较好。

（2）量子检测效率　在平板探测器中，如果系统DQE提高，意味着在相同X射线剂量下图像质量提高，或用较低的X射线剂量就能得到同样的图像质量。DQE的高低受DR系统噪声的影响，由于直接转换型平板探测器直接将X射线光子通过电子转换为数字化图像，图像形成中间环节少，所以直接转换型平板探测器的DQE比较高。

5.临床应用

（1）头颈部及骨关节成像　DR根据X射线吸收率的不同，对所获影像解剖结构，用不同的窗宽窗位观察，不仅可以很好地观察到骨质的细微结构，同时还可以观察到头颈部软组织、鼻咽部和气管组织。关节部位除可以观察骨质改变，经过处理还可以看到关节软骨，以及肌腱、韧带、关节囊、皮下脂肪及皮肤软组织的改变。通过局部放大处理，更好地观察结构细节。

（2）胸部为DR最适合的部位　胸部组织密度差异大，不同的后处理，更有利于发现病变，特别是纵隔、心影后、膈下与肋骨重叠部位的病变。DR明显扩大了常规胸片不能涵盖的范围，特别是胸部体检。

（3）双能减影　能量减影是DR在胸部检查中的一种高级应用，可在200 ms的时间间隔内连续采集高能信号和低能信号，一次曝光就获得3种胸部图像：标准胸片像、移去肋骨的肺组织像、胸部肋骨像。其特点:①使肺组织上的小结节得到很好的显示;②有利于观察气管支气管的解剖变异;③提高肺血管疾病的诊断;④提高气胸的诊断效果;⑤有利于观察肋骨病变等。

(4)腹部检查 对于腹部的游离气体及肠管梗阻、尿路结石钙化等病变,DR 通过后处理增加软组织的分辨力,增加对微小病灶的显示能力。对腹部脏器的造影检查,尤其是静脉肾盂造影的应用,其最大的优点是实时采集和存储,可以对输尿管分段进行采集并放大,减少了因患者呼吸与屏气不好而造成的伪影。另外,它的回放和图像处理功能可以在无 X 射线的情况下进行病例分析,直观地进行图像后处理,更好地显示病变的形态、密度,大大提高了造影检查的成功率。同样,DR 可以提高对微细结构的分辨力。

(5)消化系统造影的应用 在胃肠道气钡双对比造影检查中,通过边缘增强处理后,使胃肠道的轮廓线、黏膜皱襞、胃小区及胃小沟等处显示更清晰。

(6)乳腺检查的应用 数字化乳腺摄影系统使乳腺疾病,特别是乳腺癌的早期诊断和检出率大大提高。

(二)间接转换型平板探测器

间接转换型平板探测器是一种以碘化铯(CsI)加非晶硅光电二极管阵列为核心的 X 射线影像探测器。它利用碘化铯的特性,将入射后的 X 射线光子转换成可见光,再由具有光电二极管作用的非晶硅阵列转变为电信号,通过外围电路检出及 A/D 变换,获得数字化图像。由于经历了 X 射线—可见光—电荷图像—数字图像的成像过程,通常被称作间接转换型平板探测器。

1.基本结构 碘化铯加非晶硅型 FPD 的结构主要包括碘化铯闪烁体层、非晶硅光电二极管阵列、行驱动电路和图像信号读取电路 4 部分(图 2-79)。

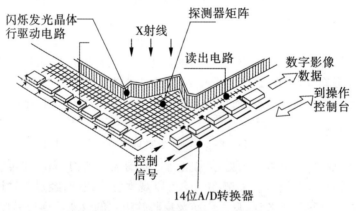

图 2-79 间接转换型平板探测器

(1)碘化铯闪烁体层 探测器所采用的闪烁体材料由厚度为 $500 \sim 600\ \mu m$ 连续排列的针状碘化铯晶体构成,针柱的直径约 $6\ \mu m$(图 2-80),外表面由重元素铊包裹,使可见光波导减少漫射。出于防潮的需要,闪烁体层生长在薄铝板上,应用时铝板位于 X 射线的入射方向,同时还可起到反射光波的作用。形成针状晶体的碘化铯可以像光纤一样把散射光汇集到光电二极管,从而提高了空间分辨率。其他的闪烁体材料,在非结构性屏幕内由荧光体所产生的光更易于扩展进邻近像素,可使空间分辨率下降。

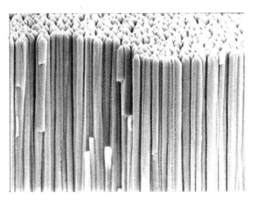

图 2-80 碘化铯晶体结构

(2)非晶硅光电二极管阵列 非晶硅光电二极管阵列完成可见光图像向电荷图像转换的过程,同时实现连续图像的点阵化采样。探测器的阵列结构由间距为 139 ~ 200 μm 的非晶硅光电二极管按行列矩阵式排列,每个探测器元包括一个非晶硅光电二极管和一个起开关作用的 TFT。在运行时,TFT 关闭,给光电二极管一个外部反向偏置电压,通过闪烁的可见光产生的电荷聚集在二极管上。读取时,给 TFT 一电压使其打开,电荷就会由二极管沿数据线流出,以电信号的形式"读"到信号处理单元。

2. 工作原理 位于探测器顶层的碘化铯闪烁晶体将 X 射线转换成可见光,再由光电二极管将可见光信号转换成电信号。对于信号的读出和放大、A/D 转换、输出等部分,与直接转换型平板探测器相同。

X 射线光子被碘化铯晶体吸收转换成可见光。光线大部分在碘化铯针状结晶内受外膜反射向两端传导,传向底层方向的直接被光电二极管吸收。在晶体层表面设一光发射层,其作用是将向表面方向传导的光线反射回去,传向底层的光电二极管,使所有发光全部得到利用。碘化铯晶体吸收层不会影响 X 射线的透过。

一般地说,光的散射会导致部分有用数据的损失和像素间的干扰,如果柱状结晶的直径对于像素尺寸显得很小,其负面影响可降到最低。碘化铯针状结晶的直径约 10 μm,相当于像素大小(143 ~ 200 μm)的 1/(14 ~ 20),即使在临近针状结晶间有散射传导,其影响也在一定程度之内。

由于碘化铯晶体层的存在,使转换效率得以提高,提高了器件的灵敏度和信噪比。

3. 性能参数

(1)空间分辨率 间接转换型平板探测器空间分辨率同样由探测器像素单元决定。目前多数碘化铯+非晶硅平板探测器的像素为 143 μm,空间分辨率为 3.5 LP/mm,其像素矩阵可达 3 001×3 001。由于光的散射或电荷的扩散,探测器的有效空间分辨率会有所损失,随着间接转换型平板探测器的制作工艺水平的提高,其有效空间分辨率也越来越接近最大空间分辨率。

（2）密度分辨率　间接转换型平板探测器的灰度级可达214。与直接转换型平板探测器一样，数字图像通过后处理功能，可使全部灰阶分段分时得到充分显示。

（3）噪声　间接转换型平板探测器在由X射线转换成数字信号过程中，经过了多次转换，而每次转换都会引入噪声，与直接转换型平板探测器相比，探测器电子学噪声有所增加。

（4）曝光宽容度　间接转换型平板探测器的辐射剂量和像素电荷在$1:10^4$是线性的，同时应用自动曝光控制，可杜绝由于曝光条件选择不当而造成的重新摄影。

（5）灵敏度　间接转换型平板探测器的灵敏度由4个因素决定：X射线吸收率、X射线–可见光转换系数、填充系数和光电二极管可见光–电子转换系数。通常用X射线灵敏度S表示。

4.质量评价　间接转换型平板探测器需要把X射线转换成可见光，再由光敏元件将可见光信号转换成电信号，再经A/D转换成数字信号。由于经过多次转换，而每次转换过程中都会造成能量、信息损失和引入噪声及非线性失真，所以间接转换型平板探测器的动态范围和密度分辨率相对比较低。另一方面，由于散射效应导致MTF特性下降，图像的锐利程度不如直接转换技术。

不过由于非晶硒的原子序数较低，它的X射线吸收率低于原子序数较高的碘，所以在低分辨率区的DQE比采用碘化铯作为闪烁体的间接转换型平板探测器低。但是值得注意的是，在空间分辨率较高时，非晶硒直接转换型平板探测器的DQE仍然比碘化铯+非晶硅间接转换型平板探测器高，这是由于在高分辨率的情况下间接转换型平板检测器的散射效应的影响更大，导致高分辨率时的信噪比下降，而DQE直接与信噪比相关。

5.临床应用　见直接转换型平板探测器。

【实训方法及步骤】

（一）开启并登录系统

1.开启控制台主机之前，请开启高压发生器，探测器和X射线系统的其他组件。

2.检查X射线系统各组成硬件都在工作状态且运行正常。

3.开启控制台主机，登录计算机操作系统。

4.启动控制台软件并登录。

（1）启动控制台软件。

（2）在用户登录窗口中，选择正确的用户名，在输入密码栏里输入正确的密码，按"登陆"按钮（或按下"Enter"键）。如果忘记登陆密码，请咨询系统管理员。

注意：①控制台主机最好每天关机1次以使系统得到完全的重置，否则系统的性能可能下降；②探测器应在通电$0.5\sim1.0$ h后使用，因为这样才能保证探测器处于稳定状态，从而保证图像质量。

为了使探测器长期处于稳定状态，如果条件允许，晚上不工作时最好同样给探测器供电。

（二）采集影像

控制台软件采集影像和发送影像到外部设备的流程大体分为以下几步。

1.确认患者和检查信息　在进行图像采集前,必须确定图像所对应的患者和检查信息。

在任务界面,可以新建患者。或者从本地或任务清单页面中,通过查询功能获取检查列表,从检查列表中选择相应的患者进行检查。或者通过条形码扫描器将患者信息加载到本地界面中。本地检查列表中的信息,来源于本地数据库。任务清单界面的检查列表中的信息,来源于远程安装服务注册。

2.曝光

(1)技术参数区域上方有一个探测器状态的图标。

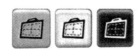

图标有3种颜色,显示探测器的不同状态:绿色表示探测器空闲,可以曝光;黄色表示探测器正在进行准备工作,不可以曝光,需等待几秒;红色表示在探测器处于曝光状态,也不可以曝光。

(2)如果是拍胸片正位,给予患者屏住呼吸等提示。

(3)按下二级曝光手闸并一直按住,几秒钟(0.5～4.0 s,视平板探测器类型而定)后,曝光开始,并有"笛"的一声响。

(4)听到响声,松开手闸。

(5)如果是拍胸片正位,给患者可以进行正常呼吸的提示。

曝光结束后,影像预览窗口打开并显示出预览图。预览图将会在几秒之后自动关闭。

3.预览影像,接受图像。或者拒绝图像,重新采集直到完成检查。

4.图像采集完成后,将自动发送至默认节点。用户也可手动选择其他发送节点或者打印图像。

5.关闭检查。

6.注销用户。

(三)关闭系统

1.关闭控制台电脑

(1)在开始菜单中,选择关闭,系统关闭窗口显示。

(2)选择关闭计算机选项。

(3)计算机保存数据并关闭。

注意:请按以上步骤关闭计算机,不正确的操作可能导致数据丢失!

2.关闭X射线发生器　关闭发生器时,按下关闭键。通常情况下,关闭X射线发生器时,也同时关闭了X射线系统的其他部件,如X射线球管、球管支撑系统、Bucky及检查床等。

3.关闭控制台的不间断电源　关闭控制台的不间断电源:将其电源键按至"关"位置,探测器也会同时关闭。

【结果与讨论】

1. 请描述 DR 的成像原理。

2. 如何进行 DR 的影像采集?

实训二十二(4)　数字 X 射线摄影图像处理

【实训目标】

1. 熟悉 DR 图像处理图标。

2. 掌握 DR 图像处理方法。

【知识目标】

熟悉 DR 图像处理图标;掌握 DR 图像处理方法。

【能力目标】

掌握 DR 图像处理方法,为专业岗位的需求奠定基础。

【素质目标】

培养学生良好的职业道德,树立全心全意为患者服务的医德医风;培养学生实事求是的科学态度及观察、分析和解决问题的能力;用理论联系实践的方法学习课程内容,在实践中培养学生良好的团队协作精神。

【实训器材】

XH-DR2000 数字化医用 X 射线摄影系统。

【实训原理】

曝光后,采集的影像自动加载于处理界面中,在该界面中可以执行以下操作。

1. 确定患者和曝光剂量信息　在图像处理界面,用户可在图像的上方查看患者/检查的信息及曝光参数和剂量信息。

2. 选择映射算法(LUT)或交响乐算法　LUT 或交响乐按钮如下。

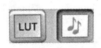

DROC 同时支持 LUT 算法和交响乐算法,LUT 算法是调节图像的 LUT(Look W Table)曲线以赋予图像较好的对比度,交响乐算法是对图像进行增强或降噪等处理,以使更多的细节可见。这两种算法的参数都根据不同的解剖部位进行了优化。

3. 修改 LUT 曲线或调整 LUT　在处理界面,可以调节图像的曲线。LUT 决定了图像显示、打印的最大、最小密度值和对比度。

系统安装时,DROC 软件为每个影像部位都定义了默认的 LUT 曲线参数。图像的初始曲线就是通过这些参数计算得到的。通常情况下,默认的曲线已经可以达到比较好的显示效果,不需要调节。如要满足特殊的要求或是针对特殊的患者,则需调节曲线。

修改影像的曲线:分别拖曲线上的方形手柄,直至得到满意影像。或者按下鼠标右键后,在图像显示区内移动鼠标以调节曲线,上下滑动改变曲线的窗宽,左右滑动改变曲线的窗位,曲线显示区会显示变化后的曲线位置(图 2-81)。影像区域内的影像会实时显示修改参数后的影像。

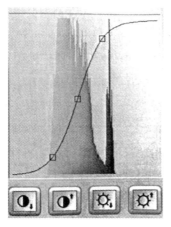

图 2-81 LUT 曲线调节区

4. 修改和调整交响乐算法 系统安装时,DROC 软件为每个影像部位都定义了默认的 ESA(exam specifrc algorithm)曲线参数。影像的初始曲线(LUT)就是通过这些参数计算得到的。通常情况下,默认曲线已经可以达到比较好的显示效果,不需要调节。如果要满足特殊的要求或者针对特殊的患者,则需要调节曲线。可通过以下方法设置当前交响乐处理:点击 图标,弹出如下交响乐处理界面(图 2-82)。调节各个参数即可完成特殊目的的图像调整。

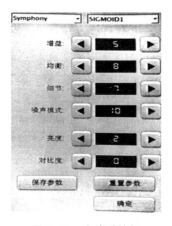

图 2-82 交响乐按钮

5. 给影像添加体位标记　体位标记按钮如下。

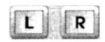

影像上可以添加体位标记,点击相应体位标记按钮可以将体位标记表示于影像上,通过拖动标记可以改变其在影像上的位置。如果将体位标记拖拽到影像剪裁框或显示区域外,则标记不能添加。每个标记在影像上只可添加一次。

6. 添加/清除标记。

7. 拖动和缩放图像　拖动和缩放按钮如下。

选中相应的按钮后,在图像区域按住鼠标左键不放,滑动鼠标可以分别实现图像的缩放。

8. 适应大小/全尺寸观察图像　适应窗口大小和原始尺寸按钮如下。

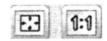

点击原始尺寸按钮,图像以原尺寸显示,可以按下鼠标左键拖动图像进行观察。在全尺寸状态下,只能观察图像,不能做剪裁或添加标记等操作。只有回到适应窗口状态,才可以进行这些操作。

9. 旋转或翻转影像　旋转和翻转按钮如下。

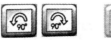

旋转按钮　　　　翻转按钮

10. 剪裁图像　剪裁与移除剪裁框按钮如下。

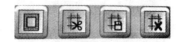

11. 任意角度旋转图像　旋转任意角度按钮如下。

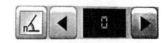

12. 添加/删除 Mask　按钮如下。

13. 反相图像　反相按钮如下。

14. 还原初始图像　按钮如下。

15. 接受或拒绝图像　按钮如下。

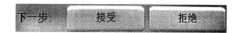

【思考题】

1. 如何为一幅 DR 图像添加标记？

2. 请说出图 2-83 中,患者检查的信息及曝光参数和剂量信息。

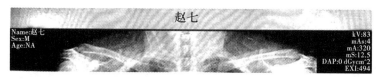

图 2-83　患者赵七的 DR 图片

实训二十三　参观计算机 X 射线摄影装置

【实训目标】

1. 了解计算机 X 射线摄影(computed radiography,CR)成像设备与普通 X 射线成像设备的不同之处。

2. 掌握 CR 设备的基本结构、特点及整体布局。

3. 掌握 CR 设备的操作方法。

【知识目标】

了解 CR 成像设备与普通 X 射线成像设备不同之处;掌握 CR 设备的基本结构、特点及整体布局;掌握 CR 设备的操作方法。

【能力目标】

掌握 CR 设备的操作方法及整体布局,为专业岗位的需求奠定基础。

【素质目标】

培养学生良好的职业道德,树立全心全意为患者服务的医德医风;培养学生实事求是的科学态度及观察、分析和解决问题的能力;用理论联系实践的方法学习课程内容,在实践中培养学生良好的团队协作精神。

【实训器材】

CR设备。

【实训原理】

CR是使用可记录并由激光读出X射线影像信息的成像板(IP)为载体,经X射线曝光及信息读出处理,形成数字影像的一种摄影技术。CR实现了普通X射线摄影的数字化,是普通X射线摄影方式的一次革命。

（一）CR系统的基本结构

CR系统实现了平片影像的数字化,见图2-84,其工作过程是X射线透过被照体后,由IP吸收,再经读取装置读出影像板中储存的影像信息,通过计算机处理,再经过激光照相机成像或由存储装置存储而直接在荧屏显示影像。其构成主要有信息采集部分、信息转换部分、信息处理部分和信息储存及记录部分。

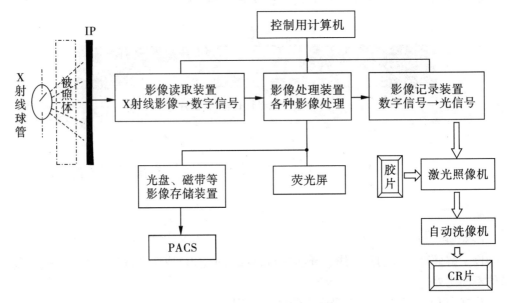

图2-84　CR系统的基本结构

信息采集是以IP代替胶片,接收并记忆X射线摄影信息,形成潜影。

信息转换由读取装置来实现,用光电倍增管接收存储屏发出的荧光,并实现光电转换,再经A/D转换器变换成数字信号。

信息处理由计算机来完成,对数字化的X射线影像作各种相关的后处理,如大小测量、放大、灰阶处理、空间频率处理、减影处理等。

信息记录利用存储媒体(如硬盘、光盘等)进行存储,在存储前还需进行数据压缩。用于诊断需要的模拟影像照片可用激光打印胶片、热敏打印胶片及热敏纸等常规的记录方式,也可将CR信息直接显示在荧光屏上。

1.成像板　IP 是 CR 成像技术的关键,用以代替传统胶片以作为记录用的载体。可以重复使用,但无法显示影像。

(1)成像板结构

1)表面保护层　此层由聚酯树脂类纤维制造,作用是在使用过程中,可防止荧光层受到损伤。

2)荧光物质层　即光激励发光(photo-stimulated luminescence,PSL)层,此层一般由硝化纤维素、聚酯树脂、丙烯及聚氯甲酸酯等制成。其作用是将辉尽性荧光物质混于多聚体溶液中,然后涂在基板上再干燥而成。

3)基板　材料也是聚酯树脂纤维胶膜,作用是保护荧光物质层免受外力的损伤。要求具有良好的平面性、适度的柔软性及机械强度。为防止激光在荧光物质层和基板之间发生界面反射以提高清晰度,一般将基板制成黑色。同时,为防止光透过基板影响下一张 IP,还在基板中加一吸光层。

4)背面保护层　此层是为了防止 IP 之间在使用过程中的摩擦损伤而设计的,其材料与表面保护层相同,是由聚酯树脂类纤维制成。

(2)成像板使用的注意事项　IP 片盒与常规 X 射线片盒的最大区别在于采用了尽量避免造成 IP 损伤的设计。常规片一经使用就不再装回片盒,而 IP 则要在相同装置中反复进出,即使极微小的损伤也会积累而形成明显伪影。因此,必须避免 IP 损伤的任何原因。IP 在再次使用时,要重做一次激光照射,以消除可能存在的任何潜影。

由于 IP 上的荧光物质对放射线的敏感度高于普通 X 射线胶片,所以在进行摄影前、摄影后和未读取前都要求很好地屏蔽。对普通光不要求屏蔽,阳光中有紫外线成分则必须避光。避光不良或漏光的 IP 上的图像由于蓄积的影像信息量减少而变得发白,即曝光不足,与普通胶片(发黑)正好相反。

2.CR 系统的读取装置介绍

(1)CR 读出装置

1)暗盒型读出装置　将 IP 置入与常规 X 射线摄影暗盒类似的暗盒内,此类暗盒可在任何 X 射线机上使用,也就是凭借 IP 的暗盒,使常规 X 射线摄影设备与 CR 的读出装置匹配,在不改变常规 X 射线摄影操作模式(曝光条件除外)的情况下,实施 CR 成像的方式。在明室将经 X 射线曝光后的暗盒从 CR 读出装置的暗盒插入孔送入读出装置内,暗盒进入读出装置后,IP 被自动取出。由激光束扫描,读出潜影信息,然后被送到潜影消除机构,经强光照射,消除 IP 上的潜影。此后 IP 再被送回暗盒内,封闭暗盒。读出及消除了潜影的暗盒被送出读出装置,供 X 射线机反复使用,整个过程是自动和连续进行的。

2)无暗盒型读出装置　原理与暗盒型相同,无暗盒设备的读出装置内,IP 在 X 射线曝光后不必经历打开暗盒和取出 IP 的过程,IP 直接被送到激光扫描和潜影消除部分处理,供重复使用。该设备集投照、读出于一体的设计,有立式与卧式。伴随着一些附加装置,很方便进行全身的立式或卧式投照,该设备需要专用机器,不能与常规 X 射线摄影设备匹配。

不同大小尺寸的 IP 在 CR 读出装置内的读出时间是相同的。IP 读出量通常以幅数/小时计算,不同类型的 CR 设备 IP 的读出量不同。在 IP 的时间响应范围内,读出的量与计算机的能力直接相关,随着计算机技术的发展,IP 的读出量已经得到很大提高。

(2)CR 读取流程　首先将片盒中的影像板取出,然后按顺序送入读取系统,读取板上所储存的信息。然后影像板进入消除装置中,用普通光照射就可彻底消去残留的影像,后又回到影像板的片盒中,以备下次再用。

另一方面由读取系统读取后的影像信息连同患者的有关资料,如病历号、姓名、摄像部位、日期等一并输入计算机的影像处理部分。这一部分在常规摄片时的处理均由计算机自动完成,未完的条件可以修改或追加,特殊要求可由医生或技师另行调整。

目前的 CR 中,一般是采用对同一影像信息进行两种不同的处理后,形成两幅特点不同的影像,在同一屏幕上显示。左边的一幅为根据所摄部位及条件经标准处理后产生的 CR 影像,右边的一幅则是根据特殊要求或视觉上易于观察等要求进行处理后的图像。

3.存储与记录　CR 系统采用效率高、容量大和经济实惠的光盘存储。假设一张光盘的存储量为 1 GB,而一幅 CR 影像的存储空间为 4 MB,则每面光盘可存储 250 幅图像。而且资料管理系统可提供压缩,若压缩率为 1/20,则每面光盘的存储量可扩充到 5 000 幅影像。实际的 CD-ROM 和 CD-R 的容量为 650 MB,MO 和 DVD 盘的容量为 4.7 GB,WORM 的容量是 4.8 GB,它们如用于保存信息时其存储量将是非常大的。适合于存储医学影像的媒体主要有磁带、硬盘和光盘。

CR 系统信息的记录方式有 3 种主要类型,即激光打印胶片、热敏打印胶片及热敏打印纸。若要把 X 射线数字影像记录在胶片上,常采用激光照相机和多幅照相机。激光打印胶片是常规的记录方式。

(二)X 射线影像的计算机处理

CR 系统由于使用高精度激光扫描,读出的荧光信号转换为数字化信号后,可根据不同要求进行影像处理,在大范围内可以自由地改变影像特性,得到稳定而高质量的影像。

1.影像的处理　CR 系统实际运行中实施影像处理可分 3 个主要环节。第一个环节是与系统检测功能有关的处理,涉及输入到影像读出装置的信号和从它输出信号之间的关系,该环节基于适当的影像读出技术,保证整个系统在一个很宽的动态范围内自动获得具有最佳密度与对比度的影像,并使之数字化。第二个环节是与显示的影像特征有关的处理,涉及影像处理装置。这个环节的功能在于通过各种特定处理(如谐调处理、频率处理、减影处理等)为医生提供满足诊断要求的影像。第三个环节是与影像信息的存储与传输功能有关的处理,涉及影像记录装置。这个环节的功能是获得高质量的照片记录,并在不衰减影像质量的前提下实拖影像数据的压缩,以达到高效率的存储与传输。

2.读出灵敏度自动设定的处理　为了实现影像密度的稳定性,克服 X 射线成像期间由于曝光过度或曝光不足产生的影像密度的不稳定性,影像读出装置建立了一个自动设定每幅影像敏感性范围机制以自动控制成像特性。

3.显示功能的相关处理　主要包括动态范围压缩处理,谐调处理、空间频率处理。胸部的低密度区域动态范围压缩,可清楚显示纵隔内的细微结构,可获得肺野的良好对比度;胃肠双重对比造影中的高密度区域的压缩处理有利于显示充气部位的结构细节;乳腺摄影中,对高密度区域的压缩处理可以良好地显示邻近皮肤边缘部分的结构。

4.图像的后处理

（1）减影处理　CR 系统也可完成血管造影与平片的减影功能。

（2）灰阶处理　CR 系统中，在读取影像时，将影像信号在需要的范围内变成数字化信号，从而可以调整某一数字信号以黑白密度再现，这一过程即为灰阶处理。

（3）窗位处理　即在一定的灰阶范围内，以某一数字信号为中心零点。在此中心信号范围的组织结构以其对 X 射线的吸收率不同，得到最好的视觉，并且能对以这一信号为中心的一定范围内数字信号进一步增强，这一过程称窗位处理。

（4）其他处理　为方便医疗、教学、科研和远程会诊等进行的信息压缩、存储、传输随时处理，为了要在一张相片上表现出更多信息量，可以把多张（2～3 张）影像重叠起来摄影后，再将其信息量叠加处理，从而提高和改善图像质量而进行的多重处理。因不同组织对 X 射线的吸收率不同，采用两个不同摄影条件，摄片后使用任何一张负片减影，从而可消去某些组织，这一过程称为 X 射线吸收率减影处理。如胸片可将胸骨影消去，以便观察肺野。

（三）CR 系统的操作步骤

CR 系统的生产厂家很多，各机型虽各有特点，但操作步骤基本相同。

1. 登记　接收 X 射线检查申请单，输入患者及 X 射线摄影要求等信息。

2. 信息采集　准备 IP，按要求正确摆位并标注体位；设置 X 射线摄影条件，曝光。该过程同传统屏-片 X 射线摄影过程。

3. 信息转换　IP 经 CR 阅读器读取生成原始图像，并经强光照射擦除潜影供再次使用。原始图像经简单处理后，发送至影像后处理工作站。

CR 系统在进行读取时能把 IP 潜影变成具有理想密度和对比度的可见影像，实现这种功能的装置是曝光数据识别器。

4. 影像处理　在后处理工作站采用影像处理技术对影像实施处理，优化影像质量，打印图片、形成诊断报告或将图像发送至各个诊断终端。

CR 后处理工作站发至各诊断终端的图像是 dicom 格式的，大小为 10～20 MB，所以配有独自的影像储存与传输系统（PACS）。有些医院不用 PACS，将 CR 影像转换为 jpg 格式传输与存储，这种形式只能进行图片的简单处理与查看，会严重限制远程诊断的能力，不能完全发挥数字影像的优势。

5. 影像存储　CR 图像先保存在计算机内存中，要定期（每季度或半年）对影像进行打包存储备份，既释放计算机内存，又保证病例的安全性。

【实训方法及步骤】

1. 参观 CR 科室，了解 CR 设备的基本组成及整体布局。

2. 参观 IP 板的结构及工作原理。

3. 参观读取装置的构成及工作原理。

4. 参观计算机处理系统的结构及工作原理。

5. 参观 CR 图像存储和记录装置的构成。

6. 参观 CR 设备正常工作时的工作流程，并让学生在医生或技师指导下完成操作。

7. 听取有关 CR 设备的一般情况介绍，包括机型比较、性价比、安装时间、工作任务等。

8. 参观 CR 设备是怎样完成图象后处理的。

【结果与讨论】

1. 比较 CR 设备与普通 X 射线设备。

2. CR 由哪些部分组成?

3. 试述 CR 的工作原理。

实训二十四　参观数字减影血管造影装置

【实训目标】

1. 掌握数字减影血管造影(digital substraction angiography, DSA)系统的基本结构、特点及整体布局。

2. 掌握 DSA 设备的基本工作原理。

3. 熟悉 DSA 减影流程及 DSA 控制流程

【知识目标】

掌握 DSA 系统的基本结构、特点及整体布局;掌握 DSA 设备的基本工作原理;熟悉 DSA 减影流程及 DSA 控制流程。

【能力目标】

熟悉 DSA 减影流程及 DSA 控制流程,为专业岗位的需求奠定基础。

【素质目标】

培养学生良好的职业道德,树立全心全意为患者服务的医德医风;培养学生实事求是的科学态度及观察、分析和解决问题的能力;用理论联系实践的方法学习课程内容,在实践中培养学生良好的团队协作精神。

【实训器材】

DSA 设备。

【实训原理】

DSA 的基本原理是将受检部位未注入造影剂和注入造影剂后(血管造影)的 X 射线荧光图像,分别经影像增强器增益后用高分辨率电视摄像机做矩阵化扫描,形成由像素组成的视频图像,进而将视频信息经对数增幅和模/数转换为不同值的数字信息,通过数字化形成数字图像后分别存储起来,然后输入计算机处理并使两者之间数字信息相减,所获得的不同数值的差值信号,再经对比度增强后转换成不同灰阶度的减影图像予以显示。DSA 是利用计算机处理数字化的影像信息,以消除骨骼和软组织影的减影技术,是将电子计算机与常规 X 射线血管造影相结合的一种新的检查方法。

（一）特点

DSA 是将未造影的图像和造影图像,分别经影像增强器增强,摄像机扫描而矩阵化,经模/数转换成数字化,两者相减而获得数字化图像,最后经数/模转换成减影图像,其结果是消除了造影血管以外的结构,突出了被造影的器官影像。

（二）图像形成原理

DSA 用影像增强器接收 X 射线透过检查部位的衰减值,并在增强器输出屏上模拟成像,再用高分辨率的摄像机对输出屏图像进行系统扫描,把连续的视频信号转换成间断的各自独立的信息。这些信息通过模/数转换成数字信号,经计算机的算术/逻辑运算,将这些数字信号排列成矩阵,矩阵中的每个单元经过数/模转换成模拟灰度,在阴极射线管上组成图像,通过监视器予以显示。影像是经扫描处理形成的,随着摄像机的电子束的移动产生电子信号,信号大小与增强管上检测的 X 射线一致,摄像机扫描一条线要用 64 μs,扫描 625 条线共用 33 ms,构成一个典型的视频影像。单线扫描期间可产生电子信号,随着电子束扫描这个信号被连续数字化 625 次,那么 0.1 μs 就可确定一个新的强度值。获得数字样本的频率称为数字化率,于是上面的数据每秒可取 1 000 万个样本。

图像系列的摄制、存储、处理和传递都是用数字形式进行的。该系统最主要的组成部分是模块式的多处理机(控制处理机)及快速图像处理机。另外,系统中还有高分辨的模拟数字转换器(9/10 bit),两个图像存储器(512×512×12 bit),带有可变特性曲线的校正存储器,一个算术运算及一个带视频信号发生器的数字模拟转换器。在对图像系列进行处理期间,全部原始数据数字化后存储在磁盘里。数字矩阵也可为 256×256、512×512 或 1 024×1 024。像素越小、越多,则图像越清晰。如将数字矩阵的数字经数/模转换器转换成模拟图像,并于影屏上显示,则这个图像就是经过数字化处理的图像。

（三）DSA 系统组成

DSA 的系统包括数/模转换器、对数型转换器、数字处理机/显示装置、存储装置、照片复制装置和显示监视器。所有的 DSA 系统有其共同点:①有一个快速图像处理机,用来实时地处理系列图像并显示之;②射线质量稳定的 X 射线机部分;③X 射线成像——视频信号——数字信号的图像检测器部分;④计算机数字图像处理器部分;⑤视频图像转变为数字图像的矩阵时,其分辨率为 356 ~ 1 024 个灰度级,矩阵大小为 128×128 ~ 1 024×1 024,标准矩阵为 512×512;⑥图像显示、存储、拷贝等外部设备部分。DSA 的 X 射线成像系统结构链图中,射线通过人体到达影像增强器后,成像在增强器的输出屏上,再经过光学系统,到达摄像机并形成视频信号输出给后级。这即是通常所说的 X-TV 电视系统。

也就是说 DSA 由 X 射线系统和计算机系统两部分组成。X 射线系统具体包括 X 射线球管、影像增强器、高压发生器、控制台、摄影机(电影、录像、电视装置等);电子计算机系统包括计算机控制部分和计算机处理部分。

1. X 射线球管　必须具有大功率(50 ~ 100 kV)、高热容量、产生高千伏、短脉冲、30 帧/s 以上的影像、曝光时间在 0.04 ~ 0.20 s。

2. 影像增强器　相当于 DSA 成像系统的 X 射线检测器,具有很高的光敏度,显像速度应大于 30 帧/s;根据需要可装配 6 英寸、9 英寸、11 英寸、14 英寸等不同规格的显示屏。

3.摄像机　摄像机又称为电视摄像系统,是 DSA 对影像分辨力影响最大的部分。其分辨率的高低取决于视野的大小。DSA 应该配备高分辨率的电视摄影机,才能将屏幕上的影像转换成视频信号,输入影像处理系统。

4.高压发生器　主要产生平稳、恒定的高压,以保证曝光量的稳定。

5.电子计算机系统　计算机系统是 DSA 的关键部件,是输入外部数据,利用存放在存储器中的程序执行算术或逻辑运算,对信息进行处理,并在输出设备上显示输出数据的电子设备。它分为系统控制部分和图像处理部分。

(1)系统控制部分　系统控制部分控制收集图像数据,控制 X 射线发生器和曝光条件,控制扫描系统的工作。在数字荧光检查系统内,可调节摄像机内的各种参数,并改变光圈的大小,对存储图像在监视器上的显示起控制作用。

(2)图像处理部分　图像处理部分是对模/数转换后的数字进行各种算术逻辑运算,并对剪影的图像进行各种后处理,以便使影像达到诊断目的。

电子计算机有五大要素,即程序、过程、人、软件和硬件。软件是表示为了利用计算机解题而由人编制的所有的指令(程序流程图像等)。硬件是计算机的设备部分,构成了计算机的功能单元。

(四)DSA 的控制系统

DSA 系统的设计是一体化的,是以信号互联的方式,把系统的各个部分有机地结合在一起,在系统在进行工作时,能确保各个部分,都处于正确的状态,并能准确地按规定要求实现时序控制下的各项动作。因此,DSA 设备各部分要建立起一种完备的信号反馈控制系统。

1.DSA 系统的控制流程　DSA 系统的各种要求和 DSA 操作的需要见实习流程,一个完备的 DSA 系统的控制需要完成下列过程。图 2-98 中任何前级框图没有完成都将影响后级的启动,并且任何一环出现问题都可以使程序结束,恢复机器的初始状态。

(1)减影模式开始时的挂挡切换功能　手动启动开关启动后,X 射线机进入相应的曝光模式准备状态,摄像机通过光阑完成状态切换调整,一切准备完毕后,给出准备完毕信号。

(2)造影过程开始启动信号　此时给高压注射器发指令计时开始,按规定时序向 X 射线机发曝光脉冲信号,向数字图像部分发采样脉冲信号,直至预设程序运行完毕,或启动信号关闭。

(3)启动信号关闭后,系统各部分恢复到原来状态　将 DSA 系统的所有特殊控制置于整个操作启动开关 1 之后,因为实际操作过程中经常要使用透视,并且任何时候都可能发生的随机事件。因此,所有 DSA 模式及操作控制均应置于手闸开关控制之下,包括手闸松开后的状态即刻恢复。

2.DSA 实际操作　DSA 的控制有两种:一是所有的控制流程以数字图像结构部分的计算机为主体控制机器;二是控制 X 射线机,计算机只做部分控制。

(1)第一种控制　根据图 2-85 所需要连续的信号包括:①一个 DSA 启动手闸,发出手闸闭合信号,手闸一端直接连到计算机的控制接口电路板上;手闸闭合意味着启动 DSA 方式,手闸松开则退出 DSA 方式,恢复 X 射线机原来状态;②当接受到手闸闭合信号后,计算机对 X 射线和曝光控制电路做切换,使 X 射线机接受计算机控制;③X 射线机控制电路被切换后,由计算机对 X 射线机发出曝光准备信号;④由计算机对光阑状态进行切换,控制光阑,减小通光孔径;⑤由 X 射线机向计算机反馈准备完毕信号,表示已可进行脉冲曝光;⑥高压注射器启动信号由计算机发给高压注射器,表示从此时起,可按预设程序进行运作;⑦由计算机发给 X 射线机脉冲曝光控制信号,控制 X 射线机进行脉冲曝光。

在此方式中,由于用计算机控制主机,故曝光脉冲和采样脉冲之间不需要信号传递,主要在计算机内部进行软件调用即可。

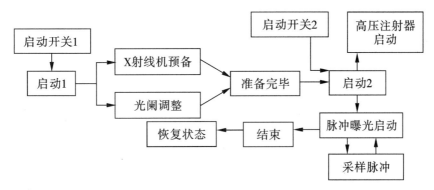

图 2-85　数字减影血管造影的原理

（2）第二种控制　这种方式是手闸控制整个 X 射线机的运行,包括对高压注射器的控制。实际控制信号:①手闸第一键闭合信号;②光阑控制信号;③电路切换信号,使 X 射线机高压曝光启动置于计算机控制之下,此信号由计算机接收手闸第一键信号后发生;④由 X 射线机对计算机发出造影开始信号;⑤由计算机发给 X 射线机脉冲曝光控制信号。上述两种控制中最关键的问题是由计算机控制的曝光脉冲必须合理、准确,并对 X 射线机球管容量留有余地。实际联机中,如果 X 射线机本身带有快速换片机,且能设脉冲曝光状态,实测发现所设置曝光脉冲的脉宽,又足以保证所采样图像的幅值稳定,这种情况下可以利用 X 射线机系统的连续脉冲曝光功能。在软件编程时序控制中,让计算机每次检测到 X 射线机曝光开始后,延迟时间开始采样,然后再等待下一个 X 射线曝光脉冲,直到手闸释放。

【实训方法及步骤】

1. 参观 DSA 科室,了解 DSA 设备的基本组成及整体布局。

2. 参观并记录 DSA 扫描室的结构及各部分工作原理（C 臂、床、显示器）。

3. 参观 DSA 控制室的结构及各部分工作原理。

4. 参观 DSA 设备图像处理系统的结构工作原理。

5. 参观 DSA 设备图像存储和记录装置的构成。

6. 参观 DSA 设备正常工作时的操作流程,学生可以在医生和技师的指导下完成操作。在操作过程中注意观察扫描室内各机械器件的运动方式。

7.听取有关 DSA 设备的一般情况介绍,包括机型比较、性价比、安装时间、工作任务等及设备功能的扩展。

8.参观 DSA 设备怎样完成图像后处理。

【结果与讨论】

1.试述 DSA 设备影像接收系统的工作原理。

2.试述 DSA 的系统组成。

3.DSA 如何获得最终的减影图像?

实训二十五　CT 实训部分

实训二十五(1)　CT 机房的认识及 CT 结构认识

【实训目标】

1.认识 CT 机房的整体结构。

2.了解 CT 机房环境的具体要求。

3.了解 CT 的结构,辨别 CT 部件及其作用。

【知识目标】

掌握 CT 的结构及其作用,认识 CT 机房的整体结构,了解 CT 机房布局。

【能力目标】

熟悉 CT 机房的整体结构,了解 CT 机房布局及环境要求,了解 CT 的结构,为专业岗位的需求奠定基础。

【素质目标】

培养学生良好的职业道德,树立全心全意为患者服务的医德医风;培养学生实事求是的科学态度及观察、分析和解决问题的能力;用理论联系实践的方法学习课程内容,在实践中培养学生良好的团队协作精神。

【实训器材】

CT 机房,CT 设备。

【实训原理】

(一)CT 的结构

目前,虽然螺旋 CT 已经逐步普及到国内各中大型医院,但第三代 CT 仍然在许多基层医院使用。不管是螺旋 CT 还是早期的第三代 CT,其基本结构大同小异。

如图 2-86 所示,从外观结构看,早期 CT 主要由控制台、扫描床、扫描架、高压发生器、控制柜、电源柜、计算机/存储器、多幅相机等组成。随着计算机技术、电子技术、精细加工等各种高新技术的发展,特别是低压滑环和大功率逆变技术的成功应用,CT 各组成部分的集成化程度不断提高,体积也不断缩小。当代的螺旋 CT 在外观上仅由电源柜(电源分配单元)、扫描床、扫描架和操作台 4 大件组成,如图 2-87 所示。

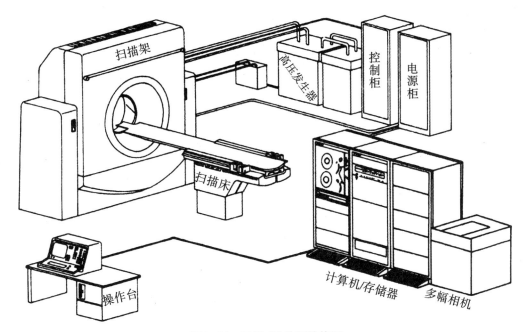

图 2-86 早期 CT 外观结构图

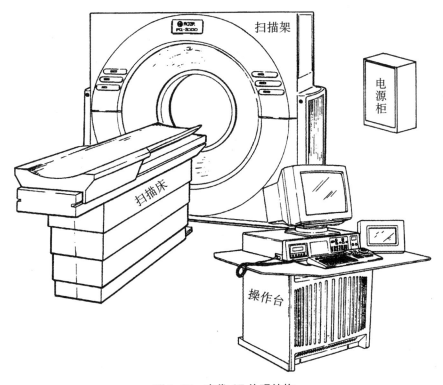

图 2-87 当代 CT 外观结构

不管是当代的螺旋 CT,还是早期的第三代 CT,从结构原理来看,它们都可分为 X 射线产生装置和 CT 检查应用装置两大部分。如图 2-88 所示,X 射线产生装置包括计算机及功能软件、高压与灯丝加热控制装置、高压发生器和 X 射线管装置;其他如扫描床、扫描架、准直器、探测器、前置放大器、数据采集系统等都可归属于 CT 检查应用装置。

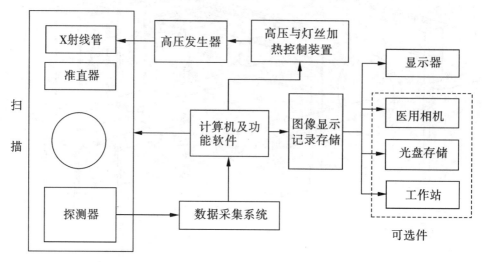

图 2-88　CT 基本组成

(二)机房环境

CT 机房的温度和湿度应控制在说明书规定的范围内,并注意通风换气。一般来说,CT 机房的湿度控制在 45% ~60% 为宜,温度应保持在 18 ~22 ℃。

1. 温度保持　在外界温度小于 0 ℃或大于 35 ℃的情况下,建议晚间不要关闭空调。每天开机准备扫描之前,应首先使室温保持在规定范围内半小时以上。

2. 湿度保持　在外界湿度较大时,建议晚间不要关闭除湿机。开机前如果湿度过大,建议先开除湿机,使湿度在允许的范围内半小时以上时,再开机扫描。如果相对湿度低于 30% ,建议使用室内蓄水池蓄水,使湿度达到要求后,再开机扫描。如果湿度过大或过小,将导致图像伪影或质量下降,甚至损坏设备。

(三)使用原则

CT 的使用应遵循下列原则:①操作人员必须具备一定的专业理论知识和操作技能,熟悉机器的基本结构、工作原理、不同病变的参数选择等;应按照国家的相关规定,经过专门的上岗培训并获得相应的合格证书;②根据机器的特点,严格遵守使用说明书所规定的操作规程操作,要谨慎、熟练、正确地操作机器,切不可随心所欲、草率从事;③每日开机后,应按要求进行 X 射线管预热训练和空气校准,避免冷管状态下突然升温而缩短 X 射线管使用寿命或造成 X 射线管靶面损坏;④扫描过程中要注意操作台和显示器上个参数的变化,发现异常应及时停止,检查原因所在;⑤扫描过程中应严禁改变曝光条件和成像参数,应注意每次扫描的间隔时间,禁止超热容量使用。

【方法及步骤】

根据实际条件,一般将学生分成几个小组,每个小组以 10 人左右为宜,请 CT 室的医生、技师分组对以下内容进行介绍。

1. CT 机房位置及主要部件合理布局的重要性。

2. CT 设备对机房的要求,包括环境温度、湿度要求。

3. CT 机房的防护。

4. CT 室医务工作人员的工作职责和行为规范。

5. CT 的机型、安装时间、组成、整体结构及性能参数。

6. 常见 CT 后处理技术介绍及演示。

注意事项:①尽可能选择较先进、设备功能齐全和工作环境较好的 CT 室;②聘请有一定教学经验的医生或技师带教;③要求学生认真听讲、仔细观察,及时记录,不要去触及设备上的任何按钮、开关。

【结果与讨论】

1. CT 机房是从哪几个方面保证设备正常运转的?

2. CT 是由哪几个部分组成? 作用分别是什么?

3. CT 的后处理技术有哪些?

实训二十五(2)　CT 的使用与操作

【实训目标】

1. 具备初步操作 CT 的能力。

2. 了解 CT 扫描技术参数,认识窗宽窗位的调节,能应用基本图像处理软件。

3. 加深对 CT 成像原理的理解。

【知识目标】

初步了解 CT 扫描技术参数,会调节窗宽、窗位及应用基本图像处理软件,加深对 CT 成像原理的理解。

【能力目标】

具备初步操作 CT 的能力,理解 CT 成像原理,为专业岗位的需求奠定基础。。

【素质目标】

培养学生良好的职业道德,树立全心全意为患者服务的医德医风;培养学生实事求是的科学态度及观察、分析和解决问题的能力;用理论联系实践的方法学习课程内容,在实践中培养学生良好的团队协作精神。

【实训器材】

CT 设备及附带水模或体模。

【实训原理】

CT 是价格昂贵的精密医疗设备,在各级医疗部门的疾病检查和治疗中占有重要地位。正确的操作和维护,对延长 CT 使用寿命和充分发挥其效能有着重要意义。

(一)使用原则

CT 的使用应遵循下列原则。①操作人员必须具备一定的专业理论知识和操作技能,熟悉机器的基本结构、工作原理、不同病变的参数选择等;应按照国家的相关规定,经过专门的上岗培训并获得相应的合格证书。②根据机器的特点,严格遵守使用说明书所规定的操作规程操作,要谨慎、熟练、正确地操作机器,切不可随心所欲、草率行事。③每日开机后,应按要求进行 X 射线管预热训练和空气校准,避免冷管状态下突然升温而缩短 X 射线管使用寿命或造成 X 射线管靶面损坏。④扫描过程中要注意操作台和显示器上的参数的变化,发现异常应及时停止,检查原因所在。⑤扫描过程中应严禁改变曝光条件和成像参数,应注意每次扫描的间隔时间,禁止超热容量使用。

(二)操作规程

虽然不同厂家和型号的 CT 有着自身的特点,但其操作规程归纳起来有以下几点。

1. 环境检查　在开机前应检查供电电源及机房温度与湿度,如果电源电压不稳定或者过高过低,机房温度和湿度超过规定范围,都不允许开机。机房温度应控制在 18 ~ 22 ℃,湿度应在 45% ~ 60%。

2. 开机　在使用前应严格按开机顺序开启机器。机器在开启过程中,应注意观察各项技术选择是否在正常位置。同时,机器会按照内设程序进行自检,在自检过程中请不要操作键盘和鼠标,待自检完成在显示器上显示人机对话框时,再按照提示操作。

3. 球管加温　每日新开机后,首先应对 X 射线球管进行加温,亦称球管训练。球管加温是指在扫描野内没有任何物体的情况下,用空气扫描方式曝光数次,使之逐步加温到工作状态。X 射线管在工作过程中,剧烈的冷热变化有可能造成靶面龟裂,或产生游离气体而降低真空度,同时还有可能造成冷却油炭化而引起管套内放电,这些都会缩短 X 射线管使用寿命,甚至损坏 X 射线管。在开机运行期间,若 3 h 内没有扫描曝光,再次扫描曝光前应重新对 X 射线管进行加温训练。这一训练通常只要操作人员发出一个指令,机器就可按照内设程序自动完成。当更换新的 X 射线管或者机器停用超过一周后重新使用时,操作人员应按照机器使用说明书的要求手动进行球管训练,训练的具体步骤因机器型号不同而有所差异。

4. 空气校准　在按照要求进行空气训练后,一般还要进行空气校准。空气校准是指对各成像组件,特别是探测器因环境的变化而引起的误差进行修正,亦称"零点漂移校正"。各成像组件的零点漂移,致使每次扫描所获取到空气的 CT 值不等于 1 000 而造成失真,影响采样数据的准确性。只有获得准确的原始数据,才能重建正确的图像。一部分机器,在新开机时球管预热曝光数次,前几次曝光为球管预热,最后一次曝光为空气校准。而另一部分机器,球管预热和空气校准则是分开进行的。使用人员应严格按照机器使用说明书进行各项操作。

5. 检查磁盘　磁盘是存储图像数据的区域,磁盘的存储空间是有限度的。为了保证扫描工作的顺利进行,在每日为患者扫描前,应首先根据每日工作量大小检查一下磁盘剩余空间,当剩余空间不够用时,可以把处理完毕的患者图像数据删除,或者传送到异地存储后再删除。

6.常规扫描　CT 的扫描工作大体可分成以下 5 个步骤。

(1)输入患者资料　此项工作在操作台上通过键盘或触摸屏进行。患者资料至少包括姓名、性别、出生年月、检查号、扫描方向等。扫描方向是指床动方向是选择头先进还是足先进,患者的位置是仰卧、俯卧、左侧还是右侧卧。如果是增强扫描,要注明 C+,其他特殊扫描必要时也应注明。

(2)摆放患者体位　此项工作是将患者准确、舒适地按照检查要求安置在扫描床上。利用床旁和扫描架上诸多操作键,把扫描床升高到扫描高度,并把患者送入到扫描野内的预定位置。不同部位的扫描,患者体位的摆放要求也不一样。其中包括扫描床的高度不同;定位灯标识人体的部位不同;使用定位辅助工具的不同。大致程序:①根据不同的检查部位选择适当的辅助工具,并将其固定到相应的位置上;②指导患者按照扫描需要的姿势躺于扫描床上;③把床面升高到扫描所需高度;④开启定位灯,向扫描孔内移动载有患者的扫描床面,依据定位灯的光标线指示,使床面达到一定位置;⑤熄灭定位灯。在关闭定位灯电源的同时,按动床位复"零"键,使床位的数码指示器恢复到"0"值,以使扫描时床动指示数有一个固定的参考值;⑥向患者嘱托扫描时的相关注意事项,如呼吸屏气的训练等。

(3)扫描前定位　定位也就是确定扫描范围,此举目前多采用两种方法。一种是定位扫描,在定位像上确定扫描的起始线和终止线。这种方法比较直观,定位也很准确,且定位像相当于常规 X 射线检查的一张平片,具有有一定的诊断意义。另一种方法是在摆放体位时,利用定位灯直接从患者的体表上确定扫描的起始位置或者扫描架的倾角。这种方法节省时间,且可以省去一次定位曝光。但缺点是定位精度不高、可靠性差。目前,最常用的是第一种方法,它的操作过程是选择并输入需要的定位扫描条件,或选用指定的功能键。之后,扫描曝光获得定位图像,在定位像上确定扫描的起始线、终止线、扫描区域、机架倾角等。

(4)正式扫描　正式扫描是整个检查的主要步骤,目前的机器大都有横断面扫描(轴扫)、螺旋扫描(单层或多层螺旋扫描)和其他的一些特殊扫描功能,具体采用哪种方式,需要使用人员在扫描前选定。根据不同的机器,扫描过程还可分为手动方式和自动方式。手动方式即扫描完一层后,需要做下一层的操作选择,并需每次按曝光按钮;而自动方式则只需按一次曝光按钮,即可完成整个扫描过程。

手动扫描操作程序:①选择并输入一组适当的扫描条件;②按下曝光按键,开始第一层曝光扫描,当第一层的图像在显示器上显示,表示第一层扫描程序完毕;③根据设置的扫描顺序发出床动指令,使床前进或者后退,带动患者到第二层扫描位置;④按下曝光按钮,进行第二层曝光扫描,当扫描数据存入相应存储器后,扫描完毕,第二层图像显示;⑤第三层、第四层等按照上述操作循环执行,直到完成整个扫描范围。

自动扫描操作程序:选择该功能后,只要按一次曝光按键,从曝光、床动、扫描负载条件的变换等,均会按照扫描设计步骤自动完成。

(5)存储数据　存储数据是完成整个检查的最后一项工作。扫描获取的图像数据在扫描完成后,暂存在临时存储器(一般为硬盘)上,如需永久存储,可选择磁带、光盘等永久性存储介质。存储的操作,通常在选定需要存储的患者后,输入存储的指令即可。也可以将这些图像推送到其他图像工作站或服务器进行长期存储。

有时还需要将图像记录在胶片上,这可以通过"照相"来完成。照相可由机器自动拍摄完成或者手工拍摄完成。自动拍摄是指在 CT 机上可预先设置,使用者只需在每次扫描开始时调整好窗宽、窗位,扫描完毕后机器会自动根据设置依次将所有扫描图像拍摄完成。手工拍摄是在扫描完成后,由人工一幅、一幅地拍摄。自动拍摄速度快、简便,但对图像无法再次筛选和后处理;手工拍摄速度慢、麻烦,但可以自由选择和后处理。

目前的 CT 图像大多采用 DICOM3.0 标准,其储存的图像可在不同厂家、不同设备、不同型号的机器上阅读,并能方便地转换成其他不同的格式(如 jpg、tif 格式)。

7. 关机　全天的工作完成后,应严格按顺序关闭机器。在关机前应检查 X 射线管的温度状态,应该等待温度降低到规定数值后再关机。关机后千万不要立即开机,即使有特殊需要,也应该等待一小段时间后再开机。

【实训方法及步骤】

1. 按实际机型操作程序,开机通电。

2. CT 球管的预热。

3. 进行扫描登记　①输入扫描登记信息,包括姓名、年纪、性别等。②输入相对应的扫描参数,如管电压、管电流、层厚等。

4. 利用定位灯将体模或患者放入扫描区域,并准确定位。

5. 确定无误后,开始曝光。

6. 进行图像显示和处理操作　①窗宽、窗位的设置和调节。②操作基本的图像处理功能,如 ROI 的应用、长度测量、面积计算、局部放大等。

7. 关机。

注意事项:①尽可能选择较先进、设备功能齐全和工作环境较好的 CT 室;②聘请有一定教学经验的医生或技师带教;③要求学生认真听讲、仔细观察,以及时记录,开始操作前应认真阅读设备操作规范。

【结果与讨论】

1. 在 CT 扫描前需要输入哪些技术参数?这些技术参数对 CT 图像有何影响?

2. 如何设置窗宽、窗位?有何意义?

实训二十六　参观医院磁共振室

【实训目标】

初步了解磁共振机房的设置、布局、检查流程等。

【知识目标】

熟悉磁共振机房的设置、布局、构成,以及操作规程和注意事项。

【能力目标】

掌握磁共振机的基本构造、操作流程及注意事项,为专业岗位的需求奠定基础。

【素质目标】

培养学生良好的职业道德,树立全心全意为患者服务的医德医风;培养学生实事求是的科学态度及观察、分析和解决问题的能力;用理论联系实践的方法学习课程内容,在实践中培养学生良好的团队协作精神。

【实训器材】

西门子超导型 1.5 T 磁共振机 1 台。

【实训原理】

人体各种组织、器官中含氢原子核的数量不同。当人体置于磁场中、通过射频的发射及接收,不同组织器官中的氢原子核即产生了不同的磁共振信号。通过计算机处理系统将这些信号转换为肉眼可识别的信号,即磁共振图像。磁共振成像(magnetic resonance imaging,MRI)是利用一定频率的射频信号在一外加静磁场内,对人体的任何平面,产生高质量的切面成像,改变脉冲,可提高不同组织的对比度,以便更好地显示病变。

【实训方法及步骤】

(一)主磁体屏蔽

MRI 磁体所产生的磁场向空间的各个方向散布,称为杂散磁场。它的强弱与空间位置有关,空间点与磁体距离越大,场强越低。杂散磁场是以磁体原点为中心向周围空间发散,具有一定的对称性,通常用等高斯线图来表示杂散磁场的分布。

1.磁场对环境的影响 当杂散磁场的场强达到一定程度时,就可能干扰周围环境中磁敏感性强的设备,使其不能正常工作。这种影响通常在 5 高斯线内区域非常明显,在 5 高斯线外区域逐渐减弱。所以,应在 5 高斯线处设立警示性标志。

2.环境对磁场的影响 磁体周围的铁磁环境的变化会影响磁场的均匀程度。这些因素称为磁场干扰。

静干扰:建筑物中的钢筋等铁磁性物等。

动干扰:一类是移动的铁磁性物体,如轮椅、汽车等;另一类为可产生交变磁场的装置,如变压器等,它对磁场的影响程度取决于各自的重量、距磁体的距离及交变磁场的强弱。

(二)射频屏蔽

磁共振室四壁、门窗等均要达到射频屏蔽要求。

(三)机房的要求

温度:18～20 ℃。湿度:40%～60%。

(四)超导和低温系统

1.超导体的基本性质 完全导电性、完全抗磁性。

2.致冷和制冷 致冷是以低温制冷剂(液氦和液氮)的自然挥发为代价来吸收漏入

磁体的热量的方法。制冷是通过磁体冷却系统提供的冷量来维持冷屏低温的方法。

3. **低温**　低温是指低于环境温度。普冷(300～120 K)、深冷(120～0.3 K)、超低温(0.3 K以下)。

4. **液氮的性质**　惰性气体,安全。空气中含量高、成本低。

5. **氦制冷**　惰性气体,安全。氦资源稀少,价格昂贵。

(五)超导环境的建立和失超保护

超导型磁体由线圈中的电流产生磁场。超导温度为4.2 K(-268.8 ℃),超导线圈必须浸泡在液氦中才能保证正常工作。

1. 真空绝热层。

2. 磁体预冷。

3. 超导环境的建立。

4. **励磁**　励磁是指超导磁体系统在磁体电源的控制下逐渐给超导线圈施加电流,从而建立预定磁场的过程。

5. **失超及其保护**　失超是指超导体因某种原因失去超导特性而进入正常态的过程。失超后线圈将电磁能转换成热能,破坏线圈及磁体。

外电阻保护法:电阻大小对多支路之间或多导线之间环流的影响,即通过改变支路电阻来计算环流的变化。

分段保护法:廉价、简单、实用和不依赖任何机械装置,能减少失超时的电压,又不产生外部电压。缺点是并联电阻的存在,励磁时可能会消耗部分能量,增加液氦的消耗量。

(六)磁共振检查流程

1. 认真核对MRI检查申请单,核对患者的一般资料,如姓名、性别、年龄、体重等,了解病情,明确检查部位、检查目的和要求,对上述各项不详的申请单,应与临床申请医师核准确认,避免检查时发生差错。

2. 详细询问并确认患者没有MRI检查的禁忌证,并叮嘱患者认真仔细阅读检查注意事项,并按要求准备。

3. 进入检查室之前,应除去患者身体及衣物上所有可能影响检查结果、危及生命安全和(或)造成损坏的物品,如活动义齿、发卡、钥匙、硬币、手表、小刀、耳环、项链、戒指、磁卡、手机等磁性物质及电子器件。

4. 给患者认真讲解检查的过程,告知大约所需时间的长短,检查时设备所产生的噪声,叮嘱患者在检查过程中若无特殊情况不得随意运动,训练呼吸动作,尽可能消除恐惧心理,争取患者的配合,从而达到最佳的检查效果。若有不适,可通过话筒和工作人员联系。

5. 腹部及盆腔检查的患者,应向患者说明胃肠道准备的方法,对子宫内置有金属节育环而又必须进行检查的患者,应叮嘱患者先取出节育环再行检查。乳腺MRI检查前,还应了解患者的月经情况,月经前后1周左右不宜进行增强扫描。

6. 烦躁不安、幽闭恐惧症、婴幼儿患者,根据情况适量应用镇静剂或麻醉药物,以提高检查的成功率,但必须在相关医务人员的指导和陪同下进行,以免发生意外。

7. 急、危、重症患者一般不常规做 MRI 检查,因病情需要必须做该检查的患者,应在临床医师的陪同下进行,并备齐所有急救药品及抢救设备,以便发生意外时能及时开展抢救工作。

【结果与讨论】

1. 医院磁共振室是怎样布局的?

2. 试述磁共振的操作流程和注意事项。

实训二十七 磁共振设备的基本结构

【实训目标】

1. 掌握磁共振设备的基本结构和使用常识。

2. 熟悉主磁体系统、梯度磁场系统、射频场系统和计算机系统。

3. 了解磁共振设备的运行保障系统,如磁体的屏蔽、超导、低温系统等。

【知识目标】

熟悉磁共振设备的基本结构、操作规程及注意事项。

【能力目标】

掌握磁共振的基本构造、操作流程及注意事项,为专业岗位的需求奠定基础。

【素质目标】

培养学生良好的职业道德,树立全心全意为患者服务的医德医风;培养学生实事求是的科学态度及观察、分析和解决问题的能力;用理论联系实践的方法学习课程内容,在实践中培养学生良好的团队协作精神。

【实训器材】

西门子超导型 1.5 T 磁共振机 1 台。

【实训原理】

人体各种组织、器官中含氢原子核的数量不同。当人体置于磁场中、通过射频的发射及接收,不同组织器官中的氢原子核即产生了不同的磁共振信号。通过计算机处理系统将这些信号转换为肉眼可识别的信号,即磁共振图像。MRI 是利用一定频率的射频信号在一外加静磁场内,对人体的任何平面,产生高质量的切面成像,改变脉冲,可提高不同组织的对比度,以便更好地显示病变。

【实训方法及步骤】

1. 磁共振设备的基本构造 主磁体系统、梯度磁场系统、射频场系统和计算机系统、运行保障系统(如磁体的屏蔽、超导、低温系统等)。虽然不同的磁共振系统及其技术有很大的区别,但基本结构大致相同。

2.分类　从成像范围分类:实验用、局部、全身磁共振 3 种。按主磁体的产生方法分类: 永磁型、常导(阻抗)型、混合型、超导型。

【结果与讨论】

1.磁共振设备成像设备由哪几部分组成?

2.磁共振设备的成像系统有哪几种检查方式?

实训二十八　磁共振设备的主磁体系统

【实训目标】

掌握磁共振设备主磁体的分类、性能指标、种类及特点。

【知识目标】

掌握磁共振设备的主磁体系统、操作规程及注意事项。

【能力目标】

掌握磁共振设备的主磁体系统、操作流程及注意事项,为专业岗位的需求奠定基础。

【素质目标】

培养学生良好的职业道德,树立全心全意为患者服务的医德医风。培养学生用实事求是的科学态度观察、分析和解决问题的能力;用理论联系实践的方法学习课程内容,在实践中培养学生良好的团队协作精神。

【实训器材】

西门子超导型 1.5 T 磁共振机 1 台。

【实训原理】

人体各种组织、器官中含氢原子核的数量不同。当人体置于磁场中、通过射频的发射及接收,不同组织器官中的氢原子核即产生了不同的磁共振信号。通过计算机处理系统将这些信号转换为肉眼可识别的信号,即磁共振图像。MRI 是利用一定频率的射频信号在一外加静磁场内,对人体的任何平面,产生高质量的切面成像,改变脉冲,可提高不同组织的对比度,以便更好地显示病变。

【实训方法及步骤】

(一)主磁体分类

按材料的不同分类:常导磁体、超导磁体、永久磁体和混合磁体。

按磁场强度分类:低场强(强度小于 0.3 T)、中场强(强度 0.3 ~ 1.0 T)、高场强(强度大于 1.0 T)。

(二)主磁体的性能指标

1.磁场强度　磁场强度是指静磁场强度。确定磁场强度的大小是从信噪比、射频对

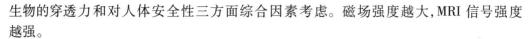

生物的穿透力和对人体安全性三方面综合因素考虑。磁场强度越大,MRI 信号强度越强。

2.磁场均匀性　磁场均匀性是指在特定容积限度内磁场的同一性,即穿过单位面积的磁力线是否相同。磁场均匀性决定着图像质量。

3.磁场稳定度　受磁体周围附近铁磁性物质、环境温度或匀场电源漂移等因素的影响,磁场的均匀性或场值会发生变化,即为磁场漂移。磁场稳定性下降,图像质量在一定程度上也会下降。

时间稳定度:磁场随时间而变化的程度。

热稳定度:永磁体和常导磁体热稳定度比较差,超导磁体热稳定度和时间稳定度一般较好。

4.有效孔径　内径必须大于 65 cm。

5.磁场的安全性　采取各种屏蔽措施。超导磁体一旦失超,能量得安全释放。

(三)主磁体的种类及特点

1.永久磁体　利用永久磁性材料制成的主磁体。优点:结构简单,价格低,功率低,维护费用低,杂散磁场小。缺点:磁场强度低,稳定性、均匀性差,不能满足临床波谱检查需要。

2.常导磁体　常导磁体又称为阻抗磁体,是利用较强的直流电流通过线圈产生磁场,采用风冷却或水冷却的磁体。优点:结构简单,成本低。缺点:场强低,功率大,需有完善的循环水冷装置,运行费用高,磁场稳定度和均匀性差,受环境影响大。

3.超导磁体　超导磁体是利用超导体在低温下的零阻抗特性,在很小的截面上可通过非常大的电流,产生磁场。优点:场强高,稳定性高,均匀性好,磁场强度可调节,不消耗电能,容易达到所需孔径。磁场可以关闭。缺点:超导磁体需浸泡在密闭的液氦或液氮中,制造复杂,长期的低温保障消耗液氦或液氮,运行成本高。杂散磁场较大,需要求更高的屏蔽。

【结果与讨论】

1.磁共振设备的主磁体分为哪几种?

2.磁共振设备的主磁体的特点是什么?

3.评价磁共振设备的主磁体的性能参数有哪些?

实训二十九　磁共振设备的梯度系统

【实训目标】

掌握磁共振设备的梯度系统。

【知识目标】

掌握磁共振设备的梯度系统、操作规程及注意事项。

【能力目标】

掌握磁共振设备的梯度系统、操作流程及注意事项,为专业岗位的需求奠定基础。

【素质目标】

培养学生良好的职业道德,树立全心全意为患者服务的医德医风;培养学生实事求是的科学态度及观察、分析和解决问题的能力;用理论联系实践的方法学习课程内容,在实践中培养学生良好的团队协作精神。

【实训器材】

西门子超导型 1.5 T 磁共振机 1 台。

【实训原理】

人体各种组织、器官中含氢原子核的数量不同。当人体置于磁场中、通过射频的发射及接收,不同组织器官中的氢原子核即产生了不同的磁共振信号。通过计算机处理系统将这些信号转换为肉眼可识别的信号,即磁共振图像。MRI 是利用一定频率的射频信号在一外加静磁场内,对人体的任何平面,产生高质量的切面成像,改变脉冲,可提高不同组织的对比度,以便更好地显示病变。

【实训方法及步骤】

1. 梯度磁场的作用　产生共振、空间定位。

2. 梯度磁场的主要性能指标　梯度磁场系统是磁共振的核心部件,性能直接影响扫描速度、成像质量。

(1) 有效容积　有效容积是指线圈所包容的、其梯度场能满足一定要求的空间区域。位于磁体中心,与主磁体的有效容积同心。

(2) 梯度场线性　梯度场线性是衡量梯度场平稳度的指标。线性越好,梯度场越精细,图像质量越好。梯度场非线性不能超过 2%。

(3) 梯度场强度　梯度场强度是指梯度场能达到的最大值。梯度场强越大,扫描层面越薄,像素体积越小,图像的空间分辨率越高。

(4) 梯度场变化率　梯度场变化率是指单位时间内梯度场变化快慢的程度。变化率越快,梯度场上升到某一预定值所需的时间越短,提高了扫描速度和图像信噪比。

(5) 梯度场的工作周期(工作率)　梯度场的工作周期(工作率)是指在一个成像周期的时间即重复时间(time of repetition,TR)内梯度场工作时间所占的百分数。

3. 梯度磁场的产生

(1) 梯度线圈　Gx、Gy、Gz 3 组梯度线圈(梯度线圈被封装在用纤维玻璃制作的大圆筒内,装载磁体的腔内)分别为层面选择梯度、频率编码、相位编码形成空间三维编码定位。

(2) 梯度磁场的产生流程　梯度磁场是脉冲电流通过梯度线圈产生的,需较大的电源容量。

(3) 涡流　当梯度磁场切换时,变化的磁场在周围导体中感应出圆形电流,称为涡流。可采取措施克服涡流的干扰。

【结果与讨论】

1. 梯度磁场的性能指标有哪些？

2. 梯度磁场的保障系统有哪些？

实训三十　磁共振设备的射频发射与接收系统

【实训目标】

掌握磁共振设备的射频发射和接收系统。

【知识目标】

掌握磁共振设备的射频发射和接收系统及其操作流程和注意事项。

【能力目标】

掌握磁共振设备的射频发射和接收系统及其操作流程和注意事项,为专业岗位的需求奠定基础。

【素质目标】

培养学生良好的职业道德,树立全心全意为患者服务的医德医风;培养学生实事求是的科学态度及观察、分析和解决问题的能力;用理论联系实践的方法学习课程内容,在实践中培养学生良好的团队协作精神。

【实训器材】

西门子超导型 1.5 T 磁共振机 1 台。

【实训原理】

人体各种组织、器官中含氢原子核的数量不同。当人体置于磁场中、通过射频的发射及接收,不同组织器官中的氢原子核即产生了不同的磁共振信号。通过计算机处理系统将这些信号转换为肉眼可识别的信号,即磁共振图像。MRI 是利用一定频率的射频信号在一外加静磁场内,对人体的任何平面,产生高质量的切面成像,改变脉冲,可提高不同组织的对比度,以便更好地显示病变。

【实训方法及步骤】

1. 射频脉冲。

2. 射频线圈　脉冲发射与接收系统。发射是指发射电磁波,使被检者体内的氢质子受到激励而发生共振。接收磁共振信号。接收是指检测被激氢质子的进动行为,获取磁共振信号。一般为同一个线圈,既能发射又能接收。射频线圈的种类如下。

(1)按功能分类　包括发射线圈、接收线圈和两用线圈。体线圈和头线圈采用两用线圈,表面线圈都是接收线圈。

(2)按适用范围分类　包括全容积线圈、表面线圈与体腔内线圈、相控阵线圈。头线圈就是全容积线圈,表面线圈是接收线圈,用于表浅组织和器官的成像。相控阵线圈是由两个以上的小线圈或线圈单元组织的线圈阵列,彼此连接,组成大的成像区间,使有效空间增大。各线圈单元也可相互分离,每个线圈单元可作为独立线圈使用。

3.射频脉冲的产生 射频脉冲是由振荡器、频率合成器、放大器、波形调制器、终端发射匹配电路及射频发射线圈等组成的电路产生的。

4.射频脉冲的接收 射频脉冲关闭后,磁化矢量将回到初始位置,接收线圈感应出一个衰减信号。信号经过处理变成有用的磁共振信号。

【结果与讨论】

射频脉冲关断后,磁化强度矢量如何变化?

实训三十一 磁共振设备的计算机及图像处理系统

【实训目标】

掌握磁共振设备的计算机和图像处理系统。

【知识目标】

掌握磁共振设备的计算机和图像处理系统及其操作流程和注意事项。

【能力目标】

掌握磁共振设备的计算机和图像处理系统及其操作流程和注意事项,为专业岗位的需求奠定基础。

【素质目标】

培养学生良好的职业道德,树立全心全意为患者服务的医德医风;培养学生实事求是的科学态度及观察、分析和解决问题的能力;用理论联系实践的方法学习课程内容,在实践中培养学生良好的团队协作精神。

【实训器材】

西门子超导型1.5 T磁共振机1台。

【实训原理】

人体各种组织、器官中含氢原子核的数量不同。当人体置于磁场中、通过射频的发射及接收,不同组织器官中的氢原子核即产生了不同的磁共振信号。通过计算机处理系统将这些信号转换为肉眼可识别的信号,即磁共振图像。磁共振成像是利用一定频率的射频信号在一外加静磁场内,对人体的任何平面,产生高质量的切面成像,改变脉冲,可提高不同组织的对比度,以便更好地显示病变。

【实训方法及步骤】

(一)计算机系统

1.功能与组成 功能主要是控制操作者与磁共振设备各系统之间的通讯。由主机、

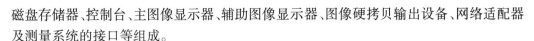

磁盘存储器、控制台、主图像显示器、辅助图像显示器、图像硬拷贝输出设备、网络适配器及测量系统的接口等组成。

2. 软件系统　系统软件、应用软件。

(二)图像重建

影像重建的本质是对数据进行高速数学运算。影像重建可通过主计算机运行有关软件完成,由于运算量太大,重建的速度较慢。目前多用影像处理器来进行影像重建。重建一幅影像的时间仅需几十个毫秒。

影像处理器是专用的并行计算机。它通常由数据接收单元、数据预处理单元、算术逻辑部件、控制部件、直接存储器存取通道和傅里叶变换器等组成。在二维傅里叶变换成像方法中,影像重建所进行的运算主要是快速傅里叶变换。傅里叶变换速度的快慢直接影响影像重建的速度。采用自旋回波技术时,其取样频率为 200 kHz,256 重复点取样时间为 1.28 ms,实时处理要在此时间内完成快速傅里叶变换运算。其他成像方法对快速傅里叶变换运算时间要求在 1～10 ms。为了缩短时间,在 MRI 设备的影像处理器中广泛地采用了直接存储器存取(direct memory access,DMA)的数据传送方式,当 DMA 控制器从 CPU 取得控制权之后,接口与内存间便可直接进行数据交换,不经过 CPU。在 MRI 设备的影像处理器中广泛地采用了 DMA 数据传送方式。测量数据成为标准的原始数据格式后,每幅影像应该对应两个原始数据矩阵(实部、虚部),分别进行行和列两个方向的快速傅里叶变换,还原出带有定位信息的影像矩阵,再对这两个矩阵的对应点取模,得到一个模矩阵。矩阵中元素值的大小正比于每个体素磁共振信号的强度,用其作为亮度值就得到了所需的影像。

(三)图像显示

影像重建结束后,磁共振影像的数据立刻被送入计算机系统硬盘中,按用户的要求从硬盘读出,并以影像的形式显示,供医生观察。影像的显示不仅限于当前患者,在会诊或进行回顾性研究时还可以调出以前的影像。影像显示要快速,命令一输入,影像立刻就展现在屏幕上。此外,在显示影像过程中,经常要进行影像的缩放、窗宽、窗位的调节、标注说明性的字符和数字等操作。影像发生器将影像的缓存、变换等合为一体,使影像的显示得以加快。

【结果与讨论】

如何进行影像重建?

实训三十二　磁共振设备的使用与维修

【实训目标】

掌握磁共振设备的使用及维修常识。

【知识目标】

掌握磁共振设备的使用及维修常识,以及操作规程和注意事项。

【能力目标】

掌握磁共振设备的使用及维修常识,以及操作流程和注意事项,为专业岗位的需求奠定基础。

【素质目标】

培养学生良好的职业道德,树立全心全意为患者服务的医德医风;培养学生实事求是的科学态度及观察、分析和解决问题的能力;用理论联系实践的方法学习课程内容,在实践中培养学生良好的团队协作精神。

【实训器材】

西门子超导型 1.5 T 磁共振机 1 台。

【实训原理】

人体各种组织、器官中含氢原子核的数量不同。当人体置于磁场中、通过射频的发射及接收,不同组织器官中的氢原子核即产生了不同的磁共振信号。通过计算机处理系统将这些信号转换为肉眼可识别的信号,即磁共振图像。MRI 是利用一定频率的射频信号在一外加静磁场内,对人体的任何平面,产生高质量的切面成像,改变脉冲,可提高不同组织的对比度,以便更好地显示病变。

【实训方法及步骤】

(一)使用注意事项

1.制冷剂泄露　低温冻伤、液氦或液氮的直接伤害。

2.铁磁性物质的抛射。

3.金属异物　体内有金属异物的患者不宜进行磁共振检查。

4.监护、抢救设备。

5.心脏起搏器。

6.人工植入物　内支架、血管夹、人工瓣膜、内固定器、人工关节等。

7.幽闭恐惧症患者。

8.孕妇　主张妊娠 3 个月内不宜进行磁共振检查,不宜进行增强磁共振检查。

(二)日常保养维护

1.机房内保持恒温、恒湿,换新风装置正常工作。

2.定期检查校准射频管工作特性曲线,确保在最佳状态。

3.定期检查校准磁体匀场,保证图像质量。

4.常导磁体供电电源要稳压、稳流,通风散热良好。超导磁体应每日记录液氦消耗量,确保液氦量正常。

5.定期检查梯度冷水机和冷头冷水机,定期补充循环水量。

6.避免磁体内遗留金属物品,定期清理磁体扫描孔等。

7.使用各种线圈时,应注意拆卸,动作要轻,应定期清洁线圈连接插头、插座。

8.磁共振首次安装使用过的部件应妥善保管,以备后用。

9.每天有专人负责记录液氦水平,冷头和冷水机运行状况,开关机程序记录。

10.制冷剂水平低于55%~60%应提前安排补充,以免造成风险及损失。

【结果与讨论】

1.评价主磁体性能的指标有哪些?

2.试述射频脉冲的发射和接收过程。

3.梯度磁场的作用是什么?

4.试述磁共振的主要组成。

5.磁共振日常使用和维护有哪些项目?

实训三十三　参观医院B型超声设备

【实训目标】

1.熟悉超声成像设备的基本构成和主要部件的功能。

2.熟悉B型超声(简称B超)设备的基本工作过程。

3.了解B超设备的机房环境、结构布局及其在医院的位置。

【知识目标】

熟悉超声成像设备的基本构成、各部件的功能及整机的工作过程。

【能力目标】

根据下列超声成像设备的基本结构(图2-89),理解实际超声设备的工作原理。

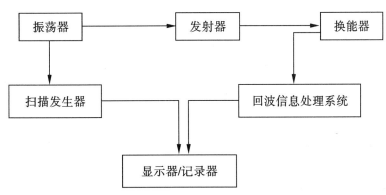

图2-89　超声成像设备的基本结构

【素质目标】

在以后的实际工作中,能自己根据医院实际情况确定超声设备机房位置及机房内部的布局。

【实训器材】

B超及其各自所在的机房(图2-90和图2-91)。

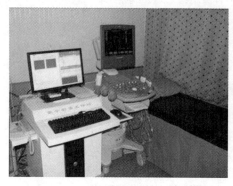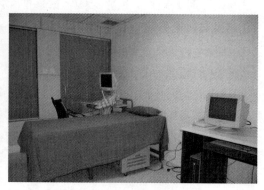

图2-90　B超　　　　　　　　　　图2-91　B超机房

【实训原理】

超声成像设备的工作原理:向被检人体组织发射超声波,并接收经人体组织作用后产生的回波,检出回波物理参数变化,然后以某种方式在显示器上显示。基本上由换能器、发射电路、接收电路、扫描电路、主控电路、显示器等部分组成。因其对实质性脏器诊断非常有效,且无电离辐射,安全,因此在临床上应用非常频繁。临床上常用的超声设备对工作环境、机房结构布局都有严格的要求。

【实训方法及步骤】

1. 观看B超设备的结构组成。

2. 观察B超成像过程,了解设备各部分的作用及整机工作过程。

3. 观察B超机房的环境,感受其温度、湿度、灰尘度、光线及为受查者提供的隐私环境。

4. 观察B超机房在整个医院的位置特点。

【结果与讨论】

1. 总结B超设备的结构组成、各部分作用及工作过程。

2. B超设备的工作环境一般要求温度在25 ℃左右,湿度在50%~60%,环境比较干净,光线相对较暗,患者检查区域要求隐蔽性较好。

3. B超设备一般在医院门诊楼,跟门诊妇产科、内科等相关科室联系紧密,且进出方便,能满足门诊及病房患者的检查需要。

4. 其他类型的超声设备组成、工作过程、机房环境及机房布局是什么样的呢?

实训三十四 B型超声设备的安装

【实训目标】

掌握B型超声(简称B超)设备的安装方法及注意事项。

【知识目标】

掌握B超设备安装过程及注意事项。

【能力目标】

能独立完成B超设备的安装工作。

【素质目标】

能举一反三,学会对彩超等其他类型的超声设备的安装。

【实训器材】

B超1台,检查床,折叠医用屏风,空调机组,净化稳压电源,面积不小于$0.15\ m^2$、厚度$\geqslant 2\ mm$的铜板,直径为$15\ mm$的铜线,机器配备的专用工具,测试模体等。

【实训原理】

B超成像由主机、换能器、监视器(显示器)三大部分组成。主机由键盘面板控制系统、数据处理系统组成。当超声诊断仪工作的时候,发射电路将电流通过高频振荡变为脉冲电流至换能器,利用探头内晶片的压电效应,将脉冲电流变为超声波发射出去;同时,探头晶片也能接收反射回来的超声波,并把超声波转换成电信号,经检测器检测放大,通过信号扫描在显示器(显像管)出现声像即B超图像。同时设备的工作对电力、环境都有相应的严格要求。根据其成像过程、组成及设备特殊要求设计其安装步骤,并在安装过程中注意一些事项。B超诊断仪系统架构见图2-92。

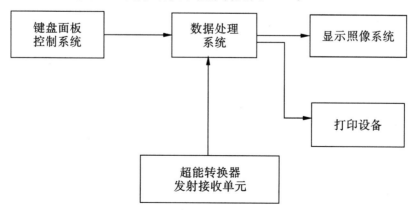

图2-92 B超诊断仪系统架构

【实训方法及步骤】

（一）B 超设备安装前的准备

1. B 超机房要选择周围环境整洁干净的地方,要远离高磁场、高压电厂。

2. B 超机房应设缓冲间,里面一房间为机房,外面一房间为工作室,并装有适当的按机房使用面积、机器和工作人员配置的足够冷、热的空调机组,以保证机房的温度和湿度。一般情况下,B 超机房温度控制在 25 ℃左右,湿度控制在 50% ~ 60%。地面铺木质地板。设备应远离窗户,避免阳光直射。

3. B 超机器用电必须单独安装净化稳压电源,要按照 B 超机器的所需功率有余量地配备。

4. 设置保护地线,安装方法:地面挖一个 0.6 m 以上的深坑,埋下铜板,用铜线与仪器紧密连接。

（二）B 超设备的安装

1. 拆箱前核对设备品名与合同是否一致。

2. 拆箱时与设备生产厂家人员一起按照装箱单核对设备的每一部件有无损坏、松动等,若有及时修理。

3. 装配好移动机架,紧固并调整好各机械部件。

4. 超声主机摆放在机架的合适位置并加以固定。

5. 显示器放置在主机合适位置并固定。

6. 按照线的编号先连接好信号电缆,确定无误后紧固,然后接入主电源和其他附属设备电源。

7. 再检查一遍,无误后把设备推放到安放位置,锁紧移动机架脚轮。

8. 放置检查床,摆放屏风,设置患者隐秘空间。

【结果与讨论】

1. 总结 B 超设备安装前的准备工作,即位置、湿度、温度、地板、光线、稳压电源、地线。

2. 牢记设备安装原则是由下而上、先信号后电源。

3. 能否根据 B 超设备的安装步骤,安装彩超和经颅多普勒超声呢?

实训三十五　彩色多普勒超声设备操作流程

【实训目标】

学会彩色多普勒超声(简称彩超)设备的常规操作及规范。

【知识目标】

熟悉彩超的工作原理和工作流程。

【能力目标】

会正确、规范地操作彩超。

【素质目标】

会正确、规范地操作 B 超、彩超和经颅多普勒超声。

【实训器材】

彩超 1 台。

【实训原理】

彩色多普勒是使用一种运动目标显示器——活动目标显示器（moving target indicator）法，检测血细胞的动态信息并根据血细胞的运动方向、速度、分散情况，调配红、蓝、绿三基色，变化其颜色亮度，叠加在二维灰阶图像（B 超图像）上的彩色血流图。图 2-93 即是其原理框图。

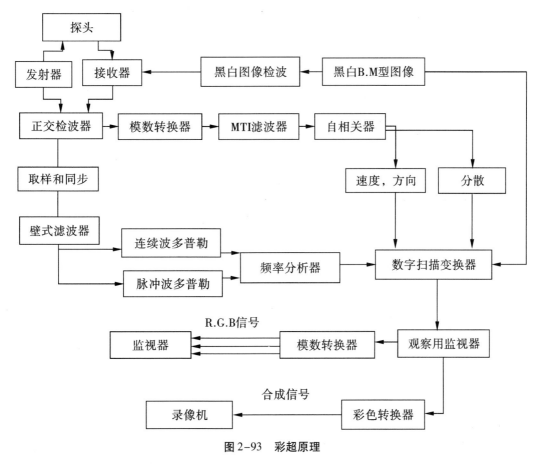

图 2-93 彩超原理

【实训方法及步骤】

（一）开机前准备

1.确保墙上的插口类型适当。

2.解开电缆线,确保给电缆线留有一定的松弛,以免系统轻微移动时插头从墙上的插座脱落。注意:请确保系统使用时电源电缆线连接不会断开,如果电源插头被意外拔出,数据将会丢失。

3.按下电源开关,打开 B 超电源。

4.启动计算机,选择用户名及输入密码,系统自动加载 B 超应用软件,进入主操作界面。

5.输入患者信息和检查部位,选择相应的 B 超探头。

6.把耦合剂均匀涂于探头表面,探头与皮肤间应做到无缝隙和气泡。

7.检查完毕,把探头放于 B 超机正确位置,并打印报告。

(二)关机

1.按一次系统前面的电源开关。

2.使用轨迹球选择关闭。

3.断开与探头的连接。

(三)平常使用探头时的注意事项

1.将探头的运输盒子放在平稳的平面上,并打开盒子。

2.小心取出探头,并解开探头电缆。

3.不要使探头头部自由悬挂,探头头部的碰撞会导致不可挽回的损伤。

4.小心地将探头电缆放在探头电线架上,使之自由移动但不会缠绕在地板上。

5.必要时清洗或消毒探头(戊二醛),将探头存储在用于运输的盒子里以避免损坏。

【结果与讨论】

1.熟练掌握彩超的操作规程,以后会独立、正确地操作彩超。

2.B 超、经颅多普勒超声等其他类型的超声设备的操作规程是什么样的呢?

实训三十六　参观医院数字减影血管造影设备

【实训目标】

1.了解数字减影血管造影(digital subtraction angiography, DSA)设备的基本结构及房间的设计、布局。

2.熟悉 DSA 成像的基本工作过程及其在医学临床中的作用。

3.掌握 DSA 成像的基本工作原理。

【知识目标】

了解 DSA 设备的基本结构及房间的设计、布局。熟悉 DSA 成像的基本工作过程及其在医学临床中的作用。掌握 DSA 成像的基本工作原理。

【能力目标】

了解 DSA 设备的基本结构及房间的设计、布局。掌握 DSA 设备的基本操作流程及注意事项。

【素质目标】

培养学生良好的职业道德与医德医风,培养学生观察、分析和解决问题的能力;用理论联系实践的方法学习课程内容。

【实训器材】

1.DSA 设备 1 台及导管床、高压注射器、防护装置等。

2.各种型号的穿刺针、导丝及导管等。

3.必要的抢救设备。

【实训原理】

DSA 是计算机与常规 X 射线血管造影相结合的一种检查方法,它能减去骨骼、肌肉等背景影像,突出显示血管影像。

减影像技术的基本内容是把经影像增强、转化等处理后的同一部位两帧影像相减(未造影的图像称为蒙片或掩模像,造影图像称为造影像或充盈像),而后得到的影像就是减影像。DSA 图像消除了造影器官以外的组织结构,突出了造影器官的图像。

【实训方法及步骤】

1.参观 DSA 科室,了解 DSA 科室在全院的位置及放射防护要求与具体措施。

2.了解造影剂的选择及各种急救药物。

3.听取有关 DSA 设备的一般情况介绍。

4.认识 DSA 设备的基本组成及各组成部分的用途。

5.请工作人员进行部分操作演示,观察 DSA 的部分工作过程。

【结果与讨论】

1.DSA 成像采用哪种成像方式较好?

2.如何更好地选择造影剂?

实训三十七　数字减影血管造影设备的基本使用操作

【实训目标】

1.了解 DSA 设备的基本组成及主要部件的功能。

2.加深对 DSA 成像的基本工作原理的理解。

3.了解 DSA 的技术参数。

4.掌握 DSA 设备的基本操作程序和注意事项。

【知识目标】

了解 DSA 设备的基本组成及主要部件的功能;加深对 DSA 成像的基本工作原理的理解;掌握 DSA 设备的基本操作程序和注意事项。

【能力目标】

掌握 DSA 设备的基本操作程序和注意事项。

【素质目标】

培养学生良好的职业道德,树立全心全意为患者服务的医德医风;培养学生实事求是的科学态度及观察、分析和解决问题的能力;用理论联系实践的方法学习课程内容,在实践中培养学生良好的团队协作精神。

【实训器材】

DSA 设备 1 台及导管床等。

【实训原理】

DSA 是计算机与常规 X 射线血管造影相结合的一种检查方法,它能减去骨骼、肌肉等背景影像,突出显示血管影像。

X 射线穿过人体后在透视屏上形成荧光影像,经影像增强器增强后为电视摄像管采集形成视频影像。再经对数变换处理与 A/D 转换形成数字信号。这些数字信息输入计算机处理后,再经减影、对比度增强和 D/A 转换,产生数字减影图像。减影像中骨骼、软组织等背景影像被消除,只留下含有对比剂的血管影像。减影的目的就是减除造影片上的骨骼、软组织等背景影像,使血管影像单独显示出来。

【实训方法及步骤】

1. 接通电源,检查设备仪表及各部件是否有明显损坏。

2. 选择曝光参数,如管电压、管电流、每秒脉冲数等。

3. 选择工作方式,如 AEC、ABC、普通透视、脉冲透视等。

4. 图像处理部分,可选择一般模式、血管造影模式、采集图像、观看图像并对图像进行一系列处理,如对比度、清晰度等。

5. 运动部分的操作

(1)C 形臂的操作　C 形臂可绕主轴及沿主轴方向以一定的角度运动。

(2)成像系统的运动　成像系统可做上升及下降运动。

(3)L 形臂的运动　L 形臂可绕竖直轴进行顺时针及逆时针运动,也可沿水平方向做前进或后退运动。

6. 视野的动作操作与切换

(1)掌握限束器圆视野开关。

(2)掌握限束器方视野的开关与运动。

(3)掌握限束器半透野的运动。

(4)掌握增强器大、中、小 3 个视野的切换。

7. 导管床运动的操作

(1)导管床上层床面运动　按下按键,可实现上层床面纵向运动;松开按键,上层床面锁止。

(2)导管床床面横向运动、下层床面纵向运动　按下按钮,可实现床面横向运动及下

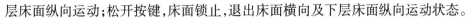

层床面纵向运动;松开按键,床面锁止,退出床面横向及下层床面纵向运动状态。

（3）导管床床体升降运动　按"床体上升"按钮时,导管床床体可做上升运动;按"床体下降"按钮时,导管床床体可做下降运动。

【结果与讨论】

试述 DSA 设备的成像特点及应用范围。

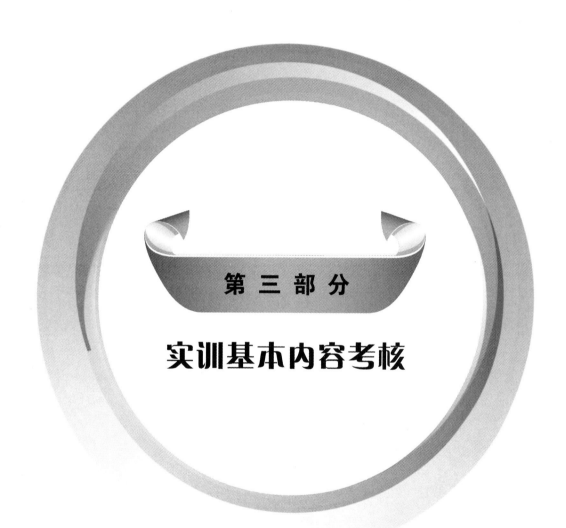

第三部分

实训基本内容考核

考核项目一　数字万用表的使用与操作

目的:熟练掌握数字万用表的使用与操作。

考核时间:10~15 min。

项目总分	考核内容	分值	评分标准	得分
准备 (10分)	1.测量前,要检查表笔是否可靠接触,绝缘是否良好,以免测量电压时电击	2分	缺一项扣2分	
	2.选择正确的测量功能,谨防误操作;转换功能时,表笔要离开测试点	4分	缺一项扣4分	
	3.万用表使用完毕后要及时转换开关放置在"OFF"位置	4分	缺一项扣4分	
操作技能标准 (40分)	1.交流电压测量:表笔连接正确,能正确测量0~750 V的交流电压	4分	酌情扣分	
	2.直流电压测量:表笔连接正确,能正确测量0~1 000 V的直流电压	4分	酌情扣分	
	3.交流电流测量:表笔连接正确,能正确测量0~10 A的交流电流	4分	酌情扣分	
	4.直流电流测量:表笔连接正确,能正确测量0~10 A的直流电流	4分	酌情扣分	
	5.电阻测量:表笔连接正确,能正确测量电阻的阻值	4分	酌情扣分	
	6.电容测量:表笔连接正确,能正确测量电容的容量,电容测量前必须按清零键	4分	酌情扣分	
	7.二极管测量:表笔连接正确,能正确测量二极管正负极性	4分	酌情扣分	
	8.三极管测量:能正确测量 NPN 型和 PNP 型三极管放大倍数的近似值	4分	酌情扣分	
	9.稳压管测试:表笔连接正确,能正确判断出三极管管的好坏	4分	酌情扣分	
	10.通断测试:表笔连接正确,能正确判断出待测线路的通或者断	4分	酌情扣分	

考核项目二　示波器的使用与操作

目的:熟练掌握示波器的使用与操作。

考核时间:10~15 min。

项目总分	考核内容	分值	评分标准	得分
功能检查(10分)	1.打开示波器电源开关,等待显示屏显示通过开机,可以进行测试	2分	缺一项扣2分	
	2.将示波器探头连接到校准信号测试点上	4分	缺一项扣4分	
	3.按"自动设置"按钮,显示屏上应看到频率为1 kHz,电压为5 V峰值方波	4分	缺一项扣4分	
操作技能标准(40分)	1.波形测量:能正确地将示波器探头连接在被测量电路的测试端。注意接地端的连接	5分	酌情扣分	
	2.根据要测量的信号源正确选择触发类型、触发方式、耦合情况等,测量出信号源的波形	15分	酌情扣分	
	3.能正确读出要测量信号的峰值大小、频率和周期	15分	酌情扣分	
	4.测量完毕后,关闭电源	5分	酌情扣分	

考核项目三　X射线机常用电路元器件的极性判断（1）

目的：能正确判断、检查常用电路中的电子元器件。

考核时间：10 ～ 15 min。

项目 总分	考核内容	分值	评分标准	得分
元器件 检查 （10分）	1. 能正确识别常用电路中的二极管元器件	2分	缺一项扣2分	
	2. 能正确识别常用电路中的稳压管元器件	2分	缺一项扣2分	
	3. 能正确识别常用电路中的 NPN 型三极管和 PNP 型三极管	4分	识别一种得2分	
	4. 能正确识别常用电路中的不同型号的整流桥器件	2分	缺一项扣2分	
操作 技能 标准 （40分）	1. 用万用表能正确判断二极管的好坏及正负极性	10分	判断好坏得5分 判断极性得5分	
	2. 用万用表能正确判断稳压管的好坏及正负极性	10分	判断好坏得5分 判断极性得5分	
	3. 用万用表能正确判断三极管是 NPN 型三极管还是 PNP 型三极管，判断出三极管的基极（b 极）、发射极（e 极）、集电极（e 极）；能正确测量三极管的放大倍数	10分	判断三极管的极性得5分 测量三极管放大倍数得5分	
	4. 用万用表能正确判断整流桥的好坏，并能判断整流桥正负极输出端	10分	判断好坏得5分 测量出整流桥极性输出端得5分	

考核项目四 X射线机常用电路元器件的极性判断(2)

目的:能正确判断、检查常用电路中的电子元器件。

考核时间:10~15 min。

项目总分	考核内容	分值	评分标准	得分
元器件检查(10分)	1. 能正确识别常用电路中不同类型的电阻器件	2分	认识正确得2分	
	2. 能正确识别常用电路中不同类型的电容器件	2分	认识正确得2分	
	3. 能正确识别常用电路中不同类型的交流继电器器件	2分	认识正确得2分	
	4. 能正确识别常用电路中不同类型的直流继电器器件	2分	认识正确得2分	
	5. 能正确识别常用电路中不同类型的可控硅器件	2分	认识正确得2分	
操作技能标准(40分)	1. 能正确判断电阻的好坏,正确测量电阻的阻值	10分	判断好坏得5分 判断极性得5分	
	2. 能正确测量电容的容量	10分	判断好坏得5分 判断极性得5分	
	3. 能正确判断交流继电器线圈、常开接点、常闭接点,正确测量交流继电器线圈的电阻	10分	判断线圈、接点得5分 测量线圈电阻得5分	
	4. 能正确判断直流继电器线圈、常开接点、常闭接点,正确测量直流继电器线圈的电阻	10分	判断线圈、接点得5分 测量线圈电阻得5分	
	5. 能正确判断可控硅的好坏,正确测量可控硅的阳极、阴极、触发极	10分	判断好坏得5分 测量出可控硅的极性得5分	

考核项目五　X射线管的检验

目的:掌握X射线管外观、灯丝、真空度的检查方法,并能对X射线管的质量好坏进行初步判断。

考核时间:10 ~ 15 min。

项目总分	考核内容	分值	评分标准	得分
功能检查(10分)	1. 打开X射线管管套窗口,检查X射线管玻璃壳(观察X射线管的玻璃壳是否有裂纹、划伤和瘢痕)	2分	缺一项扣2分	
	2. 检查X射线管灯丝(观察阴极螺管状灯丝形状是否均匀,是否有断路、短路和与集射罩相碰现象)	2分	缺一项扣2分	
	3. 检查X射线管阳极(检查阳极靶面是否光洁,有无粗糙、麻点、龟裂,而且与阳极头无明显空隙阳极靶面)	2分	缺一项扣2分	
	4. X射线管内检查(管内应无任何异物,金属部分无氧化、锈蚀现象)	2分	缺一项扣2分	
	5. X射线管转子运转检查(检查转子运转良好、平稳,无异常响声)	2分	缺一项扣2分	
操作技能标准(40分)	1. X射线管灯丝测量:用万用表电阻挡,测量灯丝是否完全通路,电阻一般不大于3 Ω	10分	测量正确得10分	
	2. X射线管灯丝点亮实训:重点检查大、小焦点灯丝的点燃情况	10分	大、小焦点灯丝点燃正确各得5分	
	3. X射线管真空度检查:能正确对X射线管进行冷高压试验,并判断X射线管真空度情况	10分	根据操作,酌情扣分	

考核项目六　电源电路的连接及测量

目的:掌握电源电路的结构,能正确对电源电路进行通电调试,并能正确分析、解决电源电路经常出现的一般故障。

考核时间:10～15 min。

项目总分	考核内容	分值	评分标准	得分
功能检查(10分)	1.熟悉电源电路的结构组成部分	3分	缺一项扣3分	
	2.正确识别电源电路中的有关器件并能说明其在电路中的作用	3分	缺一项扣3分	
	3.掌握电源电路的工作原理	4分	缺一项扣4分	
操作技能标准(40分)	1.根据电路结构能正确连接电源电路	10分	正确测量得10分	
	2.电源电路通电调试,正常(观察控制台面板上的电源电压表和电源指示灯情况)	10分	电路通电调试正常得10分	
	3.能正确分析电源电路出现的故障,并能检修、解决故障	10分	分析检修正确得10分	
	4.测试完毕后,能按照要求关闭电源	10分	操作正确得10分	

考核项目七　X射线机单相全波整流电路的连接与测试

目的:掌握X射线机单相全波整流电路的结构,根据电路图能正确连接电路,并能正确对X射线机单相全波整流电路进行通电调试、测量,且能分析、解决单相全波整流电路的一般性故障。

考核时间:10～15 min。

项目 总分	考核内容	分值	评分标准	得分
功能 检查 (10分)	1.熟悉X射线机单相全波整流电路的结构组成部分	2分	缺一项扣 2分	
	2.正确识别单相全波整流电路中的有关电子元器件,并能说明其在电路中的作用	2分	缺一项扣 2分	
	3.掌握单相全波整流电路的工作原理	2分	缺一项扣 2分	
	4.根据电路原理,能正确连接电路	4分	缺一项扣 4分	
操作 技能 标准 (40分)	1.单相全波整流电路通电调试,正常(观察毫安表的指示情况)	4分	通电调试正常 得4分	
	2.电路调试测量:能正确测量并绘制灯丝发射特性曲线	8分	电路测量正常 得8分	
	3.电路调试测量:能正确测量并绘制模拟X射线管阳极特性曲线	8分	电路测量正常 得8分	
	4.电路调试测量:使用示波器能正确测量模拟X射线管高压波形	8分	电路测量正常 得8分	
	5.故障分析与检修:能正确分析、检修电路调试中出现的故障	8分	分析检修正确 得8分	
	6.测试完毕后,能按照要求关闭电源	4分	操作正确 得4分	

考核项目八　X射线机旋转阳极启动与保护电路的测试

目的:熟悉X射线机旋转阳极启动与保护电路的结构与组成,能正确对X射线机旋转阳极启动与保护电路进行通电调试、测量,并能正确分析、解决旋转阳极启动与保护电路的常见故障。

考核时间:10～15 min。

项目总分	考核内容	分值	评分标准	得分
功能检查(10分)	1.熟悉X射线机旋转阳极启动与保护电路的结构组成部分	2.5分	缺一项扣2.5分	
	2.正确识别旋转阳极启动与保护电路中的有关电子元器件,并能说明其在电路中的作用	2.5分	缺一项扣2.5分	
	3.掌握旋转阳极启动与保护电路的工作原理	2.5分	缺一项扣2.5分	
	4.根据电路原理,能掌握电路元器件之间的连接关系	2.5分	缺一项扣2.5分	
操作技能标准(40分)	1.旋转阳极启动与保护电路通电调试,正常(观察模拟X射线管旋转的指示情况)	8分	通电调试正常得8分	
	2.电路调试测量:能正确测量旋转阳极保护电路三极管静态工作点的电压值	8分	电路测量正确得8分	
	3.电路调试测量:能正确测量旋转阳极保护电路二极管动态工作点的电压值	8分	电路测量正确得8分	
	4.故障分析与检修:能正确分析、检修调试中启动、保护电路出现的故障	8分	分析检修正确得8分	
	5.测试完毕后,能按照要求关闭电源	8分	操作正确得4分	

考核项目九　X 射线机限时电路的测试

目的:熟悉 X 射线机限时电路的结构与组成,能正确对 X 射线机限时电路进行通电调试、测量,并能正确分析、解决 X 射线机限时电路的常见故障。

考核时间:10 ~ 15 min。

项目 总分	考核内容	分值	评分标准	得分
功能 检查 (10 分)	1. 熟悉 X 射线机限时电路的结构组成部分	2.5 分	缺一项扣 2.5 分	
	2. 正确识别 X 射线机限时电路中的有关电子元器件,并能说明其在电路中的作用	2.5 分	缺一项扣 2.5 分	
	3. 掌握 X 射线机限时电路的工作原理	2.5 分	缺一项扣 2.5 分	
	4. 根据电路原理,能掌握电路元器件之间的连接关系	2.5 分	缺一项扣 2.5 分	
操作 技能 标准 (40 分)	1. X 射线机限时电路通电调试,正常(观察 X 射线机限时电路工作程序)	7 分	通电调试正常 得 7 分	
	2. 用示波器能正确测量零信号发生电路中交流电过零点触发信号	7 分	电路测量正确 得 7 分	
	3. 电路调试测量:能正确测量 X 射线机限时电路中充电电容两端电压值和曝光时间	7 分	电路测量正确 得 7 分	
	4. 电路调试测量:能正确调整 X 射线机限时电路的限时时间	7 分	调整准确 得 7 分	
	5. 故障分析与检修:能正确分析、检修电路调试中出现的故障	7 分	分析检修正确 得 7 分	
	6. 测试完毕后,能按照要求关闭电源	5 分	操作正确 得 5 分	

考核项目十　X射线机灯丝加热电路调试

目的:熟悉X射线机灯丝加热电路的结构与组成,能正确对X射线机灯丝加热电路进行通电调试、测量,并能正确分析、解决X射线机灯丝加热电路的常见故障。

考核时间:10～15 min。

项目总分	考核内容	分值	评分标准	得分
功能检查(10分)	1.熟悉X射线机灯丝加热电路的结构及组成部分	2.5分	缺一项扣2.5分	
	2.正确识别X射线机灯丝加热电路中的有关电子元器件,并能说明其在电路中的作用	2.5分	缺一项扣2.5分	
	3.掌握X射线机灯丝加热电路的工作原理	2.5分	缺一项扣2.5分	
	4.根据电路原理,能掌握电路元器件之间的连接关系	2.5分	缺一项扣2.5分	
操作技能标准(40分)	1.X射线机灯丝加热电路通电调试,正常(观察X射线管大、小焦点灯丝点亮工作过程)	7分	通电调试正常得7分	
	2.采用X射线机操作控制台,观察X射线管大、小焦点灯丝预热及灯丝切换过程	7分	调试正确得7分	
	3.透视状态下,调节改变mA加热电阻,测量灯丝初级加热电压变化范围	7分	测量正确得7分	
	4.摄影曝光状态下,选择不同的大、小焦点mA值,测量X射线管灯丝初级加热电压	7分	测量正确得7分	
	5.故障分析与检修:能正确分析、检修X射线机灯丝加热电路调试时出现的故障	7分	分析检修正确得7分	
	6.测试完毕后,能按照要求关闭电源	5分	操作正确得5分	

考核项目十一　X射线机磁饱和稳压器电路的性能测试

目的:熟悉X射线机磁饱和稳压器电路的结构与组成,能正确对X射线机磁饱和稳压器电路进行通电调试、测量,并能正确分析、解决磁饱和稳压器电路的常见故障。

考核时间:10～15 min。

项目总分	考核内容	分值	评分标准	得分
功能检查(10分)	1.熟悉X射线机磁饱和稳压器电路的结构及组成部分	2.5分	缺一项扣2.5分	
	2.正确识别X射线机磁饱和稳压器电路中的有关电子元器件,并能说明其在电路中的作用	2.5分	缺一项扣2.5分	
	3.掌握X射线机磁饱和稳压器电路工作原理	2.5分	缺一项扣2.5分	
	4.根据电路原理,能掌握电路元器件之间的连接关系	2.5分	缺一项扣2.5分	
操作技能标准(40分)	1.X射线机磁饱和稳压器电路通电调试,正常	9分	通电调试正常得9分	
	2.电路测量:采用磁饱和稳压器实验电路,空载时,初级输入电压170～250 V变化时,输出电压变化情况	9分	测量正确得9分	
	3.电路测量:采用磁饱和稳压器实验电路,负载时,初级输入电压170～250 V变化时,输出电压变化情况	9分	测量正确得9分	
	4.故障分析与检修:能正确地分析、检修磁饱和稳压器电路调试时出现的故障	9分	分析正确得9分	
	5.测试完毕后,能按照要求关闭电源	4分	操作正确得45分	

考核项目十二　X射线机控制台操作与实践
（程控 FSK302-2-1A 500 mA X射线机控制台）

目的:熟悉X射线机控制台的内部结构与组成部分,能正确对X射线机操作控制台进行通电调试,完成透视、摄影功能的操作,正确测量电源伺服板、微机板（CPU板）、灯丝板关键点波形。

考核时间:10～15 min。

项目总分	考核内容	分值	评分标准	得分
功能检查（10分）	1.熟悉X射线机的操作控制台的内部结构及组成部分	2.5分	缺一项扣2.5分	
	2.正确识别X射线机控制台内部电路的有关电子元器件,并能说明其在电路中的作用	2.5分	缺一项扣2.5分	
	3.掌握程控X射线机电路工作原理	2.5分	缺一项扣2.5分	
	4.根据X射线机电路原理图,能掌握电路中各个主要单元电路之间的相互连接关系	2.5分	缺一项扣2.5分	
操作技能标准（40分）	1.X射线机开关机电路通电调试,正常	6分	通电调试正常得6分	
	2.电路调试:X射线机控制台面板上各按键功能及作用正常	6分	调试正确得6分	
	3.电路调试:选择透视功能,按下"透视"按钮,透视曝光调试正常	6分	调试正确得6分	
	4.电路调试:选择普通摄影功能,按下手闸一挡准备,按下手闸二挡曝光,电路工作正常	6分	调试正确得6分	
	5.电路板波形测试:电源伺服板、微机板（CPU板）、灯丝板关键点波形测试正常	6分	测量正确得6分	
	6.故障分析与判断:能正确理解调试过程中机器面板上出现的错误代码含义	6分	分析正确得6分	
	7.测试完毕后,能按照要求关闭电源	4分	操作正确得4分	

考核项目十三 计算机X射线摄影设备的使用与操作

目的:熟悉激光成像扫描仪设备的结构与组成部分,掌握计算机X射线摄影(CR)数字成像的原理,能正确使用X射线机完成数字化X射线摄影操作全过程。

考核时间:10~15 min。

项目总分	考核内容	分值	评分标准	得分
功能检查(10分)	1.熟悉CR成像系统的结构及组成部分	3分	缺一项扣3分	
	2.掌握CR数字成像的工作原理	3分	缺一项扣3分	
	3.能按步骤、有序地完成CR设备开机启动过程	4分	缺一项扣4分	
操作技能标准(40分)	1.登录CR操作系统,能正确输入患者信息和检查信息	7分	操作正确得7分	
	2.摄影曝光操作:根据摄影部位能正确选择摄影曝光条件,进行X射线曝光	7分	操作规范得7分	
	3.成像板扫描:能将成像板正确地放入CR成像扫描系统,完成信息图像的读取工作	7分	操作规范得7分	
	4.在CR成像读取显示器上能完成对患者图像的处理(包括对比度、亮度、窗宽、窗位、图像翻转、旋转、边缘增强、放大、图像截取、标签标记等功能)	7分	操作规范得7分	
	5.在图像预览工作站上,能正确处理图像,完成图像不同格式的打印功能	7分	操作规范得7分	
	6.关机:能够按照设备使用的操作规范,逐级关闭设备电源	5分	操作正确得5分	

考核项目十四　数字X射线摄影设备的使用与操作

目的:熟悉数字X射线摄影(DR)设备结构与组成部分,掌握DR成像的原理,能正确使用设备完成数字化X射线摄影操作的全过程。

考核时间:10～15 min。

项目总分	考核内容	分值	评分标准	得分
功能检查(10分)	1.熟悉DR成像系统的结构及组成部分	3分	缺一项扣3分	
	2.掌握DR数字成像的工作原理	3分	缺一项扣3分	
	3.能按步骤、有序地完成DR设备开机启动过程	4分	缺一项扣4分	
操作技能标准(40分)	1.登录DROC操作系统,能正确输入患者信息和检查信息	6分	操作正确得6分	
	2.拍片室准备:做好患者曝光前的准备工作。确定患者检查部位,把患者拍摄部位与滤线器及X射线管的相对位置调整好,再将患者的姿势调整正确	6分	操作规范得6分	
	3.摄影曝光操作:根据摄影部位能正确选择摄影曝光条件,进行X射线曝光	6分	操作规范得6分	
	4.图像预览:对获得的图像进行调整、选择保存或放弃图像(图像亮度、摄影位置标记等),然后保存	6分	操作规范得6分	
	5.图像后处理功能:在DR工作站上能正确处理图像、信息查询、浏览等(包括对比度、亮度、图像翻转、旋转、边缘增强、放大、图像截取、标签标记、测量等功能)	6分	操作规范得6分	
	6.图像打印:能按照不同要求完成图像不同格式的打印功能	6分	操作规范得6分	
	7.关机:能够按照设备使用的操作规范,逐级关闭设备电源	4分	操作正确得4分	

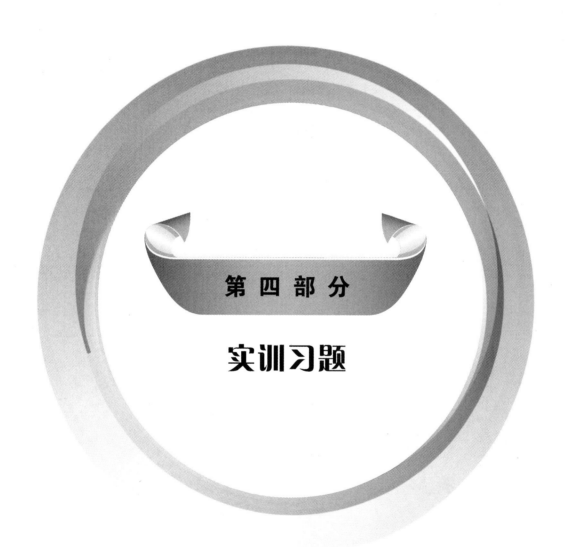

第 四 部 分

实训习题

综合练习题

一、单项选择题

1. 下列关于灯丝变压器的叙述,错误的是(　　　)
   A. 降压变压器
   B. 初级电流小,次级电流大
   C. 初级匝数多,次级匝数少
   D. 初级线径小,初级线径大
   E. 绝缘要求和普通变压器相同

2. 高压硅整流器与真空管整流器相比,其优点不包括(　　　)
   A. 有少量反向电流
   B. 体积小
   C. 寿命长
   D. 内阻小
   E. 无灯丝加热系统

3. 下列关于电磁式高压交换闸的叙述,错误的是(　　　)
   A. 在高压发生器内
   B. 结构要求牢固,稳定性好
   C. 线圈采用高压得电
   D. 有很高的绝缘性能和机械强度
   E. 接点压力强,接触面积大

4. 同轴式高压电缆由内向外排列正确的是(　　　)
   A. 心线→绝缘层→屏蔽层→半导体层→保护层
   B. 心线→绝缘层→半导体层→屏蔽层→保护层
   C. 心线→半导体层→绝缘层→屏蔽层→保护层
   D. 心线→屏蔽层→绝缘层→半导体层→保护层
   E. 心线→绝缘层→半导体层→保护层→屏蔽层

5. 下列关于电容电流的叙述,正确的是(　　　)
   A. 电容电流随管电压的升高而减小
   B. 电容电流在透视、摄影时都抵偿
   C. 电容电流只在摄影时抵偿
   D. 电容电流只在透视时抵偿
   E. 以上都不正确

6. 下列关于电源电阻的解释,正确的是(　　　)
   A. 自耦变压器内阻和电源线电阻之和
   B. 变压器的内阻
   C. 变压器的内阻和电源线电阻之和
   D. 自耦变压器内阻
   E. 自耦变压器内阻和变压器的内阻之和

7. X射线机接地的意义是指(　　　)
   A. 工作接地
   B. 工作接地和保护性接地
   C. 保护性接地
   D. 工作接地和保护性接地意义相同
   E. 电机中心头接地

8. 变压器油的绝缘要求不能低于(　　　)

A. 35 kV/2.5 mm 　　　　　　　　　B. 25 kV/2.5 mm

C. 20 kV/2.5 mm 　　　　　　　　　D. 15 kV/2.5 mm

E. 10 kV/2.5 mm

9. 下列无电离辐射的成像设备是(　　　　)

   A. X-CT 　　　　　　　　　　　　B. MRI

   C. DSA 　　　　　　　　　　　　　D. CR

   E. DR

10. 下列哪项设备可获得数字三维图像(　　　　)

   A. MRI 　　　　　　　　　　　　　B. DSA

   C. X-CT 　　　　　　　　　　　　D. DR

   E. CR

11. 下列哪些可用于疾病最早期诊断(　　　　)

   A. X-CT 　　　　　　　　　　　　B. DSA

   C. MRI 　　　　　　　　　　　　　D. MRS

   E. MRA

12. 下列哪些不应是 DSA 的特点(　　　　)

   A. 创伤小 　　　　　　　　　　　B. 实时成像

   C. 治疗彻底 　　　　　　　　　　D. 对比度、分辨率高

   E. 安全、简便

13. 国产第一台颅脑 CT 机于哪一年试制成功(　　　　)

   A. 1975 年 　　　　　　　　　　　B. 1980 年

   C. 1983 年 　　　　　　　　　　　D. 1990 年

   E. 1995 年

14. 我国自行生产的 X-CT 机的国产化率已达到(　　　　)

   A. 60% 　　　　　　　　　　　　B. 70%

   C. 80% 　　　　　　　　　　　　D. 90%

   E. 100%

15. 国产旋转极 X 射线管在 20 世纪 60 年代由哪个厂家试制成功(　　　　)

   A. 北京医用射线厂 　　　　　　　B. 西南医疗器械厂

   C. 西北医疗器械厂 　　　　　　　D. 上海精密医疗器械厂

   E. 上海医疗器械九厂

16. 下列关于 X 射线性质的叙述,错误的是(　　　　)

   A. 是一种电磁波 　　　　　　　　B. 带负电荷

   C. 肉眼看不见 　　　　　　　　　D. 具有一定波长

   E. 通过三棱镜不发生折射

17. 伦琴发现 X 射线是在(　　　　)

   A. 1890 年 　　　　　　　　　　　B. 1895 年

   C. 1896 年 　　　　　　　　　　　D. 1901 年

E. 1905 年

18. X 射线的本质不同于( )

    A. 无线电波   B. 可见光

    C. 红外线   D. 阴极射线

    E. γ 射线

19. 连续 X 射线的辐射方式称为( )

    A. 自发辐射   B. 受激辐射

    C. 轫致辐射   D. 标识辐射

    E. 热辐射

20. 下列与静止阳极 X 射线管无关的是( )

    A. 集射罩   B. 灯丝

    C. 阳极轴承   D. 真空度

    E. 阳极倾角

21. 工频机下列器件中不在高压发生中的是( )

    A. 灯丝变压器   B. 高压交换闸

    C. 高压继电器   D. 高压整流器

    E. 高压变压器

22. X 射线机中设置容量保护电路的目的是( )

    A. 防止摄影时灯丝未加热而曝光保护 X 射线管

    B. 防止 X 射线管过热状态下曝光,保护 X 射线管

    C. 防止超热容量指标曝光,保护 X 射线管

    D. 防止一次性超负荷曝光保护 X 射线管

    E. 防止一次性超负荷曝光,保护变压器

23. 固定阳极 X 射线管阳极的结构组成,下列叙述正确的是( )

    A. 阳极头、阳极柄、阳极帽   B. 靶面、阳极柄、阳极帽

    C. 阳极头、转子、阳极帽   D. 靶面、转子、阳极帽

    E. 靶面、钼杆、阳极帽

24. 软组织摄影用 X 射线管阳极的靶面材料是( )

    A. 钨   B. 铁

    C. 金   D. 铝

    E. 钼

25. 旋转阳极启动的定子线圈安装在( )

    A. 控制台内   B. 球管内阳极端

    C. 球管内阴极端   D. 高压发生器内

    E. 管套中央部

26. X 射线机用绝缘油的耐压等级为( )

    A. 5 ~ 10 kV   B. 10 ~ 20 kV

    C. 20 ~ 30 kV   D. 30 ~ 40 kV

E.50 kV 以上

27. 旋转阳极 X 射线管的阳极结构,下列叙述正确的是( )

A. 阳极帽、转子、钼杆　　　　　　B. 靶面、阳极柄

C. 阳极头、转子　　　　　　　　　D. 阳极头、阳极柄

E. 以上都不正确

28. 旋转阳极启动延时时间多设定为( )

A.4 ~ 10 s　　　　　　　　　　　B.0.2 ~ 0.3 s

C.0.8 ~ 1.2 s　　　　　　　　　　D.3 ~ 4 s

E.4 ~ 5 s

29. 一次负荷的安全性是指 X 射线管的 ( )

A. 容量　　　　　　　　　　　　　B. 寿命

C. 热容量　　　　　　　　　　　　D. 散热率

E. 以上都不是

30. X 射线管内电子轰击的面积称( )

A. 小焦点　　　　　　　　　　　　B. 大焦点

C. 有效焦点　　　　　　　　　　　D. 双焦点

E. 实际焦点

31. 下列关于 X 射线管阳极的叙述,错误的是( )

A. 阳极多使用钨质靶面

B. 旋转阳极靶盘直径越大管容量越大

C. 旋转阳极靶盘越厚管容量越大

D. 靶盘覆以钼、石墨层以增加阳极热容量

E. 旋转阳极管的 X 射线发生效率高于固定阳极管

32. 固定阳极 X 射线管阳极的结构组成,下列叙述正确的是( )

A. 靶面、钼杆、阳极帽　　　　　　B. 阳极头、转子、阳极帽

C. 阳极头、阳极柄、阳极帽　　　　D. 靶面、阳极柄、阳极帽

E. 靶面、转子、铜体

33. 阳极帽的作用,下列叙述正确的是( )

A. 平衡阳极重量　　　　　　　　　B. 固定阳极靶面

C. 散热　　　　　　　　　　　　　D. 过滤有用 X 射线

E. 吸收二次电子及部分散射线

34. 旋转阳极 X 射线管的阳极结构,下列叙述正确的是( )

A. 阳极头、转子　　　　　　　　　B. 阳极头、阳极柄

C. 靶面、钼杆、转子　　　　　　　D. 阳极帽、转子、钼杆

E. 铜体、轴承、靶面

35. 普通旋转阳极 X 射线管的转速约为( )

A.2 700 r/min　　　　　　　　　　B.2 800 r/s

C.2 200 r/min　　　　　　　　　　D.1 800 r/min

E. 1 800 r/s

36. 下列关于 X 射线管的说法,错误的是(　　)

A. 旋转阳极 X 射线管的靶面热量主要通过热传导散热

B. 旋转阳极 X 射线管的靶面热量主要通过热辐射散热

C. 转子黑化的目的是增加转子表面的热传导

D. 转子轴承使用的润滑是固体润滑剂

E. 与转子连接支撑靶体的钼杆较细,目的是减少热量传导

37. X 射线管阳极转速 $n = 120 f/p$,式子中 p 为定子极数,p 的取值是(　　)

A. 1　　　　　　　　　　　　　　　B. 2

C. 3　　　　　　　　　　　　　　　D. 4

E. 5

38. 与 X 射线管容量无关的因素是(　　)

A. 管电压　　　　　　　　　　　　B. 管电流

C. 整流方式　　　　　　　　　　　D. 电源频率

E. 曝光时间

39. 下列关于实际焦点的叙述,正确的是(　　)

A. 灯丝前端发射的电子形成副焦点

B. 实际焦点是正方形

C. 实际焦点的大小主要取决于槽的形状、宽度、深度

D. 形成实际焦点的电子密度是均匀的

E. 实际焦点的大小与灯丝大小无关

40. 下列关于钼靶 X 射线管的叙述,正确的是(　　)

A. 钼靶产生 X 射线的效率比钨靶高

B. 软组织摄影时主要利用钼产生的连续 X 射线

C. 相同灯丝加热电流和相同管电压下,钼靶管比钨靶管获得电流小

D. 钼靶 X 射线管的极间距离比钨靶管的小

E. 钼靶产生的 X 射线主要对密度高的组织摄影

41. X 射线管的真空度应保持在(　　)

A. 133.3×10^{-5} Pa　　　　　　　B. 133.3×10^{-2} Pa

C. 133.3×10^{-3} Pa　　　　　　　D. 133.3×10^{-4} Pa

E. 133.3×10^{-6} Pa

42. X 射线管阳极靶面材料的特点不包括(　　)

A. 原子序数高　　　　　　　　　　B. X 射线发生效率高

C. 熔点高　　　　　　　　　　　　D. 焦点小

E. 金属蒸发率低

43. 定阳极 X 射线管的阳极倾角一般不超过(　　)

A. 5°　　　　　　　　　　　　　　B. 10°

C. 15°　　　　　　　　　　　　　　D. 12°

E. 20°

44. X 射线管放置较长时间再次使用前,需要做的工作是( )

  A. 冷高压实验   B. X 射线管训练

  C. 管电流测试   D. 管电压测试

  E. 空间电荷抵偿测试

45. X 射线管阴极的作用( )

  A. 只发射电子   B. 发射电子并聚焦

  C. 只对电子聚焦   D. 控制灯丝温度

  E. 控制焦点大小

46. 旋转阳极启动的定子线圈安装在( )

  A. 控制台内   B. 管头内阳极端

  C. 管头内阴极端   D. 高压发生器上部

  E. 高压发生器下部

47. X 射线管的代表容量又称为( )

  A. 热容量   B. 额定容量

  C. 瞬时负荷   D. 连续负荷

  E. 最大负荷

48. 放大摄影 X 射线管焦点为 0.05,允许的最大放大率为( )

  A. 2 倍   B. 3 倍

  C. 4 倍   D. 5 倍

  E. 6 倍

49. 金属铍的原子序数是( )

  A. 12   B. 10

  C. 8   D. 4

  E. 6

50. 旋转阳极 X 射线管阳极倾角一般在( )

  A. 5°~8°   B. 15°~28°

  C. 25°~28°   D. 5°~28°

  E. 12°~19°

51. X 射线管的造构参数不包括( )

  B. 阳极靶面倾角

  C. 管电流   D. 有效焦点尺寸

  E. 管壁滤过当量

52. X 射线能使增感屏产生( )

  A. 穿透作用   B. 荧光作用

  C. 电离作用   D. 脱水作用

  E. 感光作用

53. 关于标称焦点尺寸的表示方法,下列正确的是( )

A.1.0　　　　　　　　　　　　　B.1.0 mm

C.1.0 mm×1.0 mm　　　　　　　D.1.0 cm

E.1.0 cm×1.0 cm

54. 影响胶片清晰度的主要因素是(　　)

A. 管电压　　　　　　　　　　　B. 管电流量

C. 焦-片距离　　　　　　　　　　D. 焦点尺寸

E. 显影加工

55. 增加窗口滤过的厚度,对 X 射线质产生的影响是(　　)

A. 变软　　　　　　　　　　　　B. 变硬

C. 能谱变宽　　　　　　　　　　D. 量增大

E. 无变化

56. X 射线灯丝变压器最重要参数是(　　)

A. 次级绕组匝间绝缘强度　　　　B. 次级绕组层间绝缘强度

C. 初级绕组层间绝缘强度　　　　D. 初级绕组匝间绝缘强度

E. 初次级绕组间绝缘强度

57. 旋转阳极 X 射线管与固定阳极管相比,优点是(　　)

A. 焦点大、功率小　　　　　　　B. 焦点小、功率大

C. 焦点大、功率大　　　　　　　D. 焦点小、功率小

E. 焦点功率均不变

58. 普通摄影用 X 射线管阳极的靶面材料是(　　)

A. 钨　　　　　　　　　　　　　B. 铁

C. 金　　　　　　　　　　　　　D. 铝

E. 钼

59. 下列不属于高压部件的是(　　)

A. 高压变压器　　　　　　　　　B. 灯丝变压器

C. 高压交换闸　　　　　　　　　D. 高压接触器

E. 高压电缆

60. 热容量的单位 J 和 HU 的关系是(　　)

A.1 HU=1.414 J　　　　　　　　B.1 HU=0.4 J

C.1 HU=0.9 J　　　　　　　　　D.1 HU=0.77 J

E.1 HU=1.0 J

61. 下列关于管电压、管电流的叙述,正确的是(　　)

A. 管电压是峰值,管电流是平均值

B. 管电压是峰值,管电流是有效值

C. 管电压是有效值,管电流是平均值

D. 管电压是峰值,管电流是峰值

E. 管电压是平均值,管电流是有效值

62. X 射线球管组件的散热方式不包括(　　)

A. 密封管套,空调散热　　　　　　B. 密封管套,自然散热

C. 密封管套,风扇散热　　　　　　D. 闭路油循环风冷散热

E. 管套内冷水循环散热

63. X 射线机的高压整流方式不包括(　　　)

A. 单相全波整流　　　　　　　　B. 单相半波整流

C. 单相自整流　　　　　　　　　D. 三相 4 波整流

E. 三相 12 波整流

64. 管电流的改变,一般是(　　　)

A. 调节灯丝初级电路中的电阻　　B. 调节电源电压

C. 调节稳压器的输入电压　　　　D. 调节稳压器的输出电压

E. 调节管电压

65. 下列关于特征 X 射线的叙述,正确的是(　　　)

A. X 射线波长仅与管电压有关

B. 内层轨道电子发射出的 X 射线为特征放射

C. X 射线谱是连续能量谱

D. 电压升高特征放射能量增加

E. 管电压升高特征射线的百分比减少

66. 下列关于 X 射线强度分布的叙述,错误的是(　　　)

A. 与靶面倾斜角度有关　　　　　B. 近阳极端 X 射线强度弱

C. 在照射野内分布是均匀的　　　D. X 射线管短轴方向两侧对称

E. 靶面损坏时,强度不匀

67. X 射线管内高速电子的动能取决于(　　　)

A. X 射线管灯丝加热电压　　　　B. 两极间的管电压

C. 靶物质的原子序数　　　　　　D. 管电流

E. 阴极灯丝焦点大小

68. 产生连续 X 射线,是由于高速电子作用于(　　　)

A. 原子核,使之分裂

B. 原子内层轨道电子,使之脱出

C. 原子外层轨道电子,使之脱出

D. 作用于原子的核电场,损失能量而减速

E. 靶物质中的自由电子,使之改变方向

69. 不同靶物质的 X 射线谱高能端重合,是因为(　　　)

A. X 射线管固有滤过的缘故

B. X 射线低能成分被管壁吸收的缘故

C. X 射线谱中最大光子能量只与管电压有关

D. X 射线谱中最大光子能量只与管电流有关

E. X 射线谱中最大光子能量只与阴极、阳极间的距离有关

70. 影响 X 射线强度的因素中,可以忽略的是(　　　)

A. 管电压   B. 管电流

C. 靶面物质   D. 管电流波形

E. 管内真空程度

71. 与 X 射线量无关的因素是( )

A. 管电流   B. 管电压

C. 给予 X 射线管的电能   D. 靶物质的原子序数

E. X 射线管阳极,阴极间的距离

72. 按波长由长到短排列的电磁波顺序是( )

A. 无线电波,紫外线,可见光,红外线,X 射线

B. 紫外线,可见光,红外线,无线电波,X 射线

C. 无线电波,X 射线,红外线,可见光,紫外线

D. 无线电波,红外线,可见光,紫外线,X 射线

E. X 射线,紫外线,可见光,红外线,无线电波

73. X 射线管中形成高速电子流的条件不包括( )

A. 电子源   B. 旋转阳极

C. 保持管内高度真空   D. 适当的障碍物(靶面)

E. 阴极与阳极间加以高电压

74. 应用于 X 射线摄影的 X 射线波长一般在( )

A. $0.02 \times 10^{-8} \sim 0.3 \times 10^{-8}$ cm

B. $0.04 \times 10^{-8} \sim 0.4 \times 10^{-8}$ cm

C. $0.06 \times 10^{-8} \sim 0.5 \times 10^{-8}$ cm

D. $0.08 \times 10^{-8} \sim 0.6 \times 10^{-8}$ cm

E. $0.10 \times 10^{-8} \sim 0.8 \times 10^{-8}$ cm

75. X 射线束成为混合射线的原因是( )

A. 高速电子接近原子核,电子丢失能量而减速

B. 固有滤过材料不同

C. 靶物质的材料不同

D. 由于光电效应所致

E. 由于康普顿效应所致

76. 关于 X 射线管容量的组合,下列叙述错误的是( )

A. 瞬时负荷——比负荷值

B 连续负荷——透视负荷

C. 瞬间容量——0.1 s 时的最大负荷

D. 热容量——表示连续使用特性

E. 瞬时容量——最大使用负荷

77. 与钨构成合金并组成常规 X 射线管靶面材料的是( )

A. 钼   B. 铍

C. 铷   D. 铼

E. 铯

78. 阳极被电子轰击并产生 X 射线的部位是(　　　　)

A. 阴极　　　　　　　　　　　　　B. 转子

C. 定子　　　　　　　　　　　　　D. 焦点

E. 旋转轨迹

79. X 射线管真空度的要求是(　　　　)

A. 1.333×10^{-4} Pa　　　　　　　B. 1.333×10^{-6} Pa

C. 133.3×10^{-7} Pa　　　　　　　D. 1.333×10^{-8} Pa

E. 133.3 mmHg

80. 固定阳极 X 射线管的靶面倾角为(　　　　)

A. 10°　　　　　　　　　　　　　　B. 15°

C. 20°　　　　　　　　　　　　　　D. 25°

E. 30°

81. 工频机下列器件中不在高压发生中的是(　　　　)

A. 灯丝变压器　　　　　　　　　　B. 高压交换闸

C. 高压继电器　　　　　　　　　　D. 高压整流器

E. 高压变压器

82. 对影像增强器组成正确的描述是(　　　　)

A. 由输入屏、电子透镜、输出屏组成

B. 由增强器、光学系统、摄像机组成

C. 由管套、增强器、吸气泵组成

D. 由增强器、管套、电源组成

E. 由增强器、物镜、监视器组成

83. PACS 正确的含义是(　　　　)

A. 图像存储系统　　　　　　　　　B. 图像传输系统

C. 图像网络系统　　　　　　　　　D. 图像通讯系统

E. 图像存储与通讯系统

84. 一般中型 X 机能完成的功能包括(　　　　)

A. 普通摄影　　　　　　　　　　　B. 透视

C. 胃肠摄影　　　　　　　　　　　D. 体层摄影

E. 以上都是

85. 下列关于逆变式 X 射线机特点的叙述,错误的是(　　　　)

A. 高压交流电的频率很高

B. 高压变压器体积变小

C. 管电压波形平稳

D. 相同条件下,与工频机相比,X 射线输出量降低

E. X 射线输出稳定

86. X 射线管阴极的作用是(　　　　)

A. 只发射电子
B. 发射并聚焦
C. 只对电子聚焦
D. 控制灯丝温度
E. 控制焦点大小

87. 下列关于 X 射线机自耦变压器的叙述,错误的是(　　)
A. 自耦变压器是 X 射线机供电的总枢纽
B. 初次级绕组具有电联系
C. 初次级绕组具有磁联系
D. 初次级绕组电流方向相同
E. 初次级绕组方向相反

88. X 射线的波长长短与下列有关的量是(　　)
A. 管电流
B. 灯丝加热电压
C. 电源电压
D. 毫安秒
E. 管电压

89. 下列限时器中,限时最不精确的是(　　)
A. 晶体管限时器
B. 电子管限时器
C. 集成电路限时器
D. 同步电机式限时器
E. 机械式限时器

90. 下列物质可用作滤线栅板填充物的是(　　)
A. 钨
B. 铝
C. 锌
D. 铜
E. 铁

91. 若 X 射线机可有 220 V 也可用 380 V 供电时,选 380 V 供电的原因是(　　)
A. 降低对电源容量的要求
B. 降低对电源电压的要求
C. 降低对电源频率的要求
D. 降低对电源电阻的要求
E. 降低对自耦变压器的要求

92. 下列关于管电压的叙述,正确的是(　　)
A. 是指加于 X 射线管极间的最高有效值电压
B. 是指加于 X 射线管极间的最高平均值电压
C. 最高管电压与 X 管的长度、形状、介质材料无关
D. 管电压的单位是伏特
E. 是加于 X 射线管两端的峰值电压

93. X 射线机的辅助设备不包括(　　)
A. 地轨
B. 影像增强器
C. X 射线电视
D. 空间电荷抵偿器
E. 体层床

94. 旋转阳极 X 射线管与固定阳极管相比,优点是(　　)
A. 焦点大、
B. 焦点小、功率大
C. 焦点大、功率大
D. 焦点小、功率小

E. 焦点功率均不变

95. 下列不属于高压部件的是(　　　)

  A. 高压变压器   B. 灯丝变压器

  C. 高压交换闸   D. 高压接触器

  E. 高压电缆

96. 单相全波整流 X 射线机,高压整流管的数量是几个(　　　)

  A. 6   B. 4

  C. 2   D. 8

  E. 12

97. 曝光时间大于 0.5 s,测量管电流的最佳仪表是(　　　)

  A. V 表   B. A 表

  C. kV 表   D. mV 表

  E. 毫安表

98. 影像增强管输入屏有效直径是 23 cm,输出屏有效直径是 2.54 cm,缩小增益是(　　　)

  A. 64   B. 81

  C. 49   D. 9

  E. 8

99. 下列关于体层摄影的叙述,正确的是(　　　)

  A. 人体不动,X 射线管、胶片反向运动

  B. X 射线管不动、人体、胶片反向运动

  C. 胶片不动、X 射线管、人体同向运动

  D. 人体不动、X 射线管、胶片同向运动

  E. 胶片不动、X 射线管、人体反向运动

100. 下列关于空间电荷抵偿器作用的叙述,正确的是(　　　)

  A. 随管电流的变化,稳定管电压

  B. 随管电压的变化,稳定管电流

  C. 随管电流的变化,稳定管电源的电压

  D. 随管电压的变化,稳定管电压

  E. 随管电压的变化,稳定管电源电压

101. 下列不属于 X 射线机辅助装置的是(　　　)

  A. 摄影床   B. 诊视床

  C. X 射线管   D. 影像增强器

  E. 摄像机

102. 一般中、大型 X 射线机管电压的调节范围是(　　　)

  A. 20 ~ 80 kV   B. 30 ~ 90 kV

  C. 60 ~ 120 kV   D. 60 ~ 180 kV

  E. 40 ~ 150 kV

103. 诊断用 X 射线机房的主防护铅当量厚度应是( )

    A. 0.5 mm   B. 1.0 mm

    C. 1.5 mm   D. 2.0 mm

    E. 2.5 mm

104. 下列关于 X 射线性质的叙述,错误的是( )

    A. 是一种电磁波   B. 带负电荷

    C. 肉眼看不见   D. 具有一定波长

    E. 通过三棱镜不发生折射

105. 下列关于康普顿效应的叙述,错误的是( )

    A. 康普顿效应又称为散射效应

    B. 与 X 射线能量无关

    C. 物质作用的一种主要形式

    D. 光电吸收与康普顿吸收各占一定的百分比

    E. 与原子序数几乎无关

106. 磁饱和稳压器主要用于 X 射线机中的( )

    A. X 射线管灯丝电路   B. 电源电路

    C. 控制电路   D. 高压电路

    E. 限时电路

107. 下列关于 X 射线滤过的说法,错误的是( )

    A. 把 X 射线束中的低能成分吸收掉   B. 固有滤过是 X 射线管组件的滤过

    C. 固有滤过用铅当量表示   D. 附加滤过是可以更换的

    E. 一般对低能射线采用铝滤过板

108. 逆电压衰减装置用于( )

    A. 大型 X 射线机   B. 中型 X 射线机

    C. 小型 X 射线机   D. 固定式 X 射线机

    E. 各型 X 射线机

109. "F_0、F_1"在电路表示( )

    A. 电源进线   B. 灯丝初级接线

    C. 高压初级接线   D. 整流管灯丝接线

    E. 稳压器接线

110. 电源电压的调节是调整( )

    A. 高压初级电压   B. 灯丝初级电压

    C. 稳压器输入电压   D. 自耦变压器输入电压

    E. 自耦变压器的输出电压

111. 诊断 X 射线机准直器的种类,不包括( )

    A. 手动式   B. 圆形射野式

    C. 三角形射野式   D. 平板式

    E. 全自动式

112.灯丝电路中不包括下列哪项(　　)

    A. 自耦变压器　　　　　　　　　　B. 稳压器

    C.毫安调节器　　　　　　　　　　D. 调节电阻

    E. 空间电荷补偿器

113.我国规定 X 射线机的接地电阻应小于(　　)

    A.1 Ω　　　　　　　　　　　　　B.2 Ω

    C.3 Ω　　　　　　　　　　　　　D.4 Ω

    E.6 Ω

114.一般中型 X 射线机能完成的功能包括(　　)

    A. 普通摄影　　　　　　　　　　B.透视

    C. 胃肠摄影　　　　　　　　　　D.体层摄影

    E. 以上都是

115.下列哪项是 X 射线机中电能转换 X 射线能的关键部件(　　)

    A. 控制台　　　　　　　　　　　B. 灯丝变压器

    C. 高压变压器　　　　　　　　　D. X 射线管管头

    E. 整流管

116.一般携带式 X 射线机的主电路形式是(　　)

    A. 逆变式　　　　　　　　　　　B. 延迟式

    C. 自激式　　　　　　　　　　　D. 电容充放电式

    E. 工频式

117.下列哪项是变压器油的标号(　　)

    A. 燃烧点　　　　　　　　　　　B.闪燃点

    C. 凝固点　　　　　　　　　　　D. 电介质强度

    E. 绝缘等级

118.X 射线机空间电荷抵偿原理的正确推论是(　　)

    A.kV 上升——管电流上升　　　　B.kV 上升——灯丝电压下降

    C.kV 下降——管电流下降　　　　D.kV 上升——灯丝电压上升

    E.kV 下降——灯丝电压下降

119.中型 X 射线机管电流范围为(　　)

    A.50 ~ 100 mA　　　　　　　　　B.200 ~ 400 mA

    C.400 ~ 500 mA　　　　　　　　D.500 ~ 800 mA

    E.800 mA 以上

120.下列关于 X 射线机高压变压器的叙述,错误的是(　　)

    A. 必须浸在绝缘油中使用　　　　B. 摄影时初级电流大

    C. 输入电压低,输出电压高　　　D. 绝缘油的耐压应为 1 000 V/25 mm

    E. 设计容量只是最高输出量的1/3

121.控制电路最终控制的是(　　)

    A. 灯丝电路的通断　　　　　　　B. 电源电路的通断

C.高压次级电路的通断　　　　　　　D.保护电路的通断

E.高压初级电路的通断

122.下列哪项不是检查故障的方法(　　　)

  A.直观法　　　　　　　　　　　　B.通电法

  C.切除法　　　　　　　　　　　　D.替换法

  E.测量法

123.X射线管支持装置不包括(　　　)

  A.立柱　　　　　　　　　　　　　B.滤线器

  C.横臂　　　　　　　　　　　　　D.管头夹

  E.滑架

124.滤线栅板使用时应放置在(　　　)

  A.人体与片盒之间　　　　　　　　B.X射线管与人体之间

  C.X射线管与床面之间　　　　　　D.人体与床面之间

  E.X射线管与立柱之间

125.一般诊视床的结构组成不包括(　　　)

  A.床体　　　　　　　　　　　　　B.适时摄影装置

  C.床身回转系统　　　　　　　　　D.胸片架

  E.床面移动系统

126.下列摄影必须在诊视床上进行的是(　　　)

  A.普通摄影　　　　　　　　　　　B.滤线器摄影

  C.胃肠摄影　　　　　　　　　　　D.体层摄影

  E.乳腺摄影

127.CR系统中,直接记录X射线影像的载体是(　　　)

  A.胶片　　　　　　　　　　　　　B.磁盘

  C.成像板(IP)　　　　　　　　　　D.荧光屏

  E.平板探测器

128.X射线管型号 XD51-20.40/125 中 20 代表(　　　)

  A.瞬间功率　　　　　　　　　　　B.极限功率

  C.连续功率　　　　　　　　　　　D.小焦点功率

  E 大焦点功率

129.X射线管内电子轰击的面积称为(　　　)

  A.小焦点　　　　　　　　　　　　B.大焦点

  C.有效焦点　　　　　　　　　　　D.双焦点

  E.实际焦点

130.灯丝电路的具体供电部件是(　　　)

  A.总电源　　　　　　　　　　　　B.限时器

  C.高压发生器　　　　　　　　　　D.磁饱和稳压器

  E.容量保护电路

131. 下列关于专用 X 机的叙述,错误的是(　　　)

A. 乳腺机使用钨靶 X 射线管

B. 心血管机都使用增强电视系统

C. 床边专用机具有流动性

D. 泌尿专用机具有透视和摄影功能

E. 手术 X 射线机也具有摄影功能

132. X 射线机中设置冷压保护电路的目的是(　　　)

A. 防止摄影时灯丝未加热而曝光,保护 X 射线管

B. 防止 X 射线管过热状态下曝光、保护 X 射线管

C. 防止超热容量指标曝光、保护 X 射线管

D. 防止一次性超负荷曝光

E. 防止多次曝光、产生的热量过高

133. 在诊断 X 射线机中,不需要高压绝缘的有(　　　)

A. 接于高压次级中心的电流表　　B. 高压发生器的次级线圈

C. X 射线管灯丝变压器　　　　　D. 三极 X 射线管栅极

E. 空间电荷抵偿电路

134. 一般小型 X 射线机没有(　　　)

A. 限时器　　　　　　　　　　B. 控制台

C. 高压变压器　　　　　　　　D. 影响增强器

E. X 射线管

135. 下列属于诊断 X 射线机的是(　　　)

A. 乳腺专用 X 射线机　　　　　B. 摄影专用 X 射线机

C. 口腔专用 X 射线机　　　　　D. 泌尿专用 X 射线机

E. 以上都是

136. 下列对空间电荷的解释,正确的是(　　　)

A. 在灯丝前端形成的电子云

B. 管电流的大小与空间电荷无关

C. 空间电荷的多少与灯丝加热电流有关

D. 在灯丝两则形成的电子云

E. 空间电荷多少与管电压有关

137. 下列对 X 射线管管套的解释,错误的是(　　　)

A. 防散射　　　　　　　　　　B. 由塑料制成

C. 油浸式　　　　　　　　　　D. 固定保护 X 射线管

E. 防电击

138. 下列关于高压硅整流器的叙述,错误的是(　　　)

A. 体积小　　　　　　　　　　B. 性能稳定

C. 机械强度高　　　　　　　　D. 寿命长

E. 需要灯丝变压器

139. 下列关于 X 射线电视的叙述,错误的是(　　)
    A. 明室操作　　　　　　　　　　B. 诊断正确率提高
    C. 降低了 X 射线量　　　　　　　D. 影像层次丰富
    E. 影像质量提高

140. 下列哪项不应是在高压初级电路(　　)
    A. 管电压预示　　　　　　　　　B. 管电压调节
    C. 管电压的整流　　　　　　　　D. 管电压的控制
    E. 管电压的补偿

141. $F_{30}-ⅡF$ 型 X 射线机不能进行下列哪项(　　)
    A. 透视　　　　　　　　　　　　B. 普通摄影
    C. 点片摄影　　　　　　　　　　D. 快速摄影
    E. 体层摄影

142. 下列哪种机型无切换延时电路(　　)
    A. SF50IA 型　　　　　　　　　　B. $F_{30}-ⅡF$ 型
    C. $F_{78}-ⅢA$ 型　　　　　　　　D. XG-200 型
    E. XG-500 型

143. 下列哪种整流方式 X 射线产生效率最高(　　)
    A 单相全波整流　　　　　　　　B. 三相六管整流
    C. 三相十二管整流　　　　　　　D. 半波整流
    E. 自整流

144. 下列关于 XD1-3/90 型 X 射线管的叙述,错误的是(　　)
    A. 单焦点固定阳极　　　　　　　B. 3 为最大管电流量
    C. 90 为最大管电压值　　　　　　D. 焦点标称值为 2.3 mm
    E. 灯丝电压为 7 V

145. 下列关于 X 射线机灯丝加热电路的叙述,错误的是(　　)
    A. 灯丝加热调节电路设在高压变压器内
    B. 中型以上 X 射线机都设灯丝电压稳压装置
    C. 用调节灯丝初级电压中的电阻来改变管电流
    D. 小型 X 射线机该电路无空间电荷抵偿装置
    E. 调节灯丝初级电压,相应改变了次级电压

146. 下列关于 X 射线机电源电路的叙述,错误的是(　　)
    A. 输入电源电压可为 220 V　　　B. 输入电源电压可为 380 V
    C. 有分挡调节式　　　　　　　　D. 也可有滑动调节式
    E. 分挡调节式,调压数值连续

147. 下列哪种 X 射线机选择电源电压是单一不可变的(　　)
    A. $F_{30}-ⅡB$ 型　　　　　　　　B. F-30 型
    C. $F_{78}-ⅢA$ 型　　　　　　　　D. XG-200 型
    E. $F_{30}-ⅡF$ 型

148. 不属于旋转阳极启动装置组成的是(　　)
    A. 补偿绕组　　　　　　　　　　B. 运转绕组
    C. 启动继电器　　　　　　　　　D. 制动装置
    E. 启动绕组

149. 数字 X 射线设备不包括(　　)
    A. CR　　　　　　　　　　　　B. CT
    C. DR　　　　　　　　　　　　D. DF
    E. DSA

150. 12 位 A/D 转换器有(　　)级灰阶
    A. 256　　　　　　　　　　　　B. 512
    C. 768　　　　　　　　　　　　D. 1 024
    E. 4 096

151. 下列哪项不是数字 X 射线成像的优点(　　)
    A. 对比度分辨率高　　　　　　　B. 空间分辨率比屏片组合高
    C. 辐射剂量小　　　　　　　　　D. 成像质量高
    E. 存储介质容量大,可方便联网

152. CR 基本结构不包括(　　)
    A. 信息采集　　　　　　　　　　B. 信息转换
    C. 信息处理　　　　　　　　　　D. 信息记录
    E. 信息传输

153. IP 在激光波长为(　　)时,可以取得最大的激励光强度
    A. 200 nm　　　　　　　　　　B. 300 nm
    C. 400 nm　　　　　　　　　　D. 600 nm
    E. 800 nm

154. IP 普通摄影用尺寸不包括(　　)
    A. 20 cm×25 cm(8 in×10 in)　　B. 25 cm×30 cm(10 in×12 in)
    C. 28 cm×36 cm(11 in×14 in)　　D. 36 cm×36 cm(14 in×14 in)
    E. 36 cm×43 cm(14 in×17 in)

155. IP 的空间分辨率一般为(　　)
    A. 1～2 LP/mm　　　　　　　　B. 2～3 LP/mm
    C. 3～4 LP/mm　　　　　　　　D. 4～5 LP/mm
    E. 5～6 LP/mm

156. CR 是用(　　)记录 X 射线影像
    A. 胶片　　　　　　　　　　　　B. IP
    C. 增感屏　　　　　　　　　　　D. 闪烁晶体探测器
    E. 以上都不对

157. CR 成像系统中不包含(　　)
    A. 影像增强器　　　　　　　　　B. IP

C. 激光相机　　　　　　　　　　　D. 平板探测器

E. 自动洗片机

158. CR 使用的擦除灯为(　　　)更换一次

A. 5 年　　　　　　　　　　　　　B. 4 年

C. 3 年　　　　　　　　　　　　　D. 2 年

E. 1 年

159. CR 成像中不属于 IP 的结构是(　　　)

A. 表面保护层　　　　　　　　　　B. 荧光层

C. 基板　　　　　　　　　　　　　D. 背衬

E. 背面保护层

160. IP 在第一次激发后多长时间内读出最好(　　　)

A. 6 h　　　　　　　　　　　　　　B. 8 h

C. 10 h　　　　　　　　　　　　　D. 12 h

E. 14 h

161. 非晶态硒型平板探测器中(　　　)在收到读出控制信号时,把像素存储的电荷按序输出

A. 场效应管　　　　　　　　　　　B. 可控硅

C. 三极管　　　　　　　　　　　　D. 二极管

E. GTO

162. 非晶态硅型平板探测器面积为(　　　)

A. 20 cm×25 cm(8 in×10 in)　　　B. 25 cm×30 cm(10 in×12 in)

C. 28 cm×36 cm(11 in×14 in)　　　D. 36 cm×36 cm(14 in×14 in)

E. 36 cm×43 cm(14 in×17 in)

163. 平板探测器把 X 射线能量直接转化为(　　　)

A. 数字图像数据　　　　　　　　　B. 模拟图像数据

C. 光学图像数据　　　　　　　　　D. 热感图像数据

E. 以上都不对

164. 下列关于 CR、DR 的叙述,错误的是(　　　)

A. 均是将模拟量转换为数字量

B. DR 信噪比比 CR 高

C. DR 没有搬运 IP 的环节,减少故障诱发率

D. DR 探测器像素尺寸都比 CR 探测器像素尺寸大

E. CR 在价格上一般要比 DR 便宜

165. DR 使用的探测器不包括(　　　)

A. 气体电离室探测器　　　　　　　B. 非晶态硒型平板探测器

C. 非晶态锗型平板探测器　　　　　D. 非晶态硅型平板探测器

E. CCD 摄像机

166. 注入造影剂后得到的影像称为(　　　)

A. 蒙片   B. 掩模像

C. 充盈像   D. 减影像

E. 以上都不对

167. DSA 对于 X 射线机的要求不正确的是(　　　)

    A. 主机大功率   B. 千伏波形稳定

    C. 脉冲控制   D. 大容量球管

    E. 单焦点

168. 下列关于 DSA 机架的叙述,错误的是(　　　)

    A. 现代多数 DSA 支架均采用 C 形臂

    B. DSA 系统支架安放有落地式与悬挂式

    C. C 形臂可方便地进行各种角度的透视和摄影

    D. 系统要求 C 形臂具有精确的角度重现性

    E. 利用 C 形臂不能实现岁差运动

169. 数字减影血管造影的英文缩写是(　　　)

    A. DSA   B. DDR

    C. MRI   D. CT

    E. PSL

170. DSA 技术兴起于 20 世纪(　　　)年代

    A. 90   B. 80

    C. 70   D. 60

    E. 50

171. 下列关于激光相机的叙述,错误的是(　　　)

    A. 湿式相机已逐步取代干式相机

    B. 氦氖相机要约 10 min 预热

    C. 激光相机可网络共享

    D. 激光成像组件与显像热鼓是关键部件

    E. 激光相机分为激光照相机与激光打印机

172. CR 的全称是(　　　)

    A. 计算机扫描摄影   B. 计算机 X 射线摄影

    C. 计算机体层摄影   D. 直接 X 射线摄影

    E. 计算机横断面体层扫描

173. DR 的全称是(　　　)

    A. 计算机扫描摄影   B. 计算机 X 射线摄影

    C. 计算机体层摄影   D. 数字 X 射线摄影

    E. 计算机横断面体层扫描

174. 用于读出 IP 影像信息的光线类型是(　　　)

    A. 可见光   B. 红外线

    C. 紫外线   D. 激光

E. 电子线

175. DR 使用的 X 射线探测器是( )

    A. IP
                B. 影像增强器

    C. 平板探测器
          D. 电离室

    E. 光电管

176. CR 经 X 射线照射后在 IP 存留的是( )

    A. 模拟影像
          B. 数字影像

    C. 黑白影像
          D. 彩色影像

    E. 电信号

177. 与 CR 摄影比较,DR 的最大优势是( )

    A. 数字图像
          B. 激光打印

    C. 网络传输
          D. 图像后处理

    E. 曝光后立即出像

178. 大多数电子计算机体层扫描(CT)系统的 3 个功能装置是( )

    A. 扫描架、控制台和 X 射线管

    B. 扫描装置、计算机和观察器

    C. 扫描装置、记录器和储存器

    D. 扫描装置、探测器和储存装置

    E. X 射线管、探测器和扫描架

179. 下列关于检测器的叙述,哪组是错误的( )

    A. 最初的检测器由闪烁体和光电倍增管组成

    B. 新型的 CT 多采用闪烁体加光电二极管组成的检测元件

    C. 较新的 CT 都设有 500 ~ 900 个检测器

    D. 另一种应用较多的检测器是采用高压密封的氙气电离室

    E. 现代 CT 多采用电离室和光电二极管组成检测元件

180. 关于 X-CT 部分元件的组成及要求的叙述,不包括( )

    A. 荧光体部分用于将 X 射线影像转换为可见光像,要求对 X 射线的吸收率高、荧光效率高等

    B. 扫描部件有扫描架和患者床,控制电器柜等控制部件有控制和诊断操作台,附加诊断台、显示器和照相装置等

    C. 计算机部件有影像处理机、控制计算机、各种外存设备及打印机等

    D. X 射线发生装置要求输出剂量稳定、频谱集中的 X 射线束,要求 X 射线管焦点小、热容量大、能连续工作

    E. 要求检测器动态范围大、对 X 射线的吸收条数高、元件间性能一致性好、体积小、寿命长等

181. X-CT 设备的问世年代是( )

    A. 70 年代
          B. 19 世纪 80 年代

    C. 20 世纪 70 年代
          D. 20 世纪 80 年代

E. 20 世纪 90 年代

182. 第一代 CT 的扫描方式是（　　　）
    A. 平移+旋转　　　　　　　　　　B. 旋转+旋转
    C. 静止+旋转　　　　　　　　　　D. 静止+静止
    E. 静止+平移

183. 在第一代 CT 中，完成一次平移后，X 射线管和探测器组件共同旋转（　　　）
    A. $1°$　　　　　　　　　　　　　B. $3° \sim 30°$
    C. $21° \sim 45°$　　　　　　　　　D. $48° \sim 120°$
    E. $360°$

184. 下列关于螺旋 CT 的叙述，错误的是（　　　）
    A. 有滑环
    B. 可以不用螺旋扫描
    C. 曝光时床可以运动
    D. 扫描时扫描架要正转一周再反转一周
    E. 以上都正确

185. 螺旋 CT 中，采用的滑环技术是用（　　　）代替电缆，完成向 X 射线管供电和信号传递
    A. 导线和电阻　　　　　　　　　　B. 导线和电刷
    C. 导线和滑环　　　　　　　　　　D. 电刷和滑环
    E. 以上都错

186. CT X 射线从窗口出去后路径，先后顺序是（　　　）
    A. 滤过器、补偿器、准直器、探测器　　B. 补偿器、准直器、滤过器、探测器
    C. 准直器、补偿器、过滤器、探测器　　D. 探测器、准直器、补偿器、过滤器
    E. 准直器、过滤器、补偿器、探测器

187. CT 的 X 射线从 X 射线管出来后先到达以下的哪部分（　　　）
    A. 探测器　　　　　　　　　　　　B. 补偿器
    C. 前准直器　　　　　　　　　　　D. 人体
    E. 后准直器

188. 滤过器位于（　　　）
    A. X 射线管与探测器之间　　　　　B. X 射线管与准直器之间
    C. 探测器与前准直器之间　　　　　D. 探测器与通道板之间
    E. 探测器与后准直器之间

189. 在 CT 设备中，直接吸收低能 X 射线的设备是（　　　）
    A. 探测器　　　　　　　　　　　　B. 滤过器
    C. 通道板　　　　　　　　　　　　D. 前置放大器
    E. 对数放大器

190. 准直器（一般 CT）最主要的作用是（　　　）
    A. 减少散射线　　　　　　　　　　B. 决定层厚

C.决定照射野　　　　　　　　　　　D.滤过 X 射线

E.放大作用

191. MRI 设备是以(　　　)为信息载体

A.X 射线　　　　　　　　　　　　　B.电磁波

C.US 波　　　　　　　　　　　　　D.γ 射线

E.机械波

192. MRI 设备中,要想使人体组织磁共振信号产生,必须使(　　　)先后工作

A.主磁场、梯度线圈、发射线圈　　　　B.主磁场、梯度线圈、接收线圈

C.主磁场、发射线圈、接收线圈　　　　D.梯度线圈、发射线圈、接收线圈

E.梯度线圈、接收线圈、发射线圈

193. 磁场系统中能够使样品的磁化强度产生磁共振的系统是(　　　)

A.磁体　　　　　　　　　　　　　　B.梯度线圈系统

C.发射线圈系统　　　　　　　　　　D.接受线圈系统

E.以上都不对

194. MRI 设备中属于组织参数的是(　　　)

A.纵向驰豫时间　　　　　　　　　　B.磁场强度

C.梯度场强度　　　　　　　　　　　D.线圈特性

E.磁场的均匀度

195. 核磁设备中主磁体重量大,由天然材料构成,不需要消耗电能的磁体指的是(　　　)

A.永磁体　　　　　　　　　　　　　B.常导磁体

C.梯度磁场　　　　　　　　　　　　D.超磁导体

E.混合磁体

196. 核磁设备中主磁体利用导体材料在低温条件下零电阻特性制成的磁体指的是(　　　)

A.永磁体　　　　　　　　　　　　　B.常导磁体

C.梯度磁场　　　　　　　　　　　　D.超磁导体

E.混合磁体

197. MRI 设备的主磁体由铌-钛构成,我们称这种 MRI 设备为(　　　)

A.永磁型　　　　　　　　　　　　　B.常导型

C.超导型　　　　　　　　　　　　　D.不存在

E.混合型

198. 永磁型 MRI 设备一般用预热加热器将主磁体温度加热到(　　　)

A.10 ℃　　　　　　　　　　　　　B.18 ℃

C.20 ℃　　　　　　　　　　　　　D.29 ℃

E.25 ℃

199. MRI 设备中,对产生的磁共振信号进行接收变成电信号的部分是(　　　)

A.主磁场　　　　　　　　　　　　　B.梯度线圈

C. 发射线圈   D. 接收线圈

E. 梯度磁场

200. 在 MRI 设备中,能够完成产生两个方向相反的磁场强度的磁场用以选层功能的部分是( )

     A. 主磁体   B. 梯度线圈

     C. 发射线圈   D. 接收线圈

     E. 以上都不对

201. 超声波是一种( )

     A. 电磁波   B. 机械波

     C. 合成波   D. 电波

     E. 低频波

202. 超声波在( )中传播速度最快

     A. 空气   B. 水

     C. 血液   D. 头颅骨

     E. 软组织

203. 通常 B 型超声诊断仪的工作频率在( )

     A. $0.4 \sim 15$ kHz   B. $15 \sim 100$ kHz

     C. $0.5 \sim 15$ MHz   D. $15 \sim 100$ MHz

     E. $20 \sim 100$ MHz

204. 实时成像系统要求图像的帧频在每秒( )

     A. 10 帧以下   B. 15 帧

     C. 20 帧   D. 24 帧以上

     E. 18 帧

205. DSC 是一种完整的( )系统

     A. 数字图像处理   B. 数字减影

     C. 数字断层   D. 数字 X 射线

     E. 数字胃肠

206. 超声探头的基本结构不包括( )

     A. 显示器   B. 换能器

     C. 壳体   D. 吸收层

     E. 声透镜

207. A 型超声诊断仪的显示是采用( )

     A. 数字调制   B. 速度调制

     C. 辉度调制   D. 幅度调制

     E. 伪色彩

208. B 型超声诊断仪的显示是采用( )

     A. 数字调制   B. 速度调制

     C. 辉度调制   D. 幅度调制

E.一维调制

209.超声探头发射超声是利用压电阵子的(　　　)

　　A.正压电效应　　　　　　　　　　B.负压电效应

　　C.机械效应　　　　　　　　　　　D.温热效应

　　E.化学效应

210.声场中某一位置上声压与该处质点振动速度之比称为(　　　)

　　A.声压级　　　　　　　　　　　　B.声阻抗率

　　C.声强级　　　　　　　　　　　　D.声强

　　E.声速

211.世界上第一台PET-CT是在哪国研制成功的(　　　)

　　A.日本　　　　　　　　　　　　　B.英国

　　C.德国　　　　　　　　　　　　　D.美国

　　E.荷兰

212.属于核医学成像设备的是(　　　)

　　A.γ相机　　　　　　　　　　　　B.CR

　　C.DR　　　　　　　　　　　　　　D.DSA

　　E.CT

213.SPECT闪烁晶体多由哪种物质构成(　　　)

　　A.NaI　　　　　　　　　　　　　　B.NaI(T1)

　　C.NaCl　　　　　　　　　　　　　D.FeO

　　E.BGO

214.下列关于NaI闪烁晶体特点的叙述,错误的是(　　　)

　　A.易潮湿　　　　　　　　　　　　B.透明度高

　　C.发光度高　　　　　　　　　　　D.与碘化铯相比价格高

　　E.应用时用密封

215.核医学成像设备中不包括以下哪种(　　　)

　　A.γ相机　　　　　　　　　　　　B.SPECT

　　C.PET　　　　　　　　　　　　　D.ECT

　　E.磁共振

二、多项选择题

1.增加X射线束强度的因素包括(　　　)

　　A.增加管电压制　　　　　　　　　B.增加管电流

　　C.增加靶的原子序数　　　　　　　D.增加X射线管滤过

2.X射线管内热电子发射不包括(　　　)

　　A.增加阳极寿命　　　　　　　　　B.减少热单位产生

　　C.作好灯丝稳定器　　　　　　　　D.为产生X射线提供电子

3.在X射线产生过程中,当电子被减速时它们的能量被转换成(　　　)

A. 热能   B. γ 射线

C. X 射线   D. 声能

4. X 射线管具有高度真空, 但不能(　　)

  A. 防止吸收软 X 射线   B. 提供良好的热隔离

  C. 完全吸收二次电子   D. 防止电子在碰撞中损失能量

5. 正确地选择 X 射线管焦点是(　　)

  A. 透视或摄影时采用小焦点比大焦点要清楚

  B. 从 X 射线管功率看, 实际焦点面越大越好

  C. 为保证影像的清晰度, 必须采用双焦点的 X 射线管

  D. 在一般情况下, 大焦点作摄影使用, 小焦点作透视检查

6. X 射线管管套的功能包括(　　)

  A. 射线防护   B. 防电击

  C. 防散射   D. 集中射线束

7. 增加 kV_p 将产生下列哪些作用(　　)

  A. 增加线束效率   B. 减少辐射灰雾

  C. 减少患者剂量   D. 提高机器效率

8. 在 X 射线摄影方面, 受到 kV_p 影响的有(　　)

  A. X 射线照片双比度   B. X 射线照片密度

  C. X 射线性质   D. 散射线的产生

9. X 射线管聚焦罩的作用是(　　)

  A. 使电子集中达到聚焦目的   B. 保护玻璃和灯丝的安全

  C. 能使电子聚焦射向靶面   D. 防止二次电子造成的弊害

10. X 射线管规格曲线不表示(　　)

  A. 在各种 kV 值所得的 X 射线的性质

  B. 能够加到 X 射线管最高 kV_p

  C. 二次照射时应间隔时间

  D. 二次照射的最大安全 kV_p、s、mA

11. 灯丝电子发射特征曲线是由(　　)

  A. 加热电流而定   B. 加热电压而定

  C. 加热温度而定   D. 管电压而定

12. 查阅 X 射线管规格曲线时, 应考虑的因素包括(　　)

  A. 整流系统类型   B. X 射线管焦点大小

  C. 毫安秒   D. 千伏峰值

13. 选择 X 射线管规格曲线时, 必须考虑(　　)

  A. X 射线管型号   B. 所用 X 射线管的焦点大小

  C. 旋转阳极管定子功率   D. 发生器使用的整流装置类型

14. X 射线管损坏最常见的原因可能是(　　)

  A. 灯丝烧断   B. 阳极熔化

C. 灯丝加热电源超过正常值   D. 阳极凹痕

15. X 射线管的固有滤过包括(   )

     A. 绝缘油   B. 铝滤过片

     C. X 射线管窗口   D. 遮线器

16. X 射线管真空度降低的主要现象不包括(   )

     A. 灯丝不亮   B. 阳极发红

     C. 玻璃管壁颜色变深   D. 管内产生辉光

17. 在 X 射线机电路中,灯丝变压器(   )

     A. 次级线圈的匝数比初级的多

     B. 初级线圈的匝数比次级的多

     C. 匝数比都是 1 000∶1

     D. 初次级匝数比是 1 000∶10

18. 高压变压器油的作用是(   )

     A. 对流   B. 绝缘

     C. 辐射   D. 散热

19. 高压变压器的结构包括(   )

     A. 铁芯、轭铁   B. 初级线圈

     C. 次级线圈   D. 绝缘筒

20. 高压变压器的检查与试验包括(   )

     A. 外观检查   B. 直流电阻的测量

     C. 绝缘电阻的测试   D. 变压比的测定和室载试验

21. 高压变压器极性试验方法包括(   )

     A. 火花测定法   B. 正反输法

     C. 指南针法   D. 微安表法(或称磁铁法)

22. 高压硅整流管的优点是(   )

     A. 发生的热量减少   B. 占据空间较少

     C. 不需要灯丝,变压器体积较小   D. 寿命长,检修方便

23. 三相 X 射线发生器与单相 X 射线发生器对比,正确的说法是(   )

     A. 三相发生器可以工作在较高功率

     B. 三相发生器在已设定千伏峰值和毫安时,产生热量较少

     C. 三相发生器在给定 kV_p 时能增加穿透力

     D. 三相发生器可以工作在较低功率

24. 变压器式空间电荷抵偿电路,正确的叙述包括(   )

     A. 抵偿变压器初级线圈与高压变压器初级并联

     B. 抵偿变压器次级与灯丝变压器初级线圈反向串联

     C. 抵偿变压器次级感应的电压与灯丝变压器初级电压极性相反

     D. 由于灯丝加热、电压随 kV 值的增加而降低,从而保证管电流不变

25. 接触器通电后有啸叫声,其原因是(   )

A. 工作电压过低   B. 分磁环松动或震断

C. 铁芯横断接触面粗糙不平   D. 线圈匝与匝间部分短路

26. 在 X 射线机中,常用仪表的叙述正确的是(　　　)

     A. 指示管电流的电表为直流毫安表

     B. 毫安秒表是一种冲击式电流计,它指出电量

     C. 磁电式电压表与磁电式毫安表基本原理完全相同

     D. 磁电式毫安表为交流毫安表

27. 什么时候使用滤线器(　　　)

     A. 使用高千伏时   B. X 射线束通过人体厚部位时

     C. 产生大量的二次射线时   D. 使用小焦点时

28. 消除 X 射线散射,提高影像清晰的装置不包括(　　　)

     A. 胸片架   B. 断层装置

     C. 影像增强器   D. 滤线器

29. 引起 X 射线照片感光不足的原因是(　　　)

     A. 照射量不够   B. 滤线器切断 X 射线照射

     C. 电源电压过低   D. 电压降过大

30. 在 X 射线胶片上,下列会产生滤线栅铅条阴影的是(　　　)

     A. 滤线栅达到全速运动前,开始 X 射线照射

     B. 滤线栅运动停止后,X 射线继续照

     C. 滤线栅的冲击运动

     D. 滤线栅静止不动

31. 纵断体层,以 X 射线管、人与胶片三者互相位置的变化方式是(　　　)

     A. 人体静止不动,X 射线管和胶片相对运动

     B. X 射线静止不动,人体和胶片同时运动

     C. 胶片静止不动,人体和 X 射线管做相对运动

     D. X 射线管、人体和胶片三者同步运动

32. 单轨迹(直线)断层摄影装置的结构包括(　　　)

     A. 驱动机件   B. 制动器

     C. 摆杆和定位器   D. 平行摆动架

33. X 射线机的基本调整包括(　　　)

     A. 千伏调节   B. 电流调节

     C. 计时器调节   D. 光谱调节

34. 调节管电压的方法不包括(　　　)

     A. 调节电源电压   B. 改变灯丝变压器初级电压

     C. 改变灯丝变压器次级电压   D. 改变高压变压器初级电压

35. X 射线机的单相全波整流电路较自整流电路输出效率,错误的结论是(　　　)

     A. 小一半   B. 相同

     C. 大 10 倍   D. 大 1 倍

36. 单相和三相 X 射线机比较,不同之处包括(　　)
    A. X 射线量　　　　　　　　　　　　B. X 射线质
    C. 最短照射时间　　　　　　　　　　D. 热容量

37. 用三相电产生 X 射线的优点包括(　　)
    A. 加位 X 射线管两端的电压几乎恒定　　B. 电压波纹比单相电小
    C. 电压数量永不降到零　　　　　　　　　D. 提高了 X 射线机的效率

38. 影像增强器的优点包括(　　)
    A. 实现与光下透视　　　　　　　　　B. 减少患者所受的 X 射线量
    C. 远距离传送　　　　　　　　　　　D. 适应荧光摄影

39. 一个增强接收器系统的总灵敏度取决于(　　)
    A. 影像管的增益或转换因数　　　　　B. 光学系统的效率
    C. 胶片的敏感度　　　　　　　　　　D. 视频信号取样

40. 影像增强管输入屏的功能包括(　　)
    A. 吸收 X 射线能量　　　　　　　　　B. 缩小影像
    C. 转变 X 射线能为可见光　　　　　　D. 转换成不可见的电子影像

41. 增强 X 射线摄影的基本部件包括(　　)
    A. 增强管　　　　　　　　　　　　　B. 光学系统
    C. 胶片　　　　　　　　　　　　　　D. 检测器

42. 影像增强管的亮度增益取决于(　　)
    A. 折射增益　　　　　　　　　　　　B. 流量增益
    C. 反射增益　　　　　　　　　　　　D. 缩小增益

43. X 射线电视摄影管的功能包括(　　)
    A. 记录影像　　　　　　　　　　　　B. 阅读影像
    C. 擦去影像　　　　　　　　　　　　D. 再现影像

44. 光导摄像管设置在管外的结构包括(　　)
    A. 编转线圈　　　　　　　　　　　　B. 聚集线圈
    C. 校正线圈　　　　　　　　　　　　D. 限流线圈

45. 硫化锑视像管的缺点不包括(　　)
    A. 信号噪声比大　　　　　　　　　　B. 惰性大,分辨力不够高
    C. 对比率大　　　　　　　　　　　　D. 受温度影响大

46. 心血管造影设备对 X 射线机的要求包括(　　)
    A. 短时间多次曝光　　　　　　　　　B. 千伏波形平稳
    C. 大容量　　　　　　　　　　　　　D. 操作和诊断自动化

47. 数字血管减影的优点包括(　　)
    A. 设备价格低
    B. 静脉内注射造影剂可以看到动脉影像,减少危险因素
    C. 操作程序比一般 X 射线机简单
    D. 辐射量大为减少

48. 现代换片机,一个换片周期的换片过程是(　　　)
    A. 传送胶片到曝光区
    B. 胶片停稳后曝光
    C. 将已曝光的胶片送到贮存区,同时将另一张新胶片送到曝光区
    D. 完成自动换片自动曝光等过程

49. 下列关于片盒移动式换片机的叙述,错误的是(　　　)
    A. 手推换片机是由人工推动普通暗盒进行的
    B. 手推换片机需要三人密切配合才能完成检查
    C. 电动换片机由电动机带动片盒移动
    D. 电动换片机的换片频率可达 5 片/s

50. 下列关于胶片移动式换片机的叙述,正确的是(　　　)
    A. 这类换片机胶片移动,增感屏固定在曝光区
    B. 胶片到达曝光区被增感屏夹紧固定后进行曝光
    C. 这类胶片机有结构紧凑、体积小、工作噪声小等优点
    D. 缺点是换片速度较慢,只能达到 5~7 张/s

51. 数字减影的常见功能包括(　　　)
    A. 血管图方式和序列式方式　　　　B. 连续方式和脉冲方式
    C. 时间间隔方式　　　　　　　　　D. 矩阵性方式

52. 电源电阻的测量方法包括(　　　)
    A. 欧表测量法　　　　　　　　　B. 电压降测量法
    C. 欧姆表测量法　　　　　　　　D. 电源电阻测试仪

53. X 射线机的安装包括(　　　)
    A. X 射线机的机房
    B. X 射线机的供电电源与接地装置
    C. 安装
    D. X 射线机的通电试验与主要参量的检测与调整

三、填空题

1. 《医学影像设备学》的研究对象是＿＿＿＿＿＿＿。

2. 利用各种成像机制所获取的图像相互印证,可提高＿＿＿＿＿＿。

3. "picture archiving and communication systems,PACS" 的意思是 ＿＿＿＿＿＿＿
＿＿＿。

4. CT 设备于＿＿＿＿＿问世。

5. MRI 设备通过测量人体组织中＿＿＿＿＿的 MR 信号,实现人体任意层面成像。

6. 诊断用 X 射线机利用 X 射线透过人体后强度的＿＿＿＿而形成各种图像。

7. 诊断用 X 射线机基本结构都是由＿＿＿＿＿和＿＿＿＿＿两大部分组成。

8. X 射线发生装置由＿＿＿＿＿、＿＿＿＿＿及＿＿＿＿＿三部分组成。

9. 检查技术和影像诊断对 X 射线机的要求是＿＿＿＿、＿＿＿＿、＿＿＿＿。

10. 按主机功率分类,小型 X 射线机是指标称功率≤ _____ 的 X 射线机。

11. 按主机功率分类,中型 X 射线机是指标称功率在 _____ 之间的 X 射线机。

12. 按主机功率分类,大型 X 射线机是指标称功率≥ _____ 的 X 射线机。

13. 按管电流大小分类,小型 X 射线机最大输出管电流≤ _____ 的 X 射线机。

14. 按管电流大小分类,中型 X 射线机最大输出管电流在 _____ 之间的 X 射线机。

15. 按管电流大小分类,大型 X 射线机最大输出管电流≥ _____ 的 X 射线机。

16. 工频电频率为 _____ 。

17. 中频电频率为 _____ 。

18. 高频电频率为 _____ 。

19. 固定阳极 X 射线管结构主要由 _____ 、 _____ 和 _____ 三部分组成。

20. 阳极的主要作用是阻挡高速运动的电子束而产生 _____ 。

21. 固定阳极 X 射线管的阳极结构由 _____ 、 _____ 、 _____ 和 _____ 四部分组成。

22. 固定阳极 X 射线管的阳极头由 _____ 和 _____ 组成。

23. 曝光时,只有不到 _____ 的电子束动能转换为 X 射线能。

24. 固定阳极 X 射线管阳极靶面材料为 _____ 。

25. 高速运动的电子束轰击靶面时,会有少量的电子从靶面反射和释放出来,这部分电子称为 _____ 。

26. 阳极柄的作用是固定 X 射线管并将曝光时产生的热量 _____ 出去。

27. 阴极的作用是发射电子并使电子束 _____ 。

28. 固定阳极 X 射线管的阴极结构由 _____ 、 _____ 、 _____ 和 _____ 四部分组成。

29. 灯丝作用是 _____ 。

30. 灯丝加热电压一般为交流 _____ V、50 Hz。

31. 灯丝加热电流一般为 _____ A,3～6 A 的占多数。

32. 旋转阳极 X 射线管较好地解决了提高 _____ 和缩小 _____ 之间的矛盾。

33. 旋转阳极 X 射线管阳极靶盘为直径 _____ 之间的单凸状圆盘。

34. 旋转阳极 X 射线管阳极靶面材料为 _____ 。

35. 低速旋转阳极 X 射线管的阳极实际转速约为 _____ ($f=50$ Hz)。

36. 高速旋转阳极 X 射线管的阳极实际转速一般为 _____ ($f=150$ Hz)。

37. 引起 X 射线管共振的临界转速为 _____ 。

38. 软 X 射线管阳极靶面的材料为 _____ 。

39. X 射线管与管套之间由 _____ 填充。

40. X 射线管是将电能转化为 _____ 的直接元件。

41. 阳极柄的作用是 _____ 和 _____ 。

42. 阳极头上加装阳极罩的作用是吸收 _____ 和 _____ 。

43. 阳极罩有两个窗口,正对阴极的窗口是 _____ ,侧面正对靶面中心的窗口是

_____。

44. 高压发生装置里包含_____变压器和_____变压器。

45. 高压发生装置箱体内充以变压器油,以加强各部件之间的_____和_____。

46. 高压变压器次级_____接地。

47. 高压变压器设计容量可等于最高输出容量的_____。

48. 高压变压器变压比_____。

49. 高压变压器次级中心点接地,这样可使高压变压器的绝缘要求降低_____。

50. 灯丝变压器变压比_____。

51. X射线机所用的高压电缆,按芯线分布位置不同分为_____和_____。

52. 双焦点X射线管使用_____芯高压电缆。

53. 四芯高压电缆供_____使用。

54. _____和_____连接高压电缆与X射线管。

55. X射线管管套内用的变压器油要求更高,应达到_____kV。

56. X射线机高压变压器铁芯形状多为_____形或_____形。

57. 对于双焦点X射线管,需要设置两个灯丝加热变压器来供给X射线管两个灯丝的电能,分别称为_____和_____。

58. X射线管灯丝加热电路包括_____电路和_____电路两部分。

59. 高压发生电路包括_____电路和_____电路两部分。

60. X射线机的电源电路是给_____供电的电路,是机器的总电源。

61. 灯丝加热电路是为_____提供加热电源的电路。

62. 通过灯丝加热电路可实现_____的调节。

63. 在管电压和曝光时间一定时,曝光量就由_____的大小来决定。

64. 灯丝加热电流一定时,随着kV的增加,由于_____效应管电流也会随之变大。

65. 高压初级电路包括管电压调节、_____、预示及_____电路。

66. X射线的质(硬度)是由_____的大小决定的。

67. 合理选择管电压值后,胶片密度就取决于_____值。

68. 人眼能分辨的灰度等级是_____个。

69. 电容电流的大小随管电压变化而变化,管电压变高,电容电流变_____;反之相反。

70. 三相六波桥式整流电路,kV的脉动率为_____。

71. 三相十二波桥式整流电路,kV的脉动率为_____。

72. 限时电路的作用是控制X射线曝光时间的_____。

73. 旋转阳极启动绕组串联一个电容,作用是_____。

74. X射线管的_____是保证X射线管安全和延长X射线管寿命的根本措施。

75. 控制电路是按照临床技术要求,来控制X射线的_____和_____。

76. 磁饱和稳压器的作用_____。

77. 单钮制控制的X射线机摄影时,操作人员只需要选定_____,即可进行曝光。

78. 零钮制控制的 X 射线机摄影时,操作人员只需要选定_____,即可进行曝光。

79. MRI 设备按主磁场产生方法分为_____、_____、_____。

80. 目前超导体使用的材料是_____合金。

81. 鞍形梯度线圈使用的是线圈_____部分。

82. 发射线圈可兼用于_____线圈。

83. 超导磁共振一般用_____冷却线圈。

84. 永磁体一般场强小于_____T。

85. 1.5 T MRI 是_____场机。

86. 主磁体的发展趋势是低磁场强度的_____和_____的性能改善。

87. 梯度磁场强度影响 MRI 设备的成像时间,也决定图像的最高_____。

88. 永磁 MR 的主磁场和患者是_____方向的,超导 MR 主磁场是和患者_____方向的。

89. 将物质电阻突然"消失"的现象称为_____。

90. 超导体因某种原因突然失去超导特性而进入正常态的过程称为_____。

91. 探测器分_____体和_____体两种。

92. CT 气体探测器一般填充_____气。

93. 四代 CT 扫描患者时探测器_____。

94. CT 的 X 射线管比一般 X 射线机的 X 射线管的功率_____。

95. 现在比较常用的是第_____代 CT。

96. 螺旋因子为_____与层厚相除所得的商。

97. 当层厚等于螺距时,螺旋因子等于_____。

98. 螺旋 CT 的重要特性就是可以进行_____性重建。

99. 螺距为 X 射线管旋转一周时_____的水平位移。

100. SPECT 有_____和_____两大类。

四、名词解释

1. 医学影像设备

2. 超声成像设备

3. 核医学成像设备

4. 介入放射学设备

5. X 射线透视

6. 点片摄影

7. 一般摄影

8. 滤线器摄影

9. 滤线器焦距

10. 滤线器栅比

11. 滤线器栅密度

12. 实际焦点

13. 有效焦点

14. 焦点增涨

15. 最高管电压

16. 最大管电流

17. 最长曝光时间值

18. X 射线管的容量

19. 散热率(又称为冷却率)

20. 热容量

21. 变压器油老化

22. 三钮制控制系统

23. 电源电路

24. X 射线管灯丝加热电路

25. 高压初级电路

26. 高压次级电路

27. 控制电路

28. 直流逆变

29. 数字 X 射线设备

30. 激发光谱

31. 发射光谱

32. 掩模像(蒙片)

33. 造图像(充盈像)

34. 光致发光现象

35. 层厚

36. 螺距

37. 螺旋因子

38. 成像间隔

39. 磁场强度

40. 梯度场强

41. 梯度场切换率

42. 超声仪横向分辨力

43. 超声仪纵向分辨力

44. 作用距离

45. 正压电效应

46. 核医学成像

47. 闪烁探测器

48. 湮灭辐射

五、简答题

1. 医学影像设备主要包括哪些?

2. CT 设备诞生以来,经历了几个阶段?

3. 医学影像科室的基本设备构成主要包括哪些设备?

4. 诊断用 X 射线机分类方式有几种?

5. 按整流方式分类,诊断用 X 射线机可分为哪几种?

6. 试述固定阳极 X 射线管结构组成及各部分作用。

7. 试述固定阳极 X 射线管阳极结构及各部分作用。

8. 试述固定阳极 X 射线管阴极结构及各部分作用。

9. 特殊 X 射线管有几种?

10. 增加 X 射线管容量的途径有几种?

11. 试述高压发生装置的作用。

12. 试述高压发生装置的组成。

13. 试述高压变压器的构造及其特点。

14. 试述高压硅堆的优点。

15. 试述非同轴高压电缆自内向外的结构及各部分作用。

16. 目前使用的 X 射线机,其电路结构一般应由哪些单元电路构成?

17. X 射线机的电源电路主要元件有哪些?

18. X 射线管电压调节方式有几种?

19. 试述高频 X 射线机的优点。

20. 试述 IP 的结构及作用。

21. 试述 CR 的工作原理。

22. 试述 DR 设备的特点。

23. CR 与 DR 在哪几方面不同?

24. 试述 CT 的分代及各代扫描方式特点。

25. 试述高压滑环和低压滑环的优缺点。

26. 试述 1 台完整的 CT 的基本构成。

27. 探测器的种类有哪些? 哪些参数能说明探测器的性能优劣?

28. 试述 CT 扫描机架的组成。

29. 试述 CT 设备中计算机系统的功能。

30. 按主磁场产生方法分类,试述 MRI 的基本构成。

31. MRI 按临床应用分为几类?

32. 试述主磁体的性能指标。

33. 射频线圈按适用范围分为几类?

实训习题参考答案

一、单项选择题

1. E	2. A	3. C	4. B	5. D	6. C	7. B	8. A	9. B	10. A
11. D	12. C	13. C	14. C	15. E	16. B	17. B	18. D	19. C	20. C
21. C	22. A	23. A	24. E	25. B	26. D	27. E	28. C	29. A	30. E
31. C	32. C	33. E	34. C	35. A	36. A	37. B	38. D	39. C	40. D
41. E	42. D	43. E	44. B	45. B	46. B	47. E	48. D	49. D	50. D
51. C	52. B	53. A	54. D	55. B	56. E	57. B	58. A	59. D	60. D
61. A	62. A	63. D	64. A	65. B	66. C	67. B	68. D	69. C	70. E
71. E	72. D	73. B	74. D	75. A	76. C	77. D	78. D	79. A	80. C
81. C	82. D	83. E	84. E	85. D	86. B	87. D	88. E	89. E	90. B
91. D	92. E	93. D	94. B	95. D	96. B	97. E	98. B	99. A	100. B
101. C	102. E	103. D	104. B	105. D	106. A	107. C	108. C	109. E	110. E
111. C	112. A	113. D	114. E	115. D	116. E	117. C	118. B	119. B	120. D
121. E	122. B	123. B	124. A	125. D	126. C	127. C	128. D	129. E	130. D
131. A	132. C	133. A	134. D	135. E	136. E	137. B	138. E	139. D	140. C
141. D	142. A	143. C	144. B	145. A	146. E	147. B	148. A	149. B	150. E
151. B	152. E	153. D	154. C	155. B	156. B	157. D	158. D	159. D	160. B
161. A	162. E	163. A	164. D	165. C	166. C	167. E	168. E	169. A	170. B
171. A	172. B	173. D	174. B	175. C	176. A	177. E	178. B	179. E	180. A
181. C	182. B	183. A	184. D	185. D	186. A	187. B	188. B	189. B	190. B
191. B	192. A	193. C	194. A	195. A	196. C	197. C	198. D	199. D	200. B
201. B	202. D	203. C	204. D	205. A	206. A	207. D	208. C	209. B	210. B
211. D	212. A	213. B	214. D	215. E					

二、多项选择题

1. ABC	2. ABC	3. AC	4. ABC	5. ABCD
6. ABC	7. AC	8. ABCD	9. ABCD	10. ABCD
11. ABC	12. ABCD	13. ABCD	14. AC	15. AC
16. ABC	17. BD	18. BD	19. ABCD	20. ABCD
21. ABCD	22. ABCD	23. AC	24. ABCD	25. ABCD
26. ABC	27. ABC	28. ABC	29. ABCD	30. ABCD

31. ABC　　　32. AC　　　33. ABC　　　34. ABC　　　35. ABC

36. ABCD　　37. ABCD　　38. ABCD　　39. ABC　　　40. AC

41. AC　　　42. BD　　　43. ABC　　　44. ABC　　　45. BD

46. ABC　　　47. BD　　　48. ABC　　　49. BD　　　50. ABC

51. ABC　　　52. BD　　　53. ABCD

三、填空题

1. 医学影像设备

2. 诊断正确率

3. 图像存储与传输系统

4. 1972 年

5. 氢质子

6. 差异

7. X 射线发生装置　外围装置

8. X 射线管装置　高压发生装置　控制装置

9. 图像质量高　辐射剂量低　操作、诊断自动化

10. 10 kW

11. 10 ~ 40 kW

12. 50 kW

13. 100 mA

14. 200 ~ 400 mA

15. 500 mA

16. 50 Hz 或 60 Hz

17. 400 Hz ~ 20 kHz

18. 20 kHz 以上

19. 阳极　阴极　玻璃壳

20. X 射线

21. 阳极头　阳极帽　可伐圈　阳极柄

22. 阳极体　靶面

23. 1%

24. 金属钨

25. 二次电子

26. 传导

27. 聚焦

28. 灯丝　阴极头　阴极套　玻璃芯柱

29. 发射电子

30. 5 ~ 10

31. 2 ~ 9

32. 功率　焦点

33. 70～150 mm

34. 铼钨合金

35. 2 700 r/min

36. 8 500 r/min

37. 5 000～7 000 r/min

38. 钼

39. 变压器油

40. X 射线能量

41. 固定　热传导

42. 吸收二次电子　散乱射线

43. 电子束入口　X 射线出口

44. 高压　灯丝

45. 散热　绝缘

46. 中心点

47. 1/5～1/3

48. 小

49. 一半

50. 大

51. 非同轴高压电缆　同轴高压电缆

52. 三

53. 三极 X 射线管

54. 高压插头　高压插座

55. 40

56. "口"字　"日"字

57. 大焦点灯丝变压器　小焦点灯丝变压器

58. 灯丝变压器初级　灯丝变压器次级

59. 高压变压器初级　高压变压器次级

60. 自耦变压器

61. X 射线管灯丝

62. 管电流

63. 管电流

64. 空间电荷

65. 控制　补偿

66. 管电压

67. mAs

68. 16

69. 大

70.13.4%

71.3.4%

72. 长短

73. 剖相

74. 正确使用

75. 发生 停止

76. 给灯丝变压器提供稳定供电电压

77. 千伏值

78. 摄影部位

79. 永磁型 超导型 常导型

80. 铌-钛

81. 半圆环

82. 接收

83. 液氦

84.0.5

85. 高

86. 开放 高磁场

87. 空间分辨力

88. 垂直 平行

89. 超导电性

90. 失超

91. 固 气

92. 氦

93. 静止

94. 大

95.3

96. 螺距

97.1.0

98. 可进行回顾性重建

99. 扫描床

100. SPECT PET

四、名词解释

1. 是指利用专门成像机制,以非介入方式获取人体(活体)内部组织形态或(和)功能影像的设备。

2. 是利用超声波的透射和反射现象,对人体组织器官形态结构进行观察的检查设备。

3. 是通过测量人体某一脏器或组织对标记有放射性核素药物的选择性吸收、储聚和排泄等情况,观察其代谢功能,实现人体功能成像的装置。

4. 就是借助高精度计算机控制的影像设备,通过导管深入体内,对疾病直接进行诊断与治疗的一种新型设备。

5. 是利用人体各部分组织对 X 射线具有不同的吸收作用而实现的一种检查方法。

6. 是供医生对透视检查过程中发现的病灶及其周围组织所进行的摄影,以适时记录有诊断价值的图像。

7. 是 X 射线通过患者后直接到达 X 射线探测器而获得影像的方法,多用于较薄部位或诊断要求不高的摄影检查。

8. 滤线器摄影是 X 射线通过患者后先经过滤线器将散射线"过滤",然后到达 X 射线探测器获得影像的方法,多用于较厚部位的摄影。

9. 是指栅板铅条会聚线到栅板的垂直距离。

10. 是指铅条高度与间隙之比。

11. 即单位距离内的铅条数。

12. 是指靶面瞬间承受高速运动电子束的轰击面积。

13. 是指实际焦点在 X 射线投照方向上的投影。

14. 当管电流增大时,电子束的电子数量增多,由于电子之间库仑斥力的作用,致使焦点尺寸出现增大的现象。

15. 是可加于 X 射线管两极间的最高管电压(峰值),单位是千伏(kV)。

16. 是在某一管电压和某一曝光时间条件下,X 射线管所允许的最大管电流(平均值)。

17. 是在某一管电压和某一管电流条件下,X 射线管所允许的最长曝光时间值。

18. X 射线管在安全使用条件下,单次曝光或连续曝光而无任何损坏时所能承受的最大负荷量。

19. 单位时间内传导给介质的热量。

20. X 射线管处于最大冷却率时,允许承受的最大热量。

21. 变压器油在工作过程中,由于受到电场、光线、高温、氧气、水分、杂质(如铜屑、铁屑、铅屑)等影响,其性能会逐渐变差,使电介质强度下降,这种现象称变压器油老化。

22. X 射线机主机系统,最初以实现 X 射线管在透视和摄影过程中的管电压、管电流和曝光时间 3 个基本参量的控制为主要任务。

23. 是指为 X 射线机控制台内的自耦变压器输送电能的电路。

24. 是指为 X 射线管灯丝输送加热电压的电路。

25. 是指由自耦变压器输出端至高压变压器初级线圈所构成的回路。

26. 是指由高压变压器次级线圈至 X 射线管两极所构成的回路。

27. 是指控制 X 射线发生和停止,以及与此相关的各种电路所构成的系统。

28. 将直流电变换为交流电的过程。

29. 是指把 X 射线透射图像数字化并进行图像处理,再转换成模拟图像显示的一种 X 射线设备。

30. 把 PSL 强度与读取光波波长的关系曲线称为激发光谱。

31. 把 PSL 强度与其波长的关系曲线称为发射光谱。

32. 把人体不含对比剂的图像称为掩模像(蒙片)。

33. 把人体含对比剂的图像称为造图像(充盈像)。

34. 当用激光束逐行扫描(二次激发)已有潜影的 IP 时,半稳态的电子转换成荧光,即发生 PSL 现象,称为光致发光现象。

35. 是指 X 射线扇形束在横断面上的放射厚度。它由准直器设定的 X 射线束的厚度来决定。

36. 螺距为 X 射线管旋转一周时扫描床的水平位移。

37. 螺旋因子为螺距与层厚相除所得的商,即层厚等于 X 射线管旋转一周时扫描床的水平位移。

38. 连续两张重建图像的层面中心点间的距离,即螺距除以每周成像数。

39. 是指 MRI 设备的静磁场强度。静磁场强度可分为低磁场强度和高磁场强度。

40. 是指单位长度内磁场强度的差别,通常用每米长度内磁场强度差别的毫特斯拉量来表示。

41. 是指单位时间及单位长度内的梯度磁场强度变化量,常用每秒每米长度内磁场强度变化的特斯拉量来表示。

42. 它表示区分处于声束轴垂直的平面上的两个物体的能力。

43. 表示在声束轴线方向上对相邻两回声点的分辨力。

44. 是指仪器发射的超声波束可以穿透并能显示出回声图像的被测介质深度。

45. 正压电效应、由机械能转换成电能的物理过程。

46. 一种以脏器内和(或)外正常组织之间的放射性浓度差别为基础的脏器或病变的显像方法。

47. 利用射线能使某些物质闪烁发光的特性来探测射线的装置。

48. 正电子与电子相互作用,生成两个能量相等、方向相反的 511 keV 的 γ 光子的过程。

五、简答题

1. ①X 射线设备。②磁共振成像设备。③超声成像设备。④核医学设备。

2. ①扫描模式发展为主的初期阶段(20 世纪 70 年代)。②扫描速度和图像质量提高的巩固阶段(20 世纪 80 年代)。③螺旋 CT 阶段(20 世纪 90 年代)。④多层螺旋 CT 阶段(本世纪)。

3. X 射线机、CT 设备、MRI 设备、USG 设备、核医学成像设备。

4. ①按主机功率分类。②按管电流大小分类。③按整流方式分类。④按高压发生器的工作方式分类。⑤按用途分类。

5. ①自整流 X 射线机。②单相全波整流 X 射线机。③三相全波整流 X 射线机。④倍压整流 X 射线机。

6. ①阳极,作用是阻挡高速运动的电子束而产生 X 射线,同时将曝光时产生的热量散发(辐射、传导)出去;还可吸收二次电子和散乱射线。②阴极,作用是发射电子并使电子束聚焦,使轰击在靶面上的电子束具有一定的大小、形状。③玻璃壳又称为管壳,用来固定和支撑阴、阳两极并保持管内的真空度。

7.①阳极头:作用是承受高速运动的电子束轰击,产生 X 射线,同时将热量传导出去。②阳极帽:吸收二次电子。③可伐圈:是阳极和玻璃壳的过渡连接部分。④阳极柄:作用是固定 X 射线管并将曝光时产生的热量传导出去。

8.①灯丝:发射电子。②阴极头:是电子聚焦。③阴极套:固定其他三部分。④玻璃芯柱:密封灯丝导线。

9.①金属陶瓷大功率 X 射线管。②三极 X 射线管。③软 X 射线管。④CT 用 X 射线管。

10.①增大焦点面积。②减小靶面倾角。③增加阳极转速。④增大焦点轨道半径。⑤减小管电压波形的纹波系数。

11.①为 X 射线管灯丝提供加热电压。②为 X 射线管提供管电压。③如配有两只以上 X 射线管,还要完成灯丝加热电压和管电压的切换。

12.由高压变压器、X 射线管灯丝变压器、高压整流器、高压交换闸、高压插头和插座等高压元器件构成。

13.构造:铁芯、高压初级、高压次级。

特点:①高压变压器次级中心点接地;②设计容量小于最高输出容量;③变压比小;④浸泡在绝缘油中。

14.具有体积小、机械强度高、绝缘性能好、寿命长、性能稳定、正向电压降小等优点。

15.①导电芯线,其作用是传送 X 射线管的 kV,还传送 X 射线管灯丝加热电流。②高压绝缘层,其作用是使芯线的高电压与地之间绝缘。③半导体层,其作用是使芯线与高压绝缘层间的静电场分布均匀。④金属屏蔽层,其作用是一旦高压电缆击穿,导电芯线的高压便与金属屏蔽层短路,而金属屏蔽层通过固定环接地,从而保护操作者和患者的安全。⑤保护层,其作用是加强对高压电缆的机械保护,减少外部损伤,并能防止有害气体、油污和紫外线对高压电缆的危害。

16.①电源电路。②X 射线管灯丝加热电路。③高压发生电路。④控制电路。⑤各种辅助装置电路。

17.电源接触器、电源保险丝、自耦变压器、电源电压补偿调节装置、指示仪表等。

18.①调高压初级电压 V_1。②调高压初级匝数 N_1。③调高压次级。④调高压初级电压波形或频率。

19.①患者的皮肤剂量低。②输出剂量大。③实时控制。④高压发生器的体积小、重量轻。⑤可实现超短时曝光。⑥便于智能化。

20.①表面保护层,其作用是保护荧光层不受外界温度、湿度的影响,使用过程中可防止荧光层受到损伤。②光激励发光荧光层,把第一次照射它的光信号记录下来,形成潜影。③基板,其作用是保护荧光层免受外力损伤,延长 IP 的使用寿命。④背面保护层,其作用是防止 IP 摩擦损伤。

21.射入 IP 的 X 射线光子被 PSL 荧光层内的 PSL 荧光物吸收,释放出电子。其中部分电子散布在荧光物内呈半稳态,形成潜影。当用激光束逐行扫描(二次激发)已有潜影的 IP 时,半稳态的电子转换成荧光。所产生的荧光强度与第一次激发时 X 射线强度成正比。荧光图像还需由读取装置完成光电转换和 A/D 转换,再经计算机图像处理后,形成数字图像。

22.①辐射剂量低,DQE 高。②空间分辨力可以达到 3.6 LP/mm。③工作效率高,省去了屏-胶系统更换胶片的繁琐程序。④应用 DR 系统的后处理功能,可获得优异的图像质量。

23.①成像原理。②图像质量。③曝光剂量。④工作效率。⑤系统兼容性。⑥动态图像。

24.第一代,平移+旋转扫描方式,头部专用 CT,由一只 X 射线管和 1~2 个晶体探测器组成。

第二代,平移+旋转扫描方式,由一只 X 射线管和 3~30 个晶体探测器组成,X 射线束为 5°~20°的小形线束,扫描时间缩短到 20~90 s。

第三代,旋转+旋转扫描方式,探测器增加到 300~1 000 个,X 射线束扇角较宽,为 30°~45°,扫描时间缩短到 2~9 s。

第四代,旋转+静止扫描方式,探测器有 600~1 500 个,分布在 360°的圆周上,扫描速度可达到 1~5 s。

第五代,静止+静止扫描方式,由一个大型特制扫描电子束 X 射线管、一组由 864 个固体探测器构成的阵列和一个数据采样、图像处理、数据显示的计算机系统组成。

25.(1)高压滑环技术

优点:高压发生器放在机架外部,可以不受体积重量的限制,发生器功率能量做得大,又不增加旋转机架的重量,使得扫描速度更快。而且也不需要担心滑环与电刷接触处因电流过大而引起的温度升高的问题。

缺点:高压滑环易引起机架旋转部件和静止部件、接触臂、电刷之间的高压放电,由此还会引发高压噪声,影像数据采集。

(2)低压滑环技术

优点:对绝缘要求不高,安全、稳定、可靠。

缺点:高频高压发生器体积和重量受到限制,制造大功率的高频高压发生器有相当的技术难度,且增加了旋转部分的重量,扫描速度较高压滑环低。

26.①数据采集系统:包括 X 射线高压发生器、X 射线管、准直器、滤过器、探测器、扫描架、扫描床、前置放大器及接口电路。②计算机及图像重建系统。③图像显示、记录和存储系统:包括显示器、光驱、多幅照相机、激光照相机、洗片机。

27.种类:气体探测器、闪烁晶体探测器和稀土陶瓷探测器。性能:温度特性、噪声、饱和现象、散射线准直、剂量利用率。

28.CT 的机架由两部分组成:旋转部分和固定部分。

旋转部分:主要由 X 射线管及其冷却系统、准直器及其控制系统、滤过器、探测器、数据采集系统(digital adopt system,DAS)、滑环部分、高压发生器(螺旋 CT)等组成。

固定部分:主要由旋转支架,旋转控制电机及其伺服系统,机架主控电路板组成。

29.①控制整个 CT 系统的运行。②图像重建。③图像处理。④故障诊断及分析。

30. MR 分为三大类:永磁型、超导型、常导型。

基本构成:主磁体、扫描床、谱仪系统、控制柜、操作台、计算机和图像处理器。

31. ①诊断用 MRI 设备。②介入治疗专用型 MRI 设备。③外科手术术前病灶定位和手术计划制定 MRI 设备。④引导超声聚焦肿瘤治疗 MRI 设备。⑤放射治疗定位 MRI 设备。

32. ①磁场强度。②磁场均匀度。③磁场的稳定性。④主磁体的有效范围。⑤磁场的逸散度。

33. ①全容积线圈。②表面线圈。③部分容积线圈。④体腔内线圈。⑤相控阵线圈。